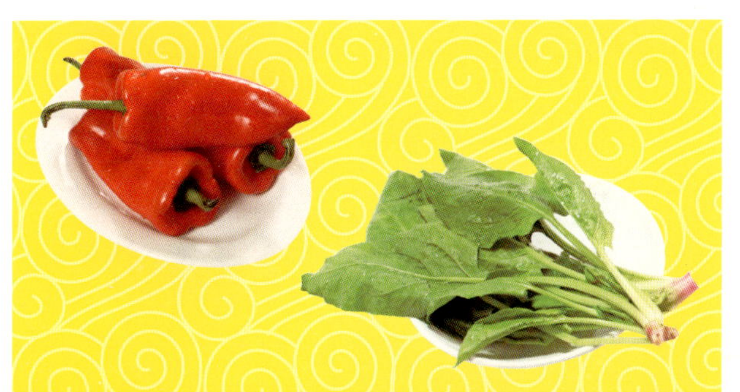

吃对少生病

舌尖上的饮食宜忌

主编 史成和

医学博士
国家级名老中医学术传承人
北京大学第三医院中医科主任医师
中国中西医结合学会青年委员

江苏科学技术出版社
国家一级出版社 全国百佳图书出版单位

图书在版编目（CIP）数据

吃对少生病：舌尖上的饮食宜忌 / 史成和主编 .— 南京：江苏科学技术出版社，2013.8

ISBN 978-7-5537-1334-2

Ⅰ. ①吃… Ⅱ. ①史… Ⅲ. ①食品安全－研究－中国
Ⅳ. ①TS201.6

中国版本图书馆 CIP 数据核字（2013）第 130750 号

吃对少生病：舌尖上的饮食宜忌

主　　编　史成和
责任编辑　谷建亚
责任校对　郝慧华
责任监制　张　镜　方　晨

出版发行　凤凰出版传媒股份有限公司
　　　　　江苏科学技术出版社
出版社地址　南京市湖南路 1 号 A 楼，邮编：210009
出版社网址　http://www.pspress.cn
经　　销　凤凰出版传媒股份有限公司
印　　刷　南京精艺印刷有限公司

开　　本　715mm × 868mm　1/12
印　　张　16
字　　数　300000
版　　次　2013 年 8 月第 1 版
印　　次　2013 年 8 月第 1 次印刷

标准书号　ISBN 978-7-5537-1334-2
定　　价　35.00 元

保卫“舌尖上的安全”

俗话说“民以食为天，食以安为先”，食品安全直接影响每个人的身体健康和生命安全。然而，近年来我们餐桌上的食品安全问题屡屡亮起红灯：“瘦肉精”“毒奶粉”“染色馒头”“地沟油”等事件不断被曝光。虽然食物的美味令人回味无穷，可食品的安全问题着实令人心惊肉跳。

远离食品安全问题，还要养成健康的饮食习惯。据临床研究显示，三成癌症与饮食习惯都有或多或少的关系，癌症是一个细胞增殖和凋亡的过程，饮食往往是一个诱发的因素，主动控制摄食成分和改变饮食习惯，在抗癌中起着至关重要的作用。

说到这儿，似乎回归厨房已是大势所趋，是为了健康的必然选择。然而如果不注意烹调方法和食材选购，再健康的食物，也会变成不健康的食物，食用后会给身体埋下健康隐患。

为了自己和家人的身体健康，每个人都有必要来学习一下生活中用得着的一系列食品安全知识，这些知识有助于我们自己构筑起一道食品安全防线，确保自己和家人拥有“舌尖上的安全”。

本书为广大读者提供了一个详细了解生活中食品安全知识的平台，翻开本书，会从最焦点的食品安全问题讲起：教你认识食品安全标识、学会看懂食品标签来选购食物、了解中国人的健康饮食标准等；紧接着回归厨房，介绍了诸多家常食材的食用搭配宜忌，还有养生保健、常见病、不同职业和年龄、四季、不同体质人群的饮食搭配宜忌。

全书详细讲解了涉及食品安全问题的方方面面和细节，教每位读者严防“病从口入”关，保卫自己和家人“舌尖上的安全”。从此，养成健康的饮食习惯，吃得聪明，吃得科学，让健康长寿相伴左右！

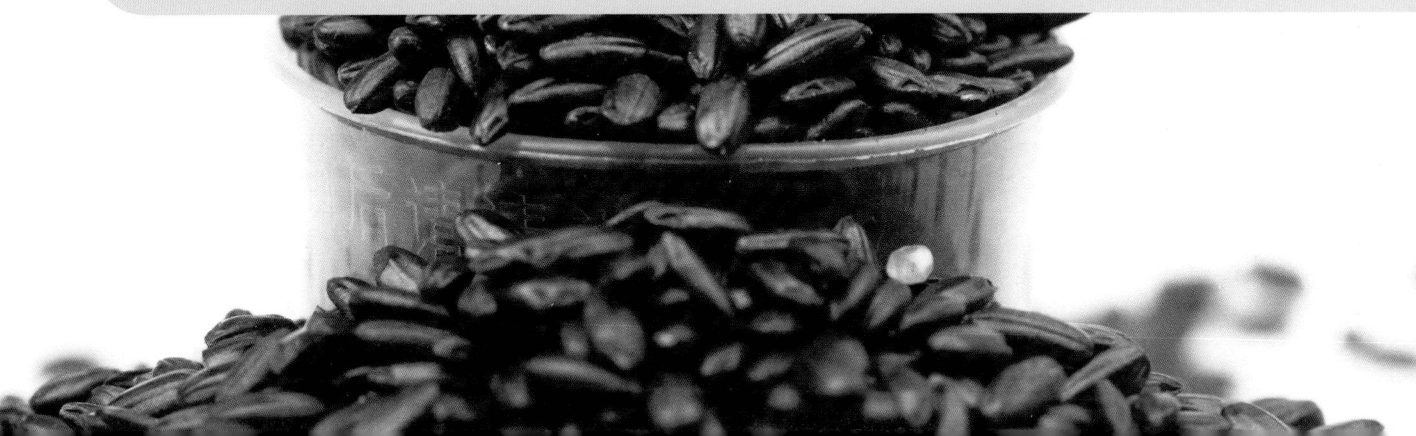

目录 CONTENTS

Part 1 舌尖上的安全——从健康常识开始

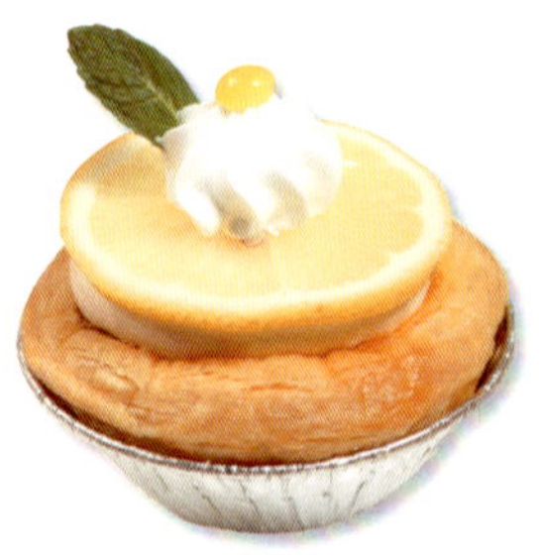

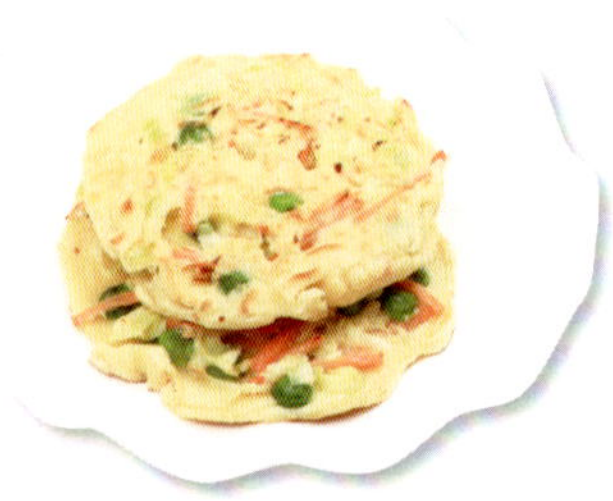

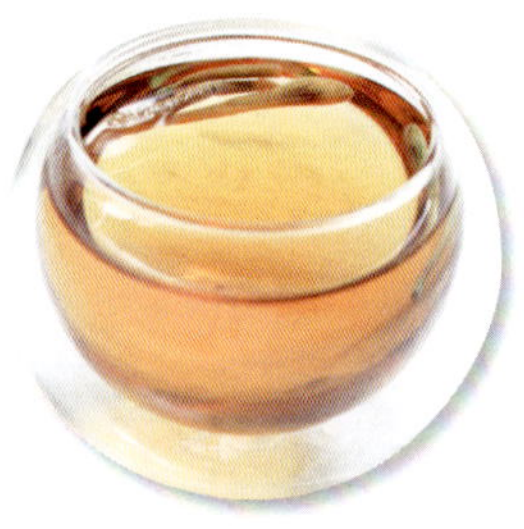

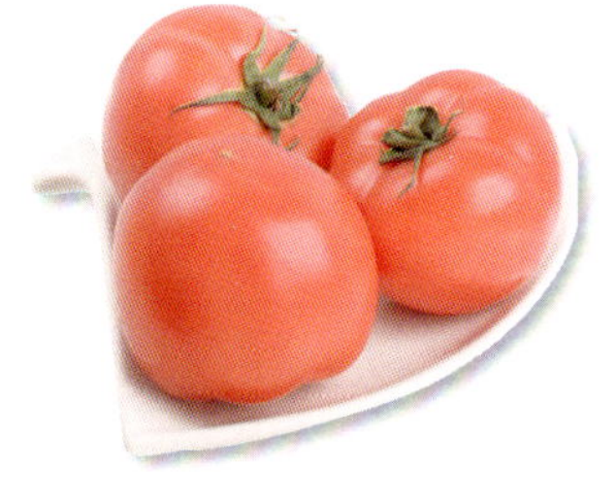
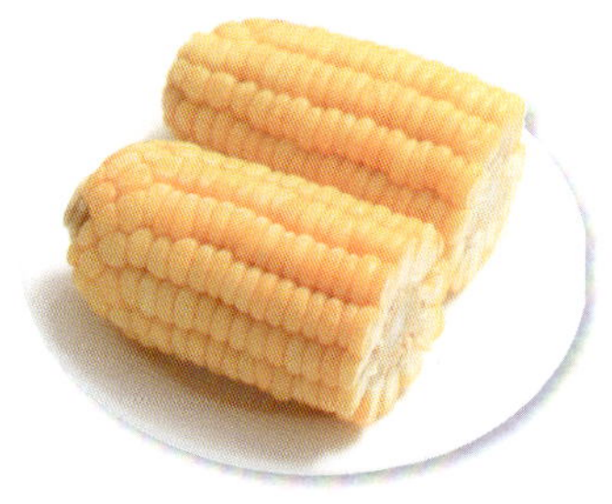
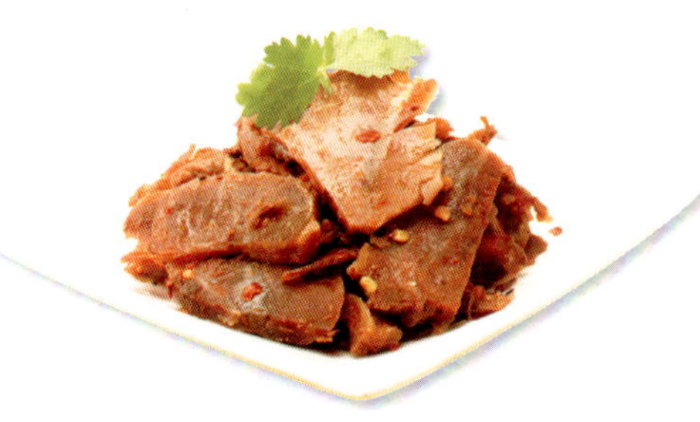

Part 2 吃对食物身体棒 家常食材食用宜忌

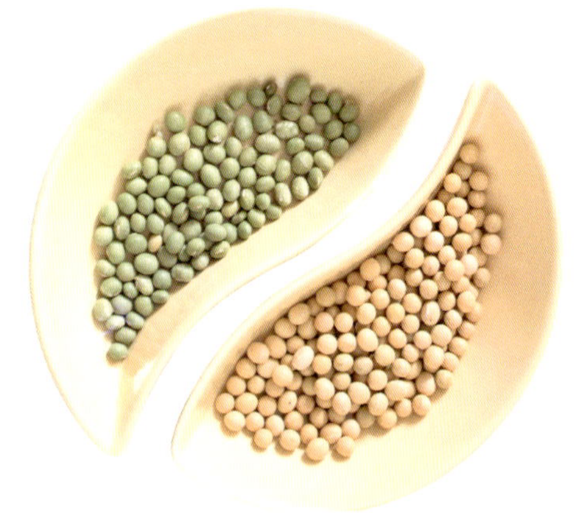

Part 3 养生饮食宜忌 吃出身体好状态

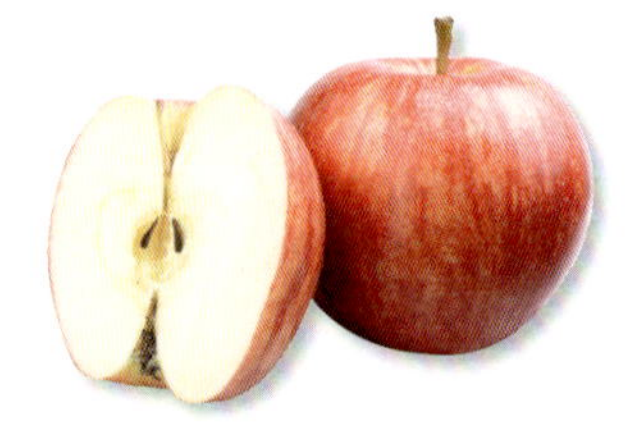

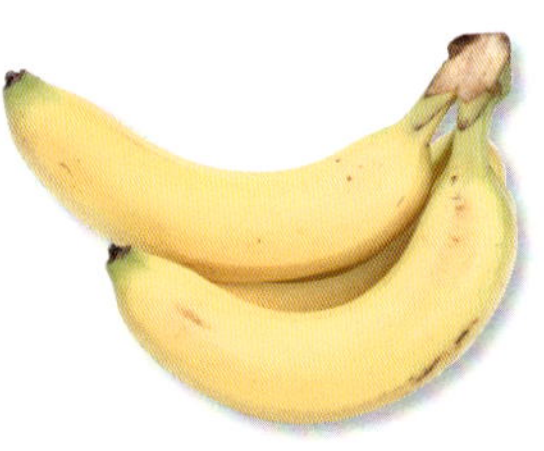

Part 4 常见病饮食宜忌 吃走头疼脑热

Part 5 吃出充沛精力 不同职业人群饮食宜忌

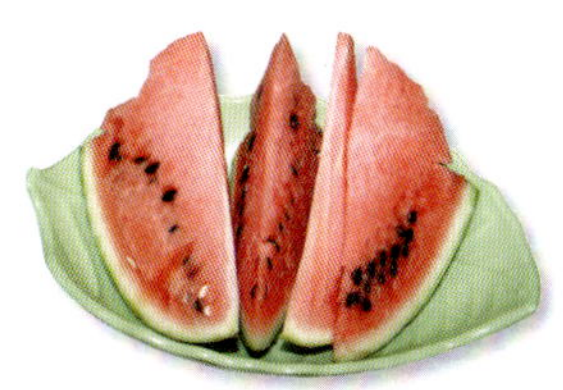
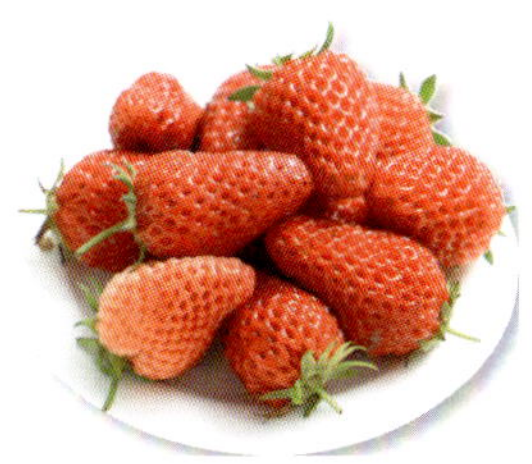
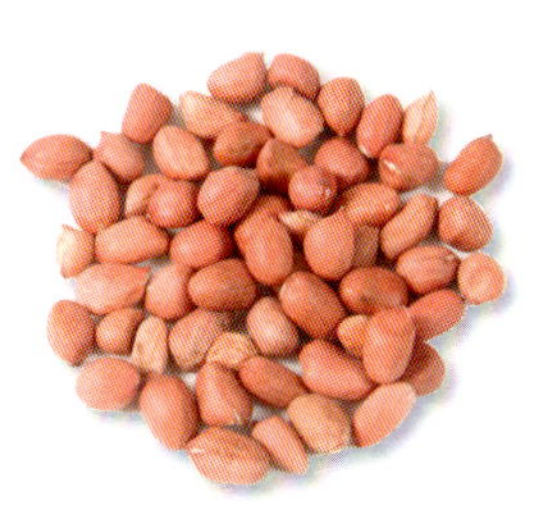
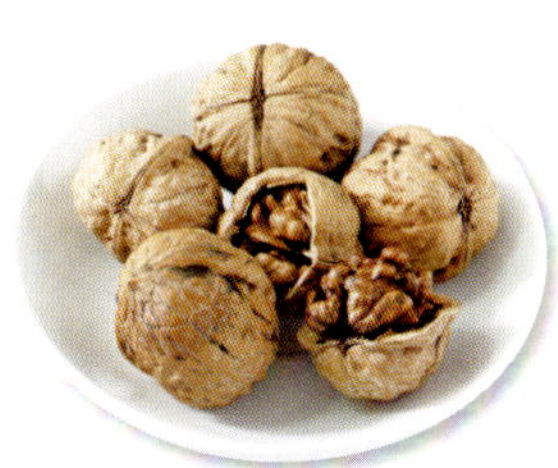

Part 6 全家健康乐呵呵
不同年龄人群饮食宜忌

Part 7 跟着时令吃最健康
四季饮食宜忌

Part 8 吃出健康好体质
不同体质人群饮食宜忌

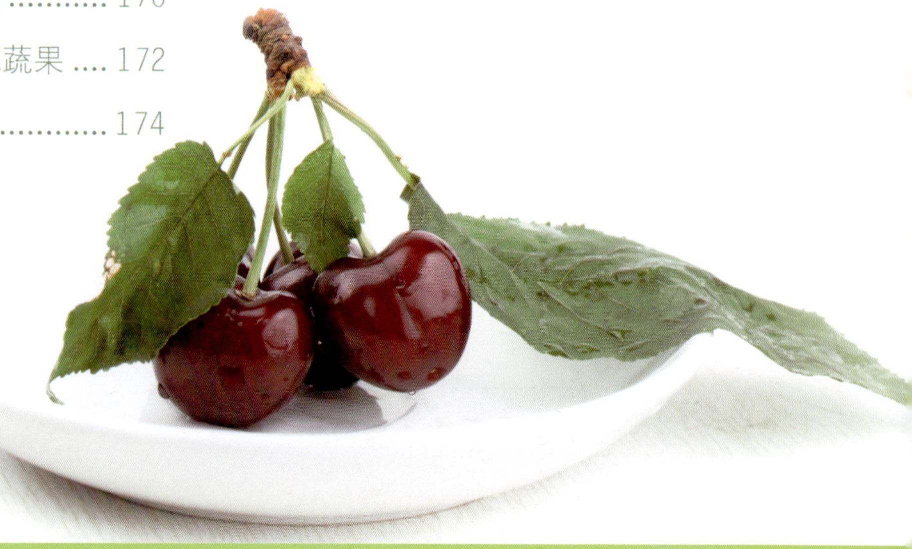

Part

1

舌尖上的安全
——从健康常识开始

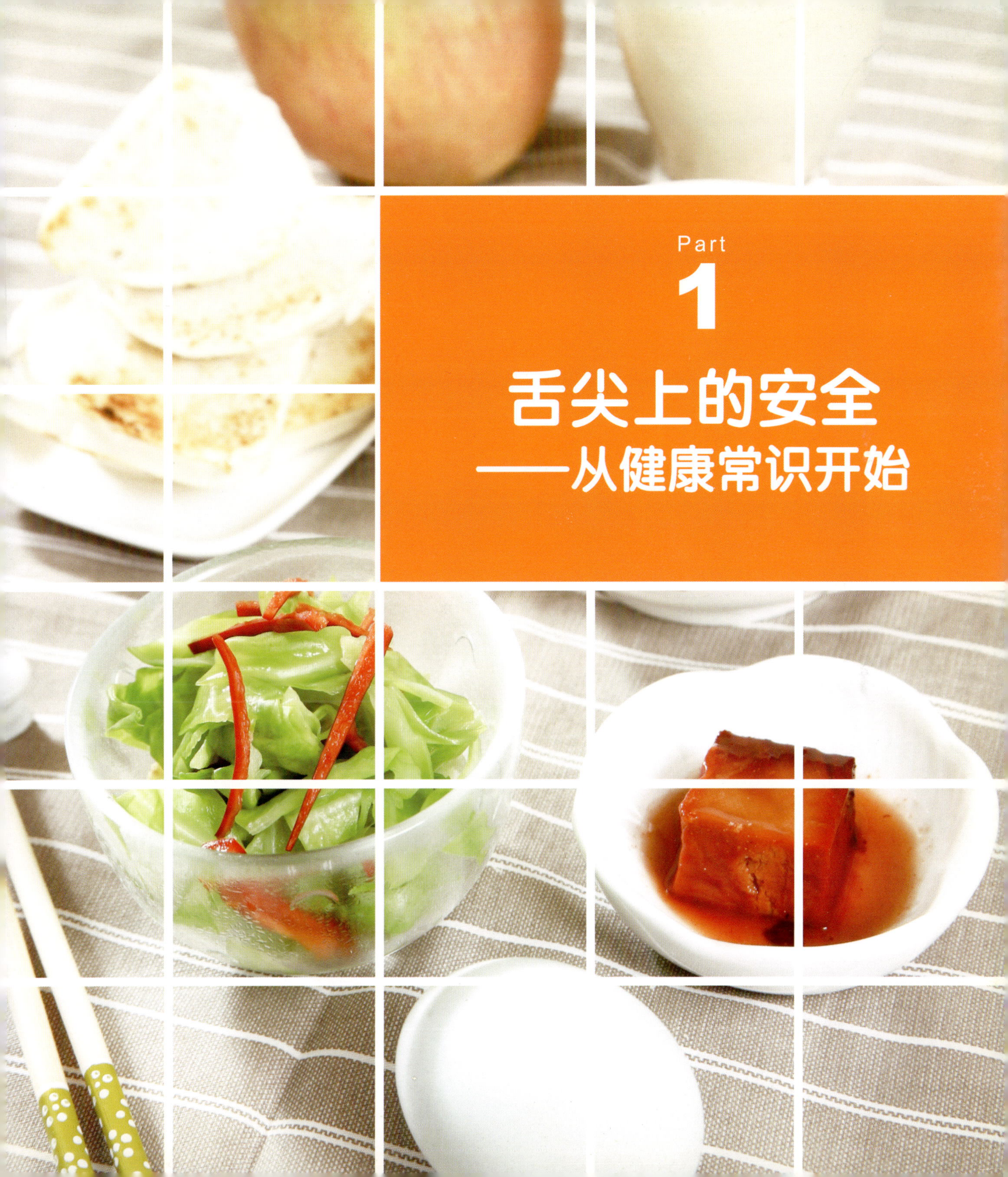

一日三餐饮食宜忌

作为日常生活再普通不过的一日三餐，已不再是单纯的舌尖上的味觉享受，越来越多的人渴求了解三餐应该怎么吃、怎么搭配才更营养，都希望自己的一日三餐是最健康、最安全、品质最好的。其实，只要牢记三餐应注意的饮食和搭配宜忌，吃好三餐，不难！

早餐

最佳进餐时间：7:00～8:00

进餐要点：

食物温热 √ 容易消化 √ 不过于油腻 √

干稀搭配 √ 营养丰富 √

早餐那些事：再忙也不能不吃早餐。不吃早餐容易患上胃炎、胃溃疡、胆结石及多种慢性病，还会使人反应迟钝，身体变胖。

舌尖上的健康经

1. 青年人的早餐宜干稀搭配。青年人的早餐应有粥、羹、牛奶、豆浆等饮品，配以面食、蒸糕、面包等干粮，干稀适宜，不致离胃太快而来不及充分发挥其营养功能。此外，还应有优质蛋白质食物和适量的时令蔬菜（或鲜果汁），既能开胃，又有助于上午使血糖保持在较平稳的水平，避免因血糖过低而影响工作和学习的效率。

2. 中年人的早餐营养要丰富。中年人早餐宜选择营养丰富且易消化的食物，如牛奶、鸡蛋、豆浆、面条、稀粥等，并应有一定量的蔬菜，不宜进食煎炸、干硬、油腻的食物，否则易导致食滞，引起消化不良。

3. 老年人的早餐要温热、细软。老年人的早餐应以粥、馄饨、豆浆等软食为主，不吃油腻食物，多素菜，多淡食，勿过咸；应吃热食，不可过多食用冷凉的食物，食物尽量多样化。

相忌搭配

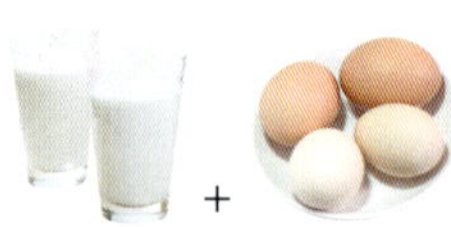

牛奶＋鸡蛋

富含蛋白质，但不能给身体提供足够的能量，进食后很快会感到饥饿。

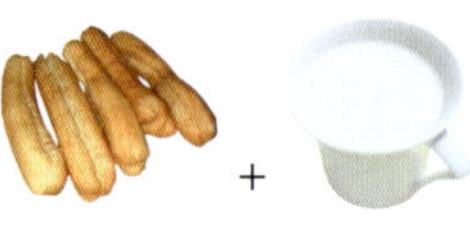

油条＋豆浆

营养单一，油脂过高，容易使人发胖。

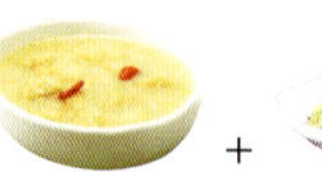

清粥＋小菜

不耐饿，缺乏足够蛋白质，营养不均衡。

相宜搭配

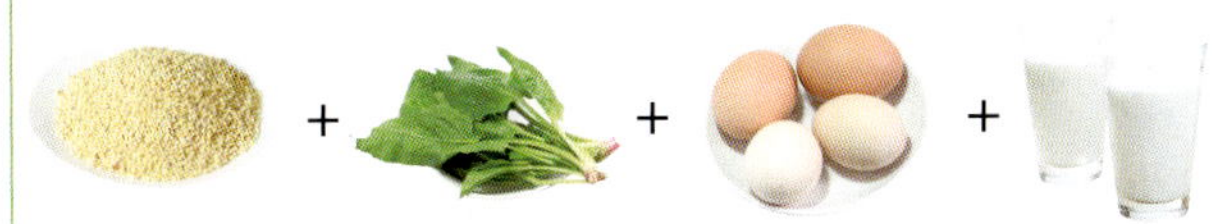

谷类＋蔬菜＋蛋类＋奶类

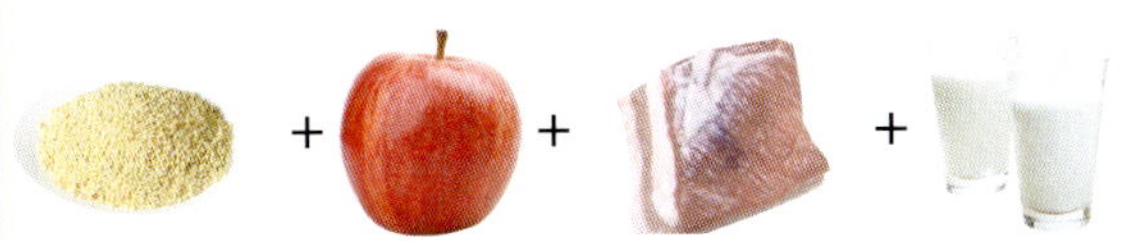

谷类＋水果＋肉类＋奶类

这样的早餐搭配富含碳水化合物、维生素、矿物质、蛋白质，营养更全面而均衡。

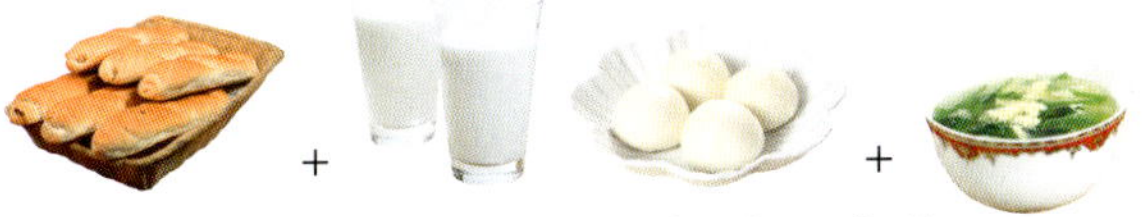

面包＋牛奶　　馒头＋蔬菜蛋汤

消化能力较弱的早上，早餐中能有这样干稀的食物搭配，有助于食物的消化吸收，不会增加脾胃的负担。

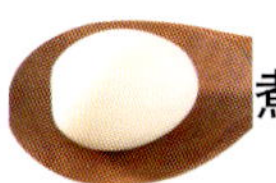

煮鸡蛋＋

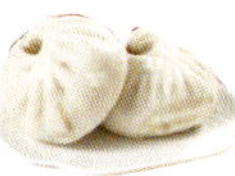

香菇油菜包子＋

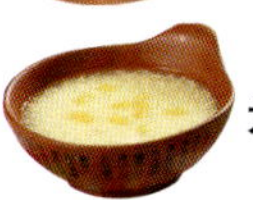

米粥

卤豆腐干＋

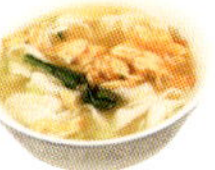

小白菜鸡蛋面

这样的早餐荤素搭配，有助于充盈了胆汁的胆囊排出高浓度胆汁，有助于预防胆囊炎。

舌尖深度关注

Q 吃早餐可以预防胆结石吗？

A 吃早餐可以预防胆结石。因为胆汁每天由肝脏和胆管持续产生，禁食一夜后，会有过多的胆汁潴留在胆囊里，进食早餐后会促进胆汁分泌。如果没有早餐的刺激作用，胆汁排出受阻，长时间淤积在胆管中，一旦胆汁的成分有异常，比如存在胆固醇或钙质过饱和等问题，就很容易凝结成结晶体。而结晶体黏附在胆囊壁上，时间长了就会形成数量众多或是体积庞大的结石。

Q 增进早餐食欲都有哪些小窍门？

A 1. 食物种类多样化。不要每天早餐都吃相同的食物，这样必定会引起味觉的厌烦。

2. 尽量将早餐烹调得色、香、味俱全，这样可以增强人的食欲。

3. 选择漂亮的餐具，对早餐胃口不好的人，可起到较好的促进食欲的功效。

4. 早餐所选择的食物要具有浓郁的香味。食物的香味会勾起人的食欲。

营养早餐一周速配方案

推荐搭配	营养功效
发面饼＋肉末南瓜＋豆浆	解毒、提高免疫力
花卷＋菠菜鸡肉汤＋橙子	预防感冒、抗衰老
燕麦粥＋番茄炒鸡蛋＋猕猴桃	减肥、促进消化
扬州炒饭＋拍黄瓜＋牛奶	滋润皮肤、利尿解毒
馒头＋煎蛋＋蔬菜蘑菇汤	健脑益智、抗癌
香菇油菜包＋凉拌海带丝＋果汁	活血化瘀、预防便秘
叉烧包＋鸡蛋羹＋水果沙拉	滋阴养血、护肤

午餐

最佳进餐时间： 11:30～12:30

进餐要点：

避免高脂高糖食物 √ 不过于油腻 √ 不过饱 √

食物种类多样 √

午餐那些事：由于上午体内热能消耗较大，午后还要继续工作和学习，午餐宜吃些耐饥饿又能产生高热量的食物，使体内血糖继续维持在高水平，保证下午的工作和学习能顺利地进行。

舌尖上的健康经

1.根据三餐食量配比，午餐的主食量应在150～200克，可在米饭、面制品（馒头、面条、大饼、玉米面发糕等）中间任意选择。米饭中最好添加5%～30%粗杂粮，或豆类、薯类等。粗杂粮包括燕麦、荞麦、玉米、高粱等，豆类包括豌豆、红豆等，薯类包括红薯、南瓜等。

2.午餐的副食量应在240～360克。副食种类的选择很广泛，如肉、蛋、奶、禽类、蔬菜、海产品、豆制品等，按照科学配餐的原则挑选几种，相互搭配食用。一般宜选择50～100克的肉禽蛋类，50克豆制品，再配上200～250克蔬菜。

3.午餐要吃饱，但不宜吃得过饱，一般吃到八九分饱就可以了。

4.体力活较少的白领族，午餐可选简单一些的清淡茎类蔬菜、少许豆腐、一些海藻类作为食物的搭配。

相宜搭配

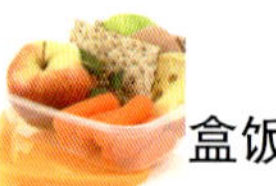 盒饭 + 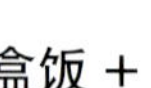 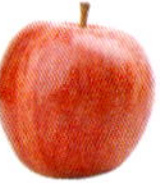 水果 + 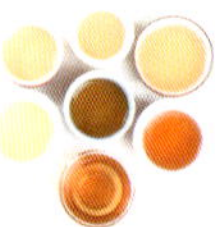 茶水

盒饭的菜肴多半油腻，富含维生素的青菜比较少，可带一些新鲜水果，餐后再泡杯茶喝，在弥补维生素摄入不足的同时，还能解盒饭的油腻。

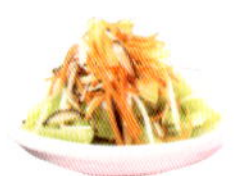 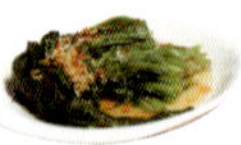 + 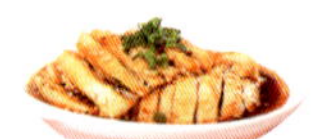 +

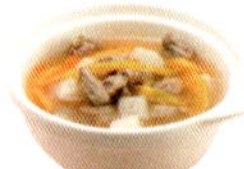 + 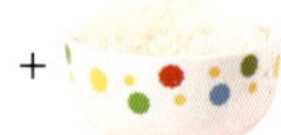

冷热两个蔬菜 + 一个冷荤 + 一个炖煮荤素搭配菜 + 主食

如果几个人在餐厅“拼餐”的话，多点蒸煮炖菜和凉菜，少点炒菜，不点油炸菜。这样点餐不但食材种类丰富，而且可避免摄入过多的油脂。

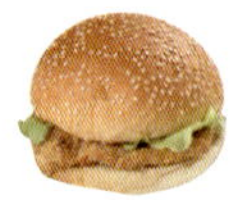 **巨无霸汉堡 +** 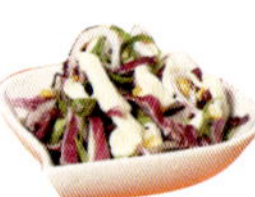 **生菜沙拉 +**

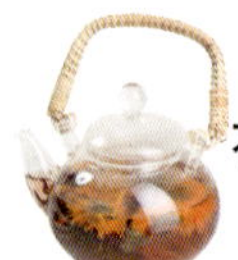 **花草茶**

午餐只能吃洋快餐时，尽量避免能量过高。例如在选用巨无霸汉堡的同时，尽量饮用低能量饮料，再搭配生菜沙拉，可补充维生素、矿物质和膳食纤维摄入量的不足。

相忌搭配

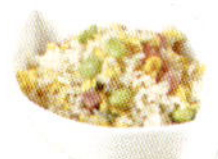
火腿炒饭 +
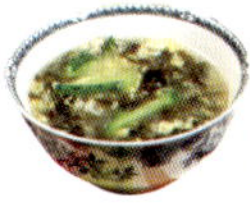
紫菜蛋花汤

脂肪过剩、盐过剩，蔬菜不足，矿物质和膳食纤维摄入量不足。

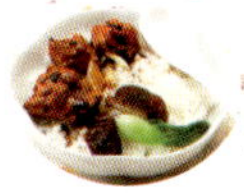
盖饭 +
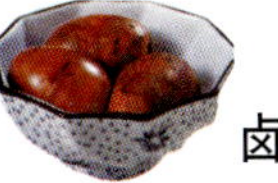
卤蛋

盖饭中虽然有排骨、卤肉、牛肉、鸡肉、鱼肉等，也都配一点蔬菜，但基本上都是肉多菜少，难以达到合理的荤素比例。主食全部是米饭，缺乏粗粮、豆类和薯类。

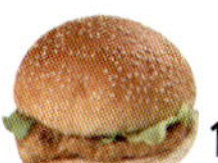
1 个汉堡 + 1 杯饮料 +
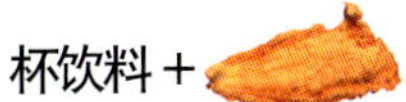
1 对鸡翅

洋快餐中的炸鸡都是肉鸡，多数含有激素成分。此外，洋快餐用油偏多，含有大量反式脂肪酸，长期食用易导致冠心病、高血压等。

舌尖深度关注

Q 午餐怎么吃午后不犯困？

A 1.避免高脂肪食物。许多人午餐喜欢吃脂肪含量较高的食物，比如炸薯条、汉堡、炸鸡等快餐食品。它们会刺激胰岛素和胆汁分泌，降低血液携氧能力，导致脑部含氧量降低，让人容易疲倦。

2.主食最好选择绿豆饭或全麦面包。土豆中淀粉含量较高，易使人发困，午餐最好别吃。午餐适量吃些富含膳食纤维的绿色蔬菜，如青辣椒、菠菜等，可确保脑细胞获得充足的氧气，让人整个下午精神抖擞。

3.工作间隙吃些水果。吃水果可以消除神经系统疲劳，使人精力充沛。需要注意的是香蕉有抑制大脑思维的作用，容易引起困倦，最好别吃。

营养午餐一周速配方案

推荐搭配	营养功效
馒头 + 豆豉苦瓜 + 黄瓜金针菇汤	增进食欲、缓解疲劳
米饭 + 洋葱炒豆干 + 大白菜炖土豆	抗病毒、增强免疫力
牛奶馒头 + 干煸牛肉丝 + 凉拌藕片	健脾、益气、养血
玉米饭团 + 珊瑚菜花 + 小白菜粉丝汤	健脑、健脾、降血压
豆浆蒸饭 + 尖椒炒茄子 + 鸡丝紫菜汤	抗衰老、抗氧化
玉米面饼 + 香菇油菜 + 熘肉片	活血化瘀、润肠通便
南瓜蒸饭 + 虾仁拌黄瓜 + 栗子扒白菜	美肤、安神、强健筋骨

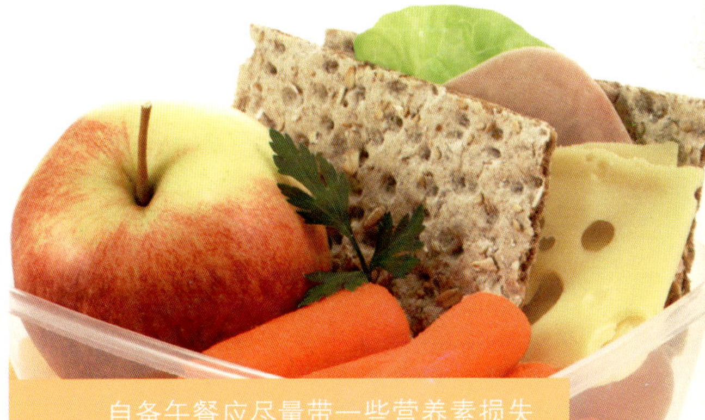

自备午餐应尽量带一些营养素损失少的荤菜，如排骨、烧鱼、烧肉等，蔬菜应尽量在早晨上班前现做，然后装进饭盒。饭后可吃一些水果，也可带点黄瓜、番茄等能生吃的蔬菜，以补充维生素摄入量的不足。

晚餐

最佳进餐时间：17:00～19:00

进餐要点：

尽量少吃 √ 不过于油腻 √ 不要太丰盛 √

食物清淡易消化 √ 晚餐不过甜 √

晚餐那些事：睡前2个小时最好不要吃东西，因而晚餐不宜吃得太晚，否则易患尿道结石。晚餐吃得过饱也会造成胃肠负担过重，易使人失眠、多梦，时间长了易引起神经衰弱等疾病。

舌尖上的健康经

1.晚餐宜素食。医学研究发现，晚餐经常吃荤食的人比经常吃素食的人，血脂高三四倍。患高血压、高血脂的人，如果晚餐经常吃荤，等于火上浇油。晚餐经常摄入过多的热量，易使胆固醇增高，而过多的胆固醇堆积在血管壁上，时间长了就会诱发冠心病、动脉硬化。

2.晚餐中主食是必不可少的。晚餐的主食宜以稀食为主。男性的晚餐主食量应为100～150克(生食剂量)，女性的晚餐主食量应为50～100克，老年人晚餐最好吃一些粥类食物。

3.晚餐后尽量少进食。不少人在晚餐后看电视时，喜欢吃一些零食，其实，这种习惯不利于消化。晚餐后尽量不要吃东西，保证晚餐吃的食物充分消化，减轻肠胃负担。

相宜搭配

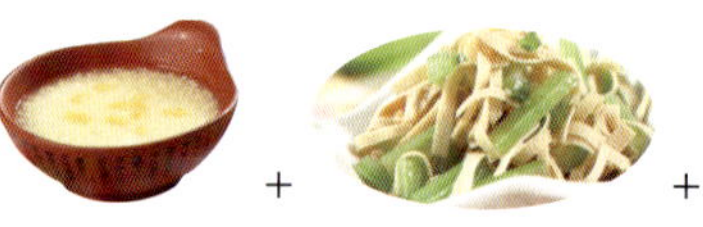 + 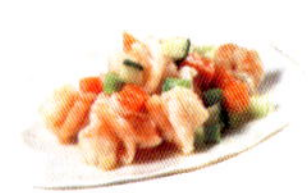

小米粥＋芹菜拌豆腐皮＋清炒虾仁

这样的晚餐食物搭配，富含色氨酸，有很好的镇静和诱发睡眠的作用，有助于帮助我们创造一个安稳的睡眠。

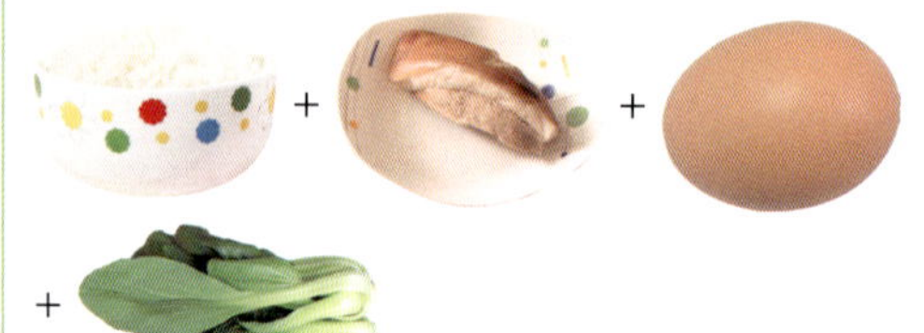

主食＋肉＋蛋＋蔬菜

上夜班的人群和睡得比较晚的人群，由于晚餐后需要长时间的工作和学习，需要消耗体内大量的能量，在食物的选择方面，应当选择混合食物，即有主食、肉、蛋、蔬菜等。因为混合食物的消化时间为4～6个小时，这就能保证在工作和学习完成前，食物不会全部消化完毕而产生饥饿感。

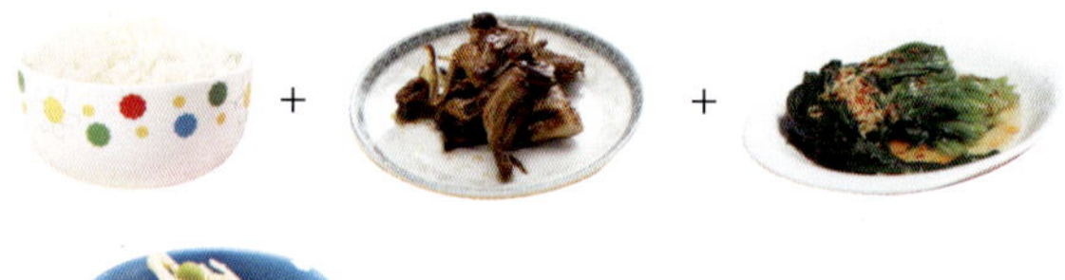

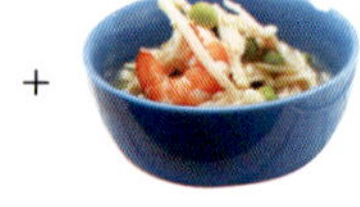

主食＋一盘有肉的菜＋一盘蔬菜＋一盘有蘑菇的菜

孩子的晚餐不能像大人一样吃得那么清淡，因为他们还在生长发育期，也是用脑期，所以孩子的晚餐“一荤、一素、一菇”是比较好的食物搭配。

相忌搭配

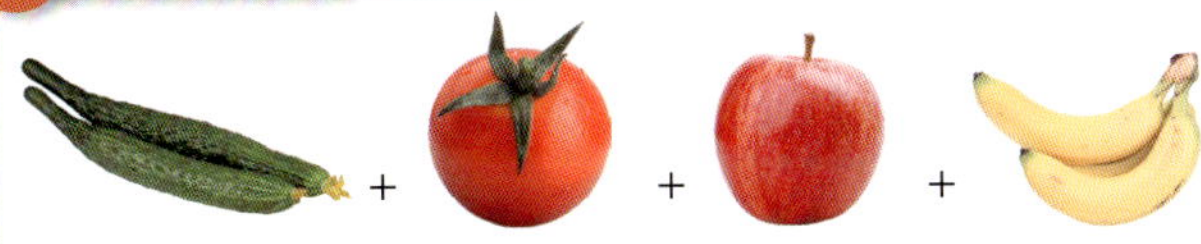

黄瓜＋番茄＋苹果＋香蕉

晚餐只吃蔬菜水果，虽然是一种摄入能量比较低、饱腹感较高的吃法，对于想要减肥的人来说，有一定的效果。但是，这样的饮食结构里，蛋白质摄入不足，如果长期这样吃，会导致身体所需的营养不均衡。

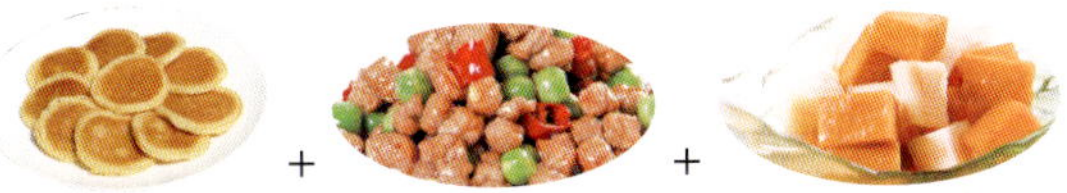

玉米面饼＋豌豆烧牛肉＋红薯炖南瓜

这样的晚餐，选用了过多易产气的食物，它们在消化过程中会产生较多气体，等到睡觉前，消化未尽的气体会产生腹胀感，影响睡眠。

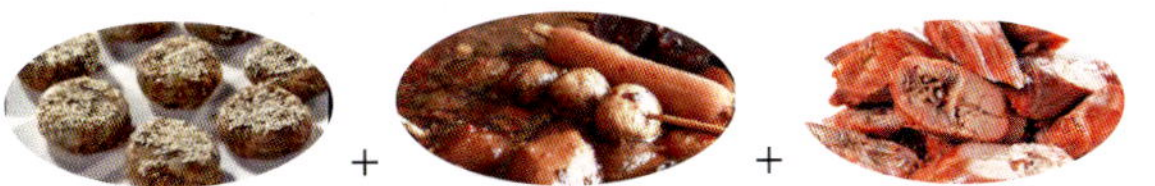

麻酱烧饼＋麻辣烫＋麻辣鸭脖

这样的晚餐会吃入较多的辣味食物，吃辣后，体温会上升，导致睡眠质量降低。还会使胃中有灼烧感和消化不良，进而影响睡眠。

健康晚餐一周速配方案

推荐搭配	营养功效
玉米面窝头＋清蒸鲫鱼＋菠菜鸡蛋汤	健脑、增强记忆力
葡萄干粥＋白灼虾＋香干炒芹菜	益气、健脾开胃
红豆饭＋双椒鸡丝＋口蘑冬瓜汤	增强抗病能力
肉丝面＋蒜香荷兰豆＋大白菜炒鸡蛋	润肺、补血养血
疙瘩汤＋老醋花生＋火腿炒韭菜薹	健胃、行气止痛、补肾
发面饼＋凉拌豇豆＋小白菜肉丸汤	清热、通利肠胃
桂圆莲子粥＋墨斗鱼炒韭菜＋蒜泥菠菜	养心安神、补血养血

舌尖深度关注

Q 怎样合理搭配晚餐营养？

A 一般来说，主食可选择100克花卷、馒头或米饭加稀饭或面条汤，副食可选择50～100克肉禽类、100克鱼类以及适量蔬菜作为一份晚餐，其热能、食量和营养成分即可满足正常人的需要。

Q 高三学生的晚餐如何搭配？

A 家长要给孩子做一些易于消化、热量适中的食物，如瘦肉、鱼、豆制品、菌类、蔬菜等。当孩子感到累时，可以让他多吃一些花生、腰果、杏仁、核桃，这些坚果富含B族维生素、维生素E和蛋白质，有助恢复体力和精力。孩子眼睛疲劳时，宜多吃一些胡萝卜、动物肝肾、红枣、黄色蔬菜等。晚餐不要让孩子吃得过饱，过饱会使大脑节奏变慢，效率降低。临睡前喝一杯热奶有助于睡眠。

晚餐喝酒不利于健康，过多的酒精在夜间会阻碍新陈代谢，酒精的刺激也会使胃得不到休息，导致睡眠不好。

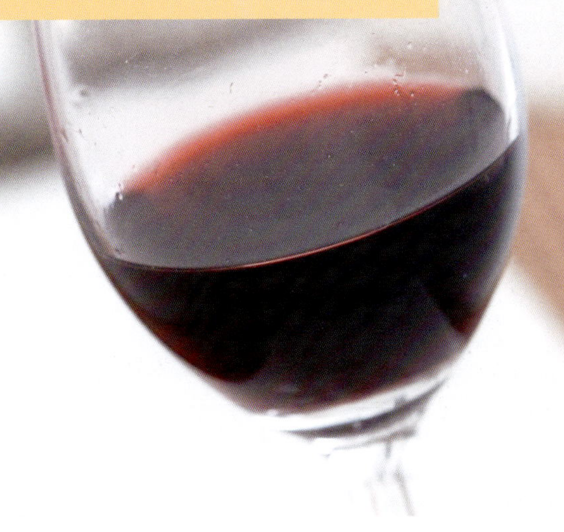

关注食品安全，打造健康餐桌

近年来，我们餐桌上的食品卫生屡屡亮起红灯："瘦肉精事件""毒奶粉事件""染色馒头""地沟油事件"等。为了自己和家人的身体健康，每个人都有必要来学习一下食品安全知识，这些知识有助于我们自己构筑起一道食品安全防线，确保自己和家人"舌尖上的安全"。

食品安全认定体系，帮您远离菜篮子污染

目前市场上的"绿色食品""无公害农产品""有机农产品""QS"标志是由不同部门针对食品安全所设置的不同认定标准。

绿色食品标志

突出此类食品出自良好的生态环境，对环境保护的有理性和产品自身的无污染与安全性。这类食品分为A级和AA级。

A级绿色食品在生产过程中允许限量使用限定的化学合成物质。

A级绿色食品标志（左）；AA级绿色食品标志（右）

AA级绿色食品在生产过程中不允许使用任何有害化学合成物质。

无公害农产品标志

拥有这个标志的食品，表示其中的有毒有害物质残留量控制在安全质量允许的范围内，符合国家食品卫生标准，但比绿色食品和有机食品的标准要宽。这类产品在生产过程中允许限量、限品种、限时间地使用人工合成的安全化学农药、兽药、渔药、肥料、饲料添加剂等，是最基本的市场准入条件，普通食品都应达到这个要求。

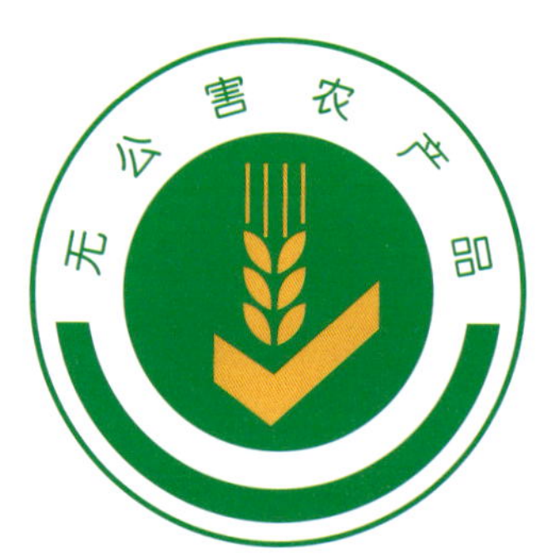

有机食品标识

拥有这个标志的食品，表示在生产中完全不用或基本不用人工合成的化肥、农药和饲料添加剂等物质，不采用基因工程获得的生物及其产物，遵循自然规律和生态学原理。这个标识代表着对食品安全的最高要求。

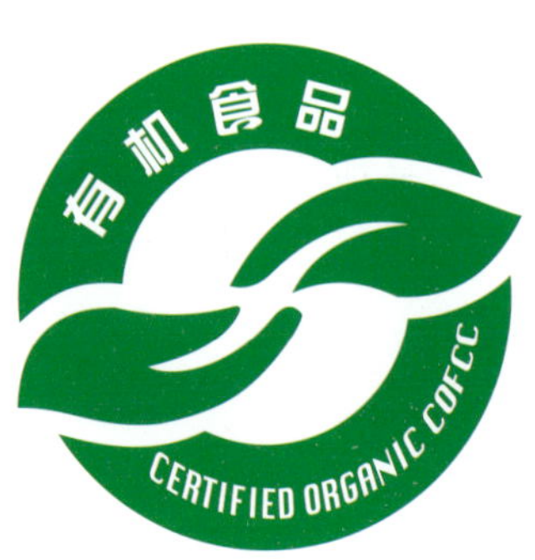

QS——食品质量安全市场准入标志

QS制度即食品质量安全市场准入制度，凡进入该制度范围内的食品生产企业要拿到食品生产许可证，并在食品包装上贴上QS标志才允许进入市场销售。未拥有QS标志的大米、面粉、食用植物油、酱油和醋这五类食品，是不得出厂销售的。

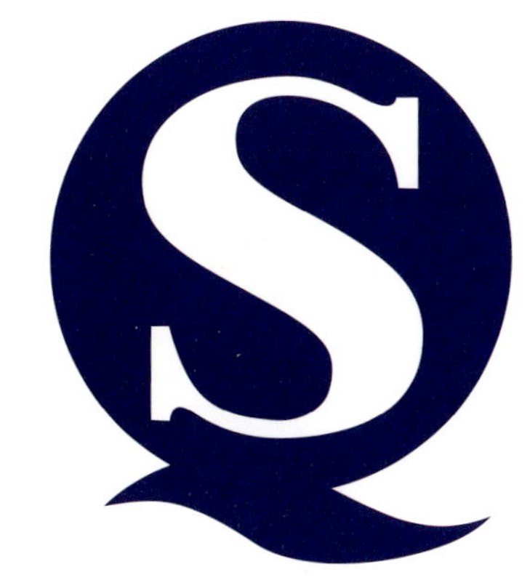

其他也应牢记的安全标识

HACCP 标志

HACCP是危害分析及关键控制点英文的缩写，是目前世界上最有权威的食品安全质量保护体系——HACCP体系，它的核心是用来保护食品在整个生产过程中免受可能发生的生物、化学、物理因素的危害，目的是将这些可能发生的食品安全危害消除在生产过程中，而不是靠事后检验来保证产品的可靠性。

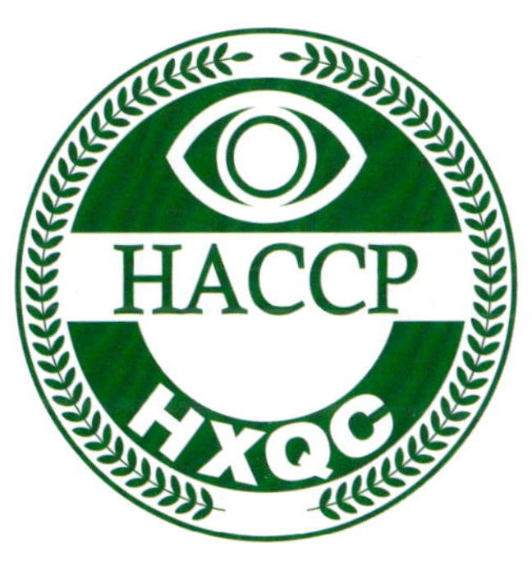

农产品地理标志

农产品地理标志，是表示农产品来源于特定地域，产品品质和相关特征主要取决于自然生态环境和历史人文因素，并以地域名称冠名的特有农产品标志。像山西陈醋、涪陵榨菜等，产地和食品名称已经密不可分，如果拥有这个标志，证明你购买的是原汁原味的当地特产。

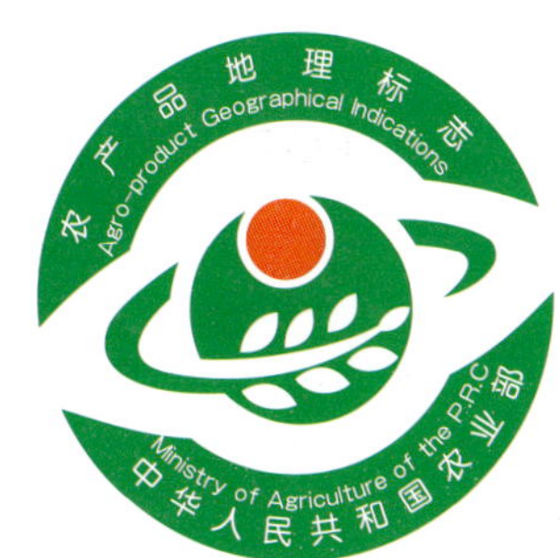

GAP 标志

GAP即良好农业规范，主要针对未加工和最简单加工（生的）出售给消费者和加工企业的大多数果蔬的种植、采收、清洗、摆放、包装和运输过程中常见的微生物的危害控制，其关注的是新鲜果蔬的生产和包装，包含从农场到餐桌的整个食品链的所有步骤。

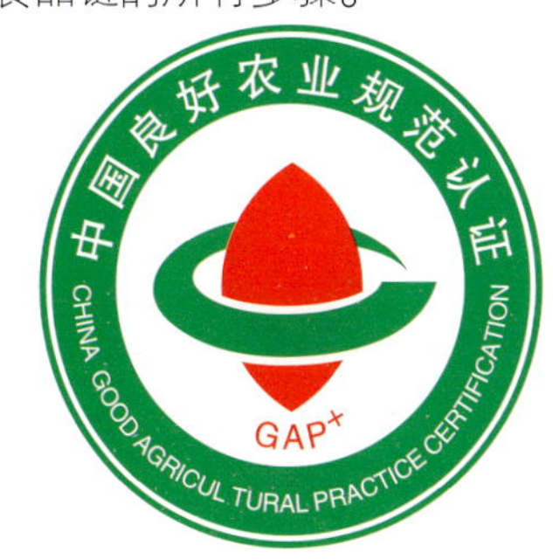

选好食物，杜绝病从口入

食品安全是国计民生之本，但食品安全绝对“零风险”是不可能的，增强食品安全意识和自我保护能力就显得至关重要了。惶恐不安毫无帮助，理性对待，找到安全选购食品的方法才是上策。

用得着的食物选购窍门

如何选购放心蔬菜

1. 不买形状异常的蔬菜。不新鲜的蔬菜会表现出萎蔫、干枯、损伤、病变、虫害侵蚀等异常形态；有的蔬菜由于人工使用了激素类物质，会长成畸形。

2. 不买颜色异常的蔬菜。新鲜蔬菜不是颜色越鲜艳越好，如购买樱桃萝卜时要看看萝卜表皮是否掉色；购买干豆角时如果颜色过于鲜绿，要慎选。

3. 不买气味异常的蔬菜。为了使有些蔬菜更好看，一些不法商家会用硫、硝等化学药剂浸泡食物，这样浸泡过的食物有异味，而且这种异味不容易被冲洗掉。

如何选购放心水果

1. 尽量购买当季的水果。反季节水果须多喷洒大量药剂才能提前或延后采收上市，经常食用不利于身体健康。比如不宜在冬季买草莓、西瓜等春夏季应该上市的水果。

2. 远道而来的或进口的水果，常以药剂来延长其储存时间，宜减少购买。

3. 如果水果闻起来有不正常的化学药剂的气味，或果实表面留有药斑，应避免选购。

4. 不要刻意挑选外观亮丽、鲜美且无虫孔、病斑的水果。外表稍有瑕疵的水果不影响其营养及品质。此外，外表完美好看的水果会残留更多的农药。

5. 表皮光滑的水果农药残留较少，而外表有细毛或不平的，则较易附着农药。另外有套袋保护的水果，一般农药残留较少。

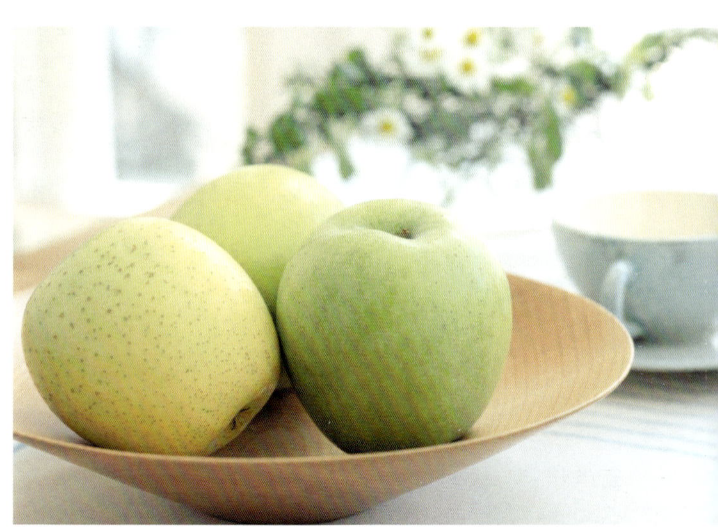

如何选购放心食用油

一看：看色泽、看沉淀物、看透明度。食用油应选择色泽较浅（但芝麻油、小磨油除外）、无沉淀物、透明度高的。

二闻：在手掌上滴一两滴油，双手合拢摩擦，发热时仔细闻其气味，合格的油会有植物香，有异味的油，说明质量有问题，如掺矿物油的油，有矿物油的气味，不能买。

三尝：用干净的筷子或玻璃棒，取一两滴油，涂在舌头上品尝其味道，吃起来没有黏腻感、有食物自然清香味的是合格的食用油。口感带酸味的油是不合格产品，有焦苦味的油已经酸败，有异味的油可能是掺假油。

如何挑选健康的坚果

1. 如果是包装好的坚果，如盐焗大杏仁，这类坚果属于加工食品，含盐量较高。还有一些坚果是经过油炸的，营养价值也相对比较低，而且也起不到食疗养生的作用。

2. 如果是散装的坚果，要闻一下坚果的气味，有任何异常的味道，都不要购买。如果闻不出来有什么异味，最好尝一下，如果味道不正，不宜购买。很多坚果都会有被黄曲霉污染的可能性，如果闻到或尝到有霉味，最好不要买，更不要品尝。

易含有毒添加物的食物选购窍门

干辣椒——不能选颜色太亮丽的。干辣椒正常的颜色是有点暗的；用手摸，手如果变黄，是硫黄熏过的。

海带——不能买颜色特别绿的。海带的肉很厚，颜色特别绿，还很光亮，很可能是用化学品加工过的；正常海带的颜色是褐绿色，或是深褐绿色。

蘑菇——尽量不选雪白透亮的。有的蘑菇雪白透亮，上面没有一点土，很可能是用漂白粉泡过的。好的蘑菇是生长在草灰里的，难免会粘上草灰，并且手感有点黏糊糊的。

水发食品——一握就碎的别买。这样的水发食品多是用甲醛或双氧水泡过的。

虾皮——要选干爽不粘手的。有些商家在虾皮发潮后，用氨加以处理，使其表面与一般虾皮看起来没有不同。所以挑选虾皮一定要选干爽、不粘手、味道自然，细闻没有刺鼻气味的。

西瓜——子是白的别买。用了激素的西瓜瓜皮上的黄绿条纹不均匀，切开后瓜瓤特别红，但瓜子却是白色的，吃起来没有甜味。

枸杞——有酸苦味的不能买。颜色特别鲜红、光亮的可能是动过手脚的，颜色略发暗，略带土色的是天然枸杞；动过手脚的枸杞摸上去有黏滞感，天然枸杞比较干。另外，天然枸杞酸中带甜，动过手脚的枸杞则有很重的酸苦味。

银耳——不是颜色越白的越好。银耳经硫黄熏制可去掉黄色，外观饱满充实、色泽非常洁白。购买银耳时可取一点尝一尝，如果有辣味或刺激性味道，则可能是用硫黄熏制的。

黑木耳——有怪味的不能买。有涩味，说明用明矾水泡过；有咸味，说明用盐水泡过；有甜味，是用糖水拌过；有碱味，说明用碱水泡过。

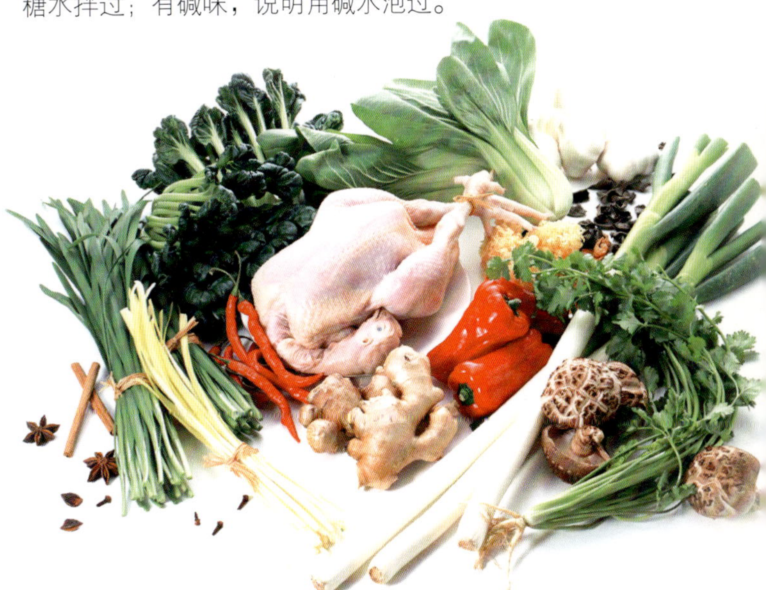

一定要收藏的家常食材选购经

◎大米◎

应选购不潮湿、颜色不发暗、碎米少、闻起来没有霉味的大米。

◎面粉◎

用手捻搓，手感绵软的面粉质量好；手感较滑的质量较差。

◎黄豆◎

颗粒饱满、无破皮、无虫蛀、无霉烂的为好。

◎葱◎

葱白长、叶色青绿、无虫害。

◎大蒜◎

优质大蒜蒜头大，蒜瓣大且均匀，蒜瓣丰满、干爽、无虫害、不开裂、不抽薹。蒜香浓郁，汁液黏稠。

◎醋◎

质量好的醋味香柔而绵酸，质浓而不混浊，无沉淀，无絮状物。

◎油菜◎

好油菜菜叶新鲜、洁净、色泽鲜绿、无黄烂叶，没有病虫害。

◎圆白菜◎

优质圆白菜颜色发绿、有光泽、卷得密实又层次松散，放在手上有分量感。

◎芹菜◎

质量好的芹菜菜叶翠绿,不枯黄，菜梗粗壮，菜梗长25～35厘米。

◎四季豆◎

豆荚饱满、表皮光洁、色泽嫩绿，折断无老筋、无虫痕的四季豆质量较好。

◎西葫芦◎

宜选购瓜体均匀周正，颜色鲜绿、表皮光滑无疙瘩且没有损伤的西葫芦。

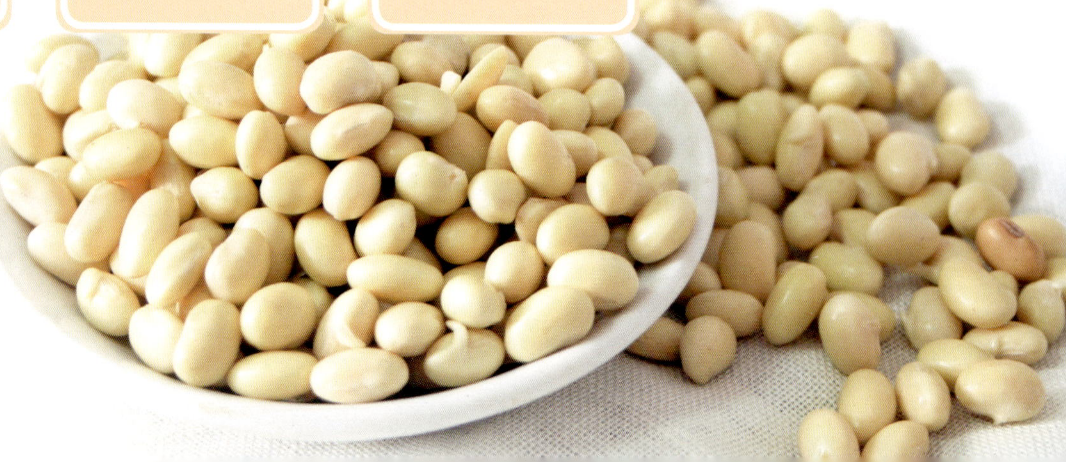

◎胡萝卜◎

匀称直溜、色泽鲜嫩、掐上去水分较多的胡萝卜比较新鲜。

◎莲藕◎

优质莲藕外皮呈黄褐色，表面光滑无破损，肥大粗壮，截口在藕节外。

◎冬瓜◎

质量好的冬瓜表皮有一层粉末和茸毛，个体较大、肉质结实。

◎黄瓜◎

黄瓜宜选粗细均匀,瓜皮表面有疣状突起，用手触碰会有刺痛感的。

◎毛豆◎

新鲜毛豆的豆荚硬实且有茸毛，每个豆荚有2～3粒豆，豆的颜色呈嫩绿或绿白色，有半透明的种衣紧紧包裹。

◎茄子◎

老茄子颜色光亮，重量大；嫩茄子皮薄肉松,重量小,籽嫩味甜,籽肉不易分离,茄子柄花萼下面有一片绿白色的皮。

◎白萝卜◎

优质白萝卜表皮细腻光滑，无病变和损伤，用手指弹其腰部，声音混浊的多为糠心，声音沉重的一般不糠心。

◎番茄◎

自然成熟的番茄表面圆滑，蒂周围有些绿色，手感软，籽粒为土黄色，肉红、沙瓤、多汁；催熟的番茄通体全红，手感硬，籽呈绿色或未长籽，瓤内无汁。

◎青椒◎

外形饱满、有光泽、色泽浅绿，肉质细嫩、无虫眼，用手掂有分量感的青椒质量较好。

◎南瓜◎

优质南瓜表皮上有黑点，有重量感，外形完整，带瓜蒂且蒂部坚硬。

◎土豆◎

优质土豆表皮光滑且不厚，质地坚硬，不发芽，不发绿，无损伤、病虫害及冻伤。

◎菠菜◎

宜选购叶片颜色深绿而有光泽、叶片尖充分舒展的菠菜。

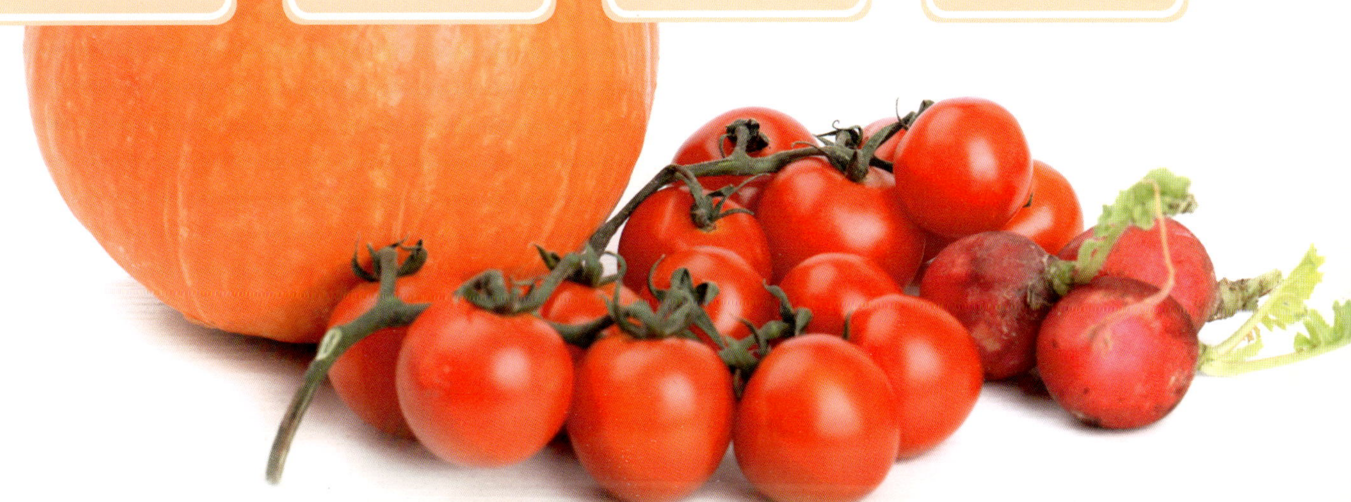

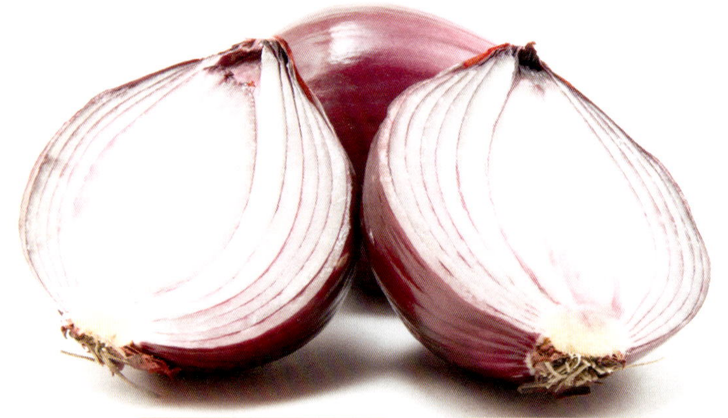

◎洋葱◎

优质洋葱表皮光滑，球体完整，无裂口或霉烂。

◎鸡蛋◎

用拇指、食指和中指捏住鸡蛋晃动，有晃荡声音的鸡蛋不新鲜，没有晃荡声音的鸡蛋比较新鲜。

◎金针菇◎

菇体洁白如玉、未开伞、菌柄挺直、均匀整齐、无褐根且根部少粘连的金针菇质量较好。

◎豆腐皮◎

优质豆腐皮无杂质，质地细腻，富有韧性；劣质豆腐皮手感发黏，无韧性。

◎水发海带◎

水发海带以无泥沙杂质，整洁干净无霉变，且手感不发黏的为佳。

◎银耳◎

质量好的银耳泡发后耳肉肥厚，呈白色或微黄色，朵形较圆整，耳花大而松散，蒂头无黑斑和杂质。

◎紫菜◎

优质紫菜颜色不发红、不褪色、不霉变。

◎袋装豆制品◎

新鲜的袋装豆制品不漏气、不胀袋，生产日期较近且没超出保质期。

◎火腿◎

优质火腿肉香浓郁，颜色均匀一致，瘦肉多肥肉少，肉致密有弹性，咸淡适中，无异味，切片后无空洞且无汁液渗出。

◎黑木耳◎

优质干木耳朵面乌黑无光泽，朵背略呈灰白色，泡发后表面黑而有光润，手摸上去感觉干燥，有弹性，无颗粒感，嘴尝无异味。

◎腐竹◎

优质腐竹颜色不会很鲜亮，颜色淡黄，呈纤维状，有光泽，迎着光线能看到一丝丝纤维组织。

◎鸡肉◎

新鲜鸡肉的肉质排列紧密、颜色呈干净的粉红色且有光泽，鸡皮呈米色，有光泽和张力，毛囊突出。

◎猪肉◎

优质猪肉肉丝紧密、肉质细嫩且富有弹性，脂肪白而硬。

◎牛肉◎

嫩牛肉肉色浅红，肉质细且富有弹性；老牛肉肉色深红，肉质较粗。

◎羊肉◎

新鲜羊肉肉质细而紧密，有弹性，外表略干，不粘手，肉色鲜红而且均匀，有光泽。

◎鱿鱼◎

应选购体形完整、体表平滑、肉质坚实、有光泽的鱿鱼。

◎豆腐◎

质量好的豆腐切面整齐、颜色略发黄、无杂质、有弹性。

◎墨鱼◎

优质墨鱼肉质有弹性，无腥臭味，色泽鲜亮、洁白。

◎牡蛎◎

牡蛎以体表光泽新鲜、颜色淡黄、大而肥满的为好。

◎虾◎

优质鲜虾的头和身子连接很紧，肉质紧实、有弹性、透明，无黏滑感，闻起来没什么异味。

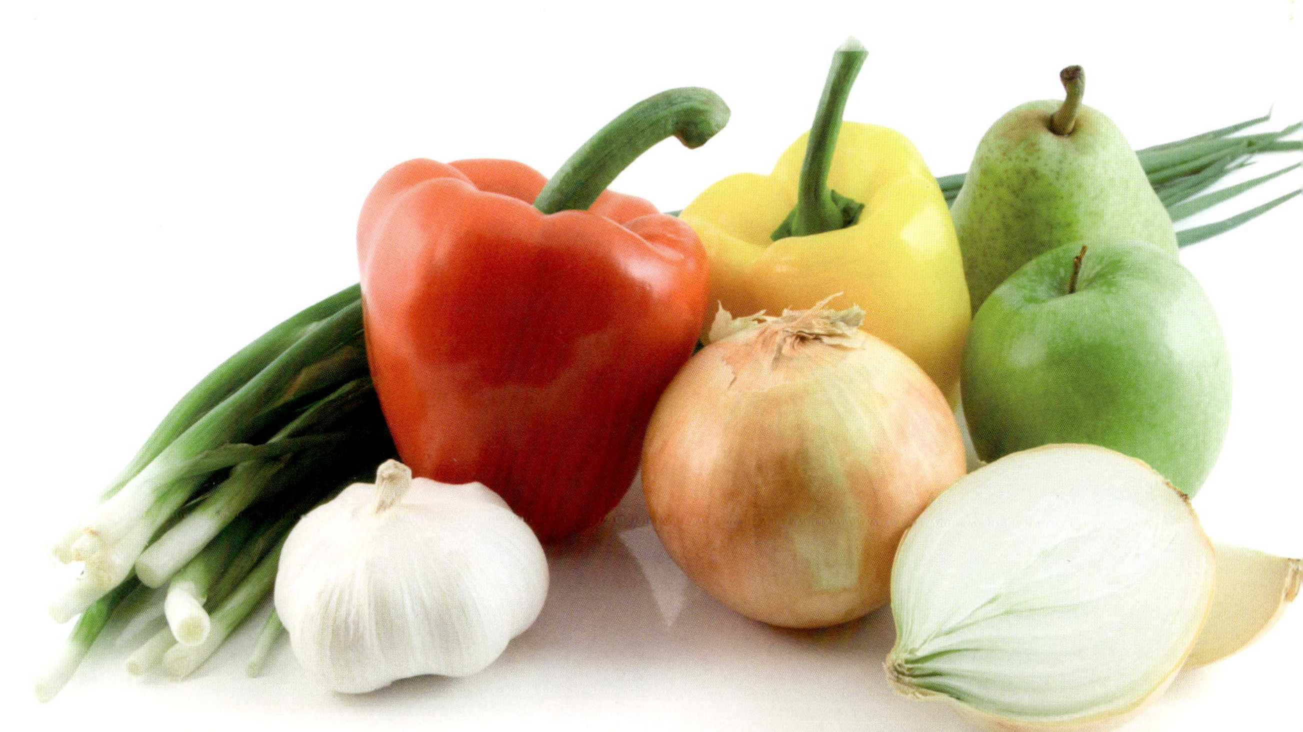

看懂食品标签，挑选健康食品

学会看懂食品标签，不仅能让我们了解所购食品的质量特性、安全特性、食用或饮用方法等，还能帮助我们鉴别食品的真伪，从而选购到安全放心的健康食品，防止“病从口入”。

怎么看食品标签

一、看食品类别

标签上会标明食品的类别，类别名称是国家许可的规范名称。例如，一盒饮料的名字叫作“早餐奶”，但它究竟是纯牛奶，还是一种含乳饮料?

“早餐奶”和“纯牛奶”这两者的营养素含量是完全不同的。早餐奶的蛋白质含量一般为2.3%以上，而纯牛奶的蛋白质含量通常在3.1%～9%之间；纯牛奶就只是鲜牛奶，而早餐奶的配料包括牛奶、水、麦精、花生、蛋粉、燕麦、稳定剂、铁强化剂、锌强化剂等。对比起来，早餐奶的营养均衡，更适于早餐饮用，纯牛奶的碳水化合物比例相对较低。

如果看见标签上的“食品类别”项目注明“含乳饮料”，就是在纯牛奶中加入了其他的配料，不是纯牛奶；而纯牛奶的配料就只是牛奶，不添加任何配料。

早餐奶就是“含乳饮料”，不是“纯牛奶”。

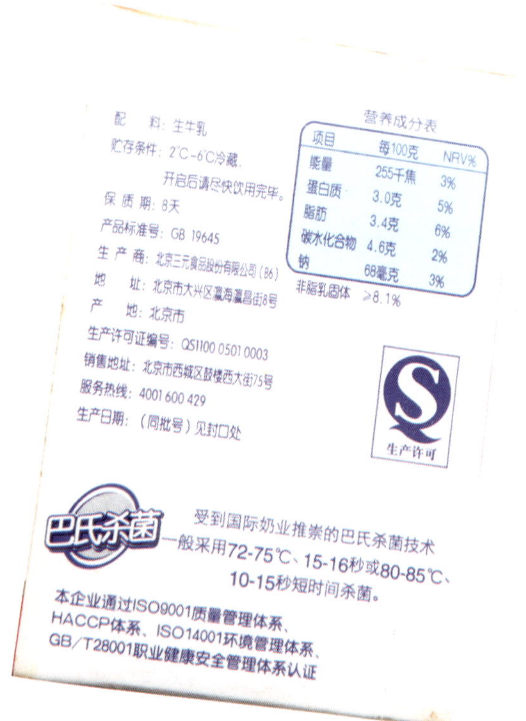

二、看配料表

1.看原料排序。用量最大的原料应当排在第一位，最少的原料排在最后一位。比如一袋苏打饼干的配料是：小麦粉、棕榈油、芝麻、食品添加剂、食用盐、酵母，即小麦粉是用量最大的材料，酵母则是用量最少的原料。

2.看是否有你不想要的原料。如氢化植物油、高盐、高糖等不健康配料，还有可能产生过敏或不良反应的配料。

比如，如果一个人对杏仁过敏，那么买饼干、点心等食品时一定要仔细看看，配料表中有杏仁的绝不能买。

3.看所含的食品添加剂。看食品添加剂并不难："柠檬黄""日落黄""胭脂红"等这样描述颜色的词汇，一般是色素；"甜蜜素""阿斯巴甜""甜菊糖"等带味道的词汇，肯定是甜味剂等。

4.看营养素含量。对很多食物来说，营养素是人们摄取食物的主要目的，蛋白质、维生素、矿物质的含量越高越好。而对于以口感取胜的食物来说，要小心其中的能量(也就是"热量"或"卡路里")、脂肪、饱和脂肪酸、钠和胆固醇含量等指标，这几种营养素的含量越低越好。

营养成分表

项目	每100毫升	NRV%
能量	300千焦	4%
蛋白质	3.4克	6%
脂肪	4.2克	7%
碳水化合物	5.0克	2%
钠	62毫克	3%
钙	110毫克	14%

5.看生产日期、保质期和保存期。生产日期即食品成为最终产品的日期。保质期是指食品的最佳食用期，从生产日期和保质期上可以识别食品的新鲜程度。根据有关食品安全方面的规定，超过保质期的食品禁止销售。保存期是指推荐的最终食用期，超过此期限，食品就不能再食用了。食品的保质期或保存期自生产成品之日起计算。在保质期之内，应当选择距离生产日期最近的食品，因为就算没有过期，随着离生产日期越久，其中的营养成分或保健成分也会有不同程度的降低。

6.看认证标志。很多食品的包装上有各种质量认证标志，比如绿色食品标志、有机食品标志、无公害食品标志、QS标志、原产地认证标志等，这些标志代表着食品的安全品质或管理质量。

应选哪类营养标签的食物

查看食品营养标签，可以得知食物是否真正符合健康指标——低盐、低糖、少油。因此，在选择包装食品时，尽量选择"三低"的食物，"三低"即低脂、低钠、低糖，这是健康饮食的重要标志。

低钠——≤120毫克／100克固体或100毫升液体
低糖——要求每100克或100毫升的食品中糖含量≤5克
低脂——要求脂肪≤3克／100克固体或≤1.5克／100毫升液体

营养素	每天摄入上限	摄入过量会增加以下风险
总脂肪	60 克↑	超重和肥胖
糖	50 克↑	超重和肥胖
钠	2000 毫克↑	胃癌、高血压
胆固醇	300 毫克↑	心脏病
饱和脂肪	20 克↑	心脏病
反式脂肪	2.2 克↑	心脏病

慢性疾病患者应选贴有哪类营养标签的食物

高血压——低钠、高钾、高钙、低脂、低胆固醇、低饱和脂肪酸

糖尿病——低糖、低脂、低胆固醇、低饱和脂肪酸、低反式脂肪酸

高血脂——低脂、低胆固醇、低饱和脂肪酸、低反式脂肪酸

动脉硬化——低钠、低脂、低胆固醇、低饱和脂肪酸、低反式脂肪酸

脂肪肝——低脂、低胆固醇、低饱和脂肪酸、低反式脂肪酸

痛风——低嘌呤、低盐、低胆固醇、低饱和脂肪酸、低反式脂肪酸

骨质疏松——低钠、高钙、低脂、低胆固醇、低饱和脂肪酸

肥胖——低糖、低脂、低胆固醇、低饱和脂肪酸、低反式脂肪酸

肾病——低钠、低脂、低胆固醇、低饱和脂肪酸

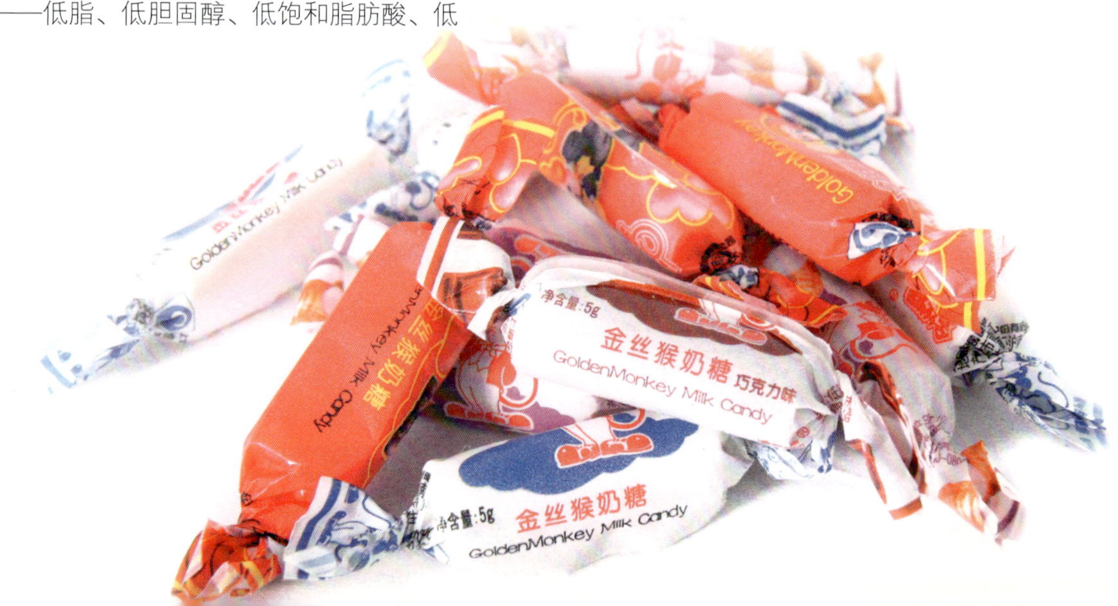

中国人的健康饮食标准

最近，一篇“舌尖上的癌症”医学图谱在网上广为流传，图谱列出了可能增加罹患癌症风险的十几种食物。可以这么说，人得癌症，有一半因素与饮食习惯有关。养成健康的饮食习惯，吃得聪明，吃得科学，健康长寿便不再是梦想。

膳食平衡宝塔

根据中国居民膳食指南设计的中国居民平衡膳食宝塔（下图所示），其结构合理，简单明了，可用于指导一般大众的饮食，达到提高免疫力、预防疾病、常保健康的目的。

膳食宝塔共分五层，包含每天应摄入的主要食物种类及摄入量。膳食宝塔中各层位置和面积的不同反映了各类食物在膳食中的地位和应占的比重。

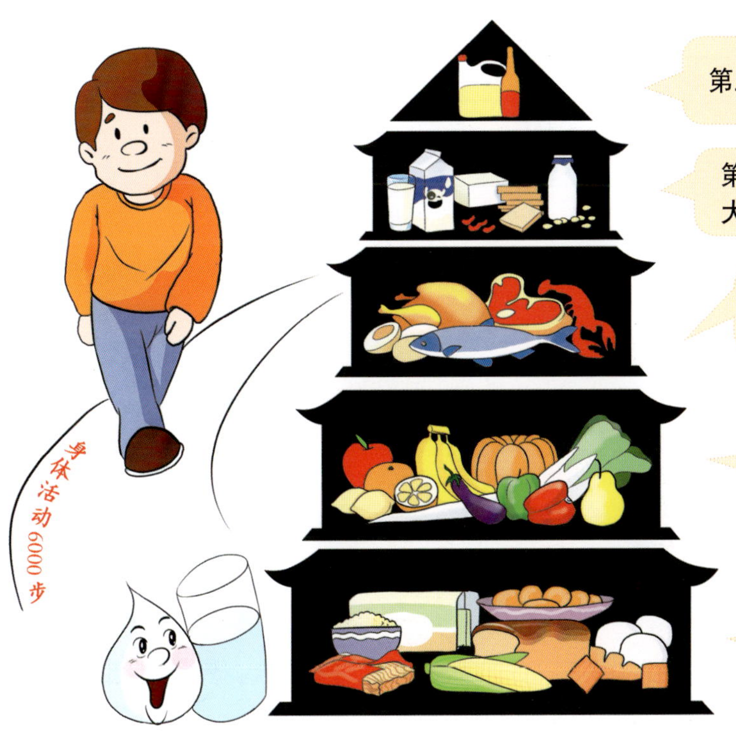

中国居民膳食指南（2007）

一、食物多样、谷类为主。

二、多吃蔬菜、水果和薯类。

三、常吃奶类、豆类或其制品。

四、经常吃适量鱼、禽、蛋、瘦肉，少吃肥肉和荤油。

五、食量与体力活动要平衡，保持适宜体重。

六、吃清淡少盐的膳食。

七、饮酒要限量。

八、吃清洁卫生、不变质的食物。

0～6月龄婴儿喂养指南

一、提倡纯母乳喂养。

二、产后尽早开奶，初乳营养最好，应给宝宝喂食。

三、尽早抱婴儿到户外活动，多晒太阳，或适当补充维生素D，以促进钙吸收。

四、给新生儿和1～6月龄婴儿及时补充适量维生素K。富含维生素K的食物有土豆、香蕉、猕猴桃等。

五、不能用纯母乳喂养时，宜首选婴儿配方食品。

六、定期监测生长发育状况。

中国儿童青少年膳食指南

一、三餐定时定量，一定要吃好早餐，避免盲目节食。

二、注意补充富含维生素C和铁的食物。

三、每天进行充足的户外运动。

四、不饮酒、不抽烟。

中老年人膳食指南

一、合理安排饮食，提高生活质量。

二、食物要粗细搭配、松软、温热、易于消化吸收。

三、重视预防贫血和营养不良。

四、多做户外运动，维持健康体重，预防肥胖。

中国孕期妇女膳食指南

孕早期妇女膳食指南

一、饮食清淡、适口。

二、少食多餐。

三、保证摄入足量富含碳水化合物的食物。富含碳水化合物的食物有谷类、水果，每天至少摄入150克碳水化合物，约合200克谷类。

四、多摄入菠菜等富含叶酸的食物并补充叶酸片剂（每日补充400微克）。

五、禁烟、戒酒。

孕中、末期妇女膳食指南

一、适量多吃些鱼、禽、蛋、瘦肉、海产品。

二、适量增加奶类或奶制品的摄入，以补充足量的钙。

三、常吃瘦肉等富含铁的食物。必要时可在医生指导下补充小剂量的铁剂。

四、适量活动身体，维持体重的适宜增长。

五、少吃辛辣等带刺激性的食物，禁烟戒酒。

烹调方法决定食物营养

再健康的食物，如果烹调方法不健康，就会变成不健康的食物，食用后会给身体埋下健康隐患。可以说，烹调与健康密切相关，可以上升到厨房安全的范畴。我们不能只为满足舌尖上的美味享受，健康才是最重要的，要用健康的烹调方法烹调出健康的食物，这样才能对身体有益！

减少食物营养素损失的烹调方法

烹调方法	对食物营养的影响	减少营养素损失的方法	要点备注
蒸、煮	1. 对糖类及蛋白质起一定水解作用。 2. 使维生素 B_1 等水溶性维生素及钾等矿物质溶于水中。	连同汤汁一起吃。	1. 米、面、蛋等食物最营养的烹调方法是煮、蒸。 2. 水捞面条会损失 49% 的维生素 B_1、57% 的维生素 B_2。 3. 水捞米饭会损失 67% 的维生素 B_1、50% 的维生素 B_2，还会使部分维生素流失掉。
煎、炒、炸	1. 对所有营养素均有不同程度的破坏性。 2. 烹调产生的高温会使蛋白质严重变质。 3. 油脂热聚合物和过氧化脂质含量升高。 4. 产生有毒物质丙烯醛。	1. 煎炸食物前把食物上浆挂糊。 2. 炒菜宜急炒、勾芡、加醋。 3. 煎炸食物时的油温控制在 170 ～ 200℃。 4. 避免多次煎炸食物的陈油反复使用。	1. 蔬菜用流水冲洗，先洗后切，急火快炒，现吃现做，可最大程度地保存营养。 2. 炒制肉类食物维生素损失最少。
炖、煨、卤	1. 会使部分维生素损失。 2. 使维生素 B_1 等水溶性维生素和钾等矿物质溶于汤中。	连同汤汁一起吃。	肉类食物红烧、清炖，维生素损失最多。
熏	1. 会使维生素损失，特别是维生素 C。 2. 会使脂肪、蛋白质、氨基酸损失，同时会产生有毒物质苯并芘。	烟熏时的温度宜控制在 200 ～ 400℃。	应尽量少用或不用熏的方法烹调食物。
烧烤	1. 会使维生素损失，特别是维生素 C。 2. 会使脂肪、蛋白质、氨基酸损失，同时会产生有毒物质苯并芘。	1. 尽量少用明火烧烤。 2. 缩短烧烤时间。	可通过使食物色鲜、味浓、口感嫩、油而不腻、散发食物香味等方法来增加食物的可口性，避免用烧烤的方法烹调食物。

【注】最好不吃熏制食物和烧烤类食物，因为这两类食物被世界卫生组织定义为垃圾食品。

聪明烹调法，健康一百分

发面用酵母，营养更高

研究证明，酵母不仅能改变面团的结构，使其变得松软好吃，还能大大增加发酵面食的营养价值。面粉发酵后，除了蛋白质、碳水化合物、脂类得以保留外，酵母本身还富含多种矿物质和酶类。因此，馒头、面包等发酵面食所含的营养成分比饼和面条要高。此外，面粉发酵后，影响钙、镁、铁等元素吸收的植酸被分解，提高了人体对这些营养物质的吸收。从前用“老面肥”发酵的方法不但用量不好掌握，所使用的小苏打还会破坏面粉中的B族维生素。

煎、炸、炒别等油冒烟

我们在家炒菜时，通常是先倒油，等油烧热甚至冒烟后才下入食物烹炒，其实，这种做法是非常不健康的。炒菜时油温不可过高，在175~195℃较适当，食物不要等冒烟才下锅，因为这个温度不但可以保留植物油中的不饱和脂肪酸含量，还可以避免不饱和脂肪酸冒烟时与空气中的氧结合产生黏胶，附着在厨具上，不易清洗。要想知道油温是否在较为适宜的175~195℃范围，可以用一根竹筷插在油中，当筷子周围逐渐出现小泡沫时，就是煎、炸或炒的最适当温度。

吃剩的肉菜如何加热更营养

当顿没吃完的肉类食物，再次加热时最好加一点儿醋。因为肉类含有比较丰富的矿物质，这些矿物质加热后，都会随着水分一同溢出。那么，在加热的时候加一点儿醋，这些物质遇上了醋酸就会合成为醋酸钙，不仅提高肉类剩菜的营养，还有利于我们身体的吸收和利用。

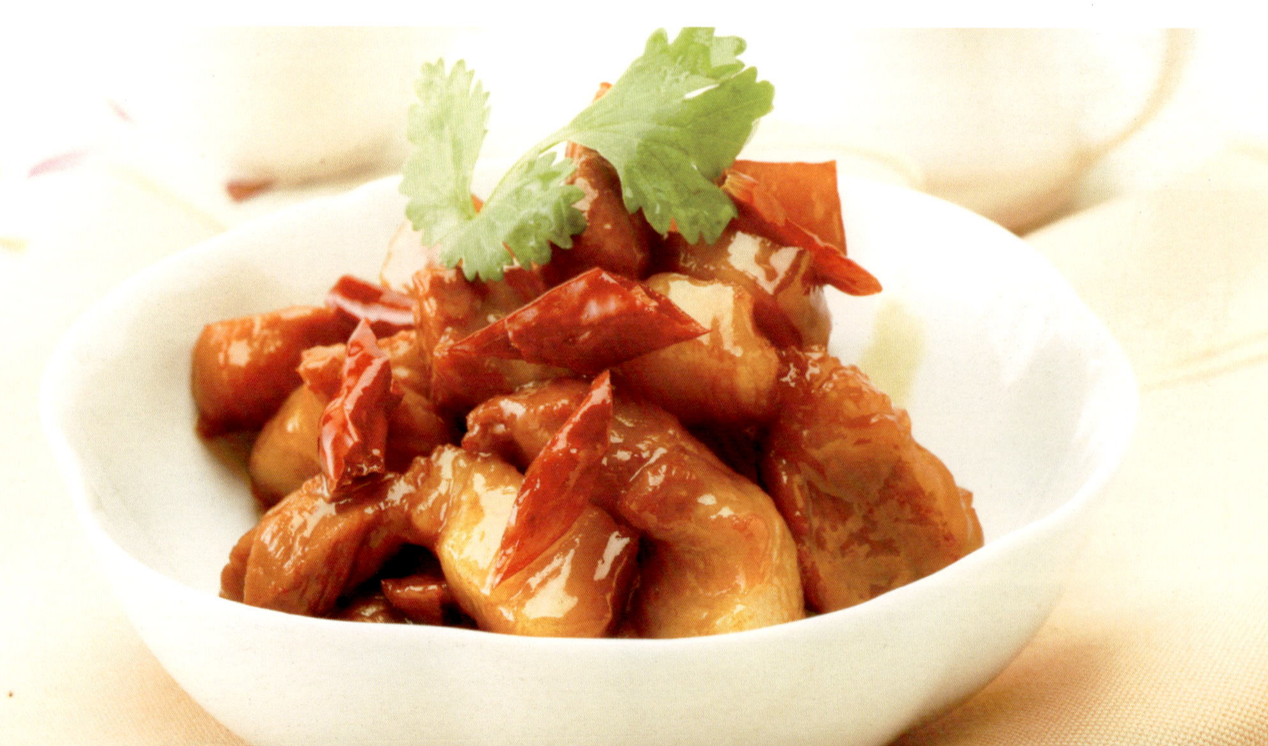

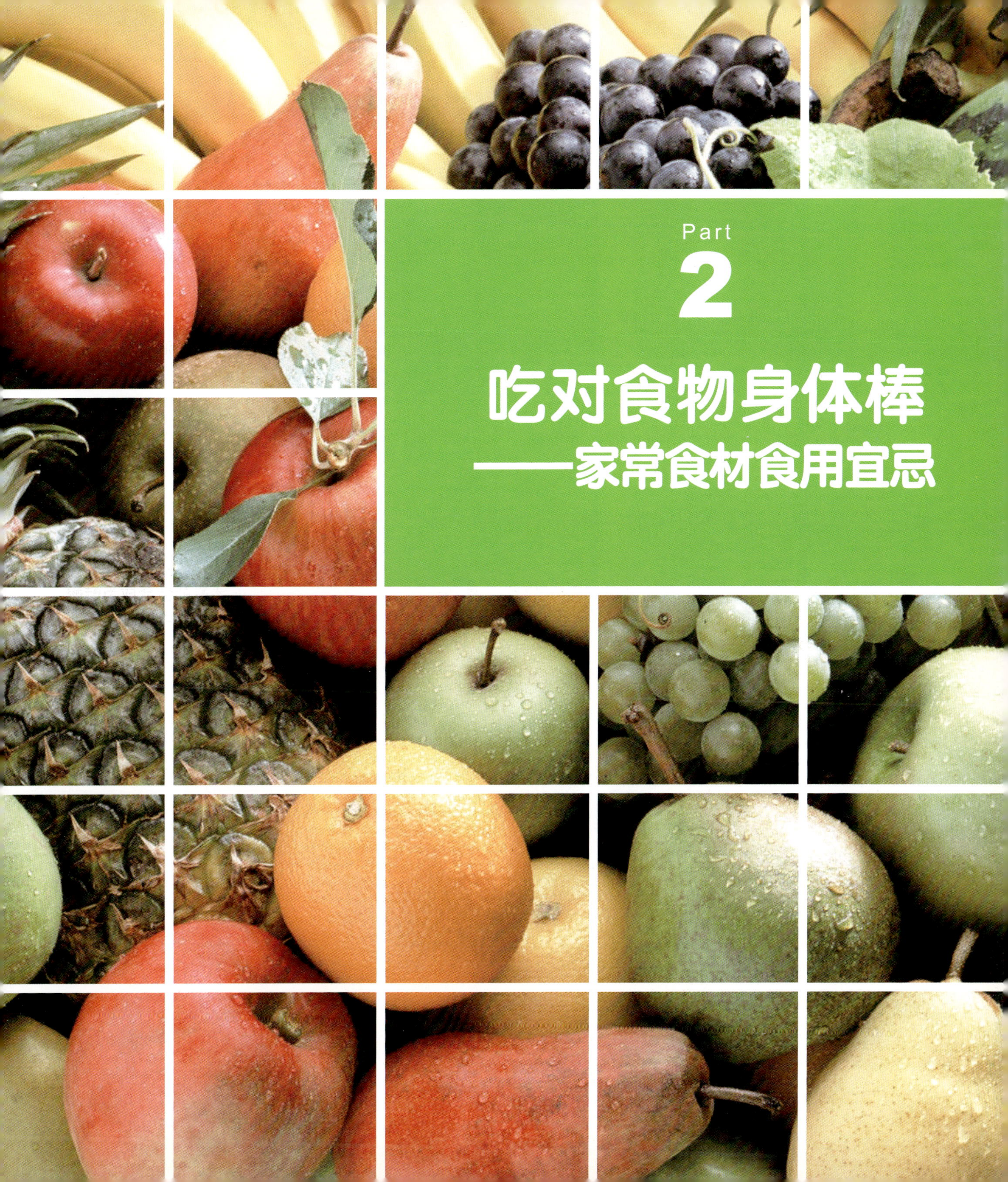

Part

2

吃对食物身体棒

——家常食材食用宜忌

小米 健胃止呕、消渴

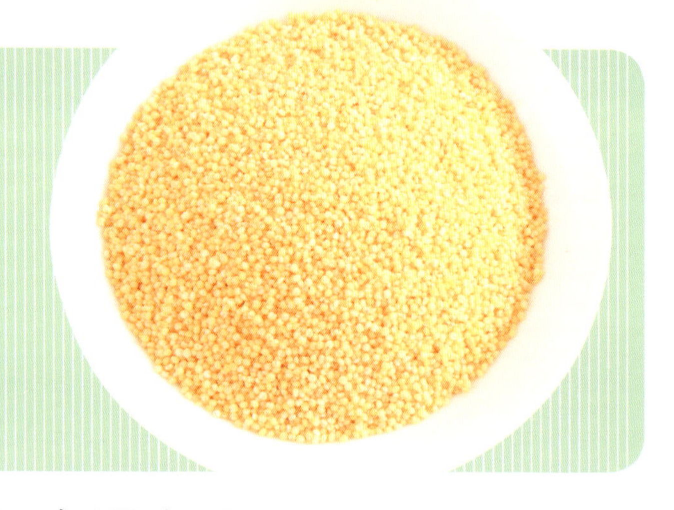

性凉√　性热　性平　酸性　碱性

保健功效

清热健胃√　滋阴养血√　止呕√
利尿√　消渴√

优势营养	每 100 克含量
碳水化合物	75.1 克
铁	5.1 毫克
锌	1.87 毫克
镁	107 毫克
锰	0.89 毫克
磷	229 毫克

选购宜忌

优质小米大小均匀，颜色为黄色或金黄色，且颜色一致；表面有光泽，无虫损及杂质，碎米少，气味正常。染色的小米通常呈明亮的焦黄色，发油发黏，用手摸后手指上会留有发黄的颜色。

存储宜忌

小米最好储存于阴凉、干燥、通风较好的地方。最好放在干净的大可乐瓶里，再放上几粒花椒后密闭保存，能让小米不受潮，不生虫。小米常温能保存一年左右。

烹调宜忌

小米宜与大豆或肉类食物混合食用，这是由于小米所含的氨基酸中缺乏赖氨酸，而大豆和肉类富含赖氨酸，可以补充小米缺乏赖氨酸的不足。

煮小米粥时不宜放碱，因为碱会破坏小米中的维生素 B_1、维生素 B_2 和维生素C等，造成营养的损失。

人群宜忌

老人、病人、产妇宜食用小米。

脾胃虚寒者不宜多吃。

食材妙用小偏方

取小米 100 克、生姜 3 片，一同煮粥食用，具有养胃的功效，对胃病可起到较好的调养作用。

相宜搭配

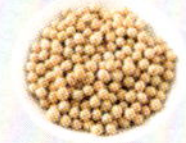
大豆＋小米＝增加蛋白质利用率

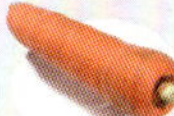
胡萝卜＋小米＝延缓衰老

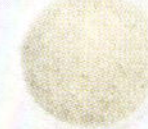
大米＋小米＝提高营养价值

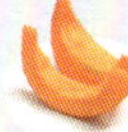
南瓜＋小米＝辅助降低血压

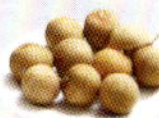
桂圆＋小米＝补气血

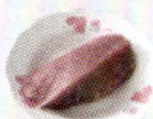
肉类＋小米＝提高蛋白质的吸收利用率

相忌搭配

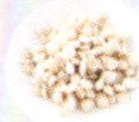
杏仁＋小米＝易致呕吐和腹泻

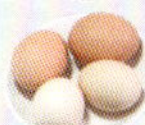
鸡蛋＋小米＝易消化不良

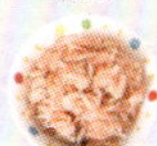
虾皮＋小米＝容易使人呕吐

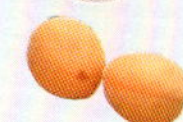
杏＋小米＝容易使人腹泻

家常菜✓ × 搭配盘点	
满分搭配	小米豆面发糕 小米胡萝卜粥
不及格搭配	大米小米粥和鸡蛋

养生保健食谱

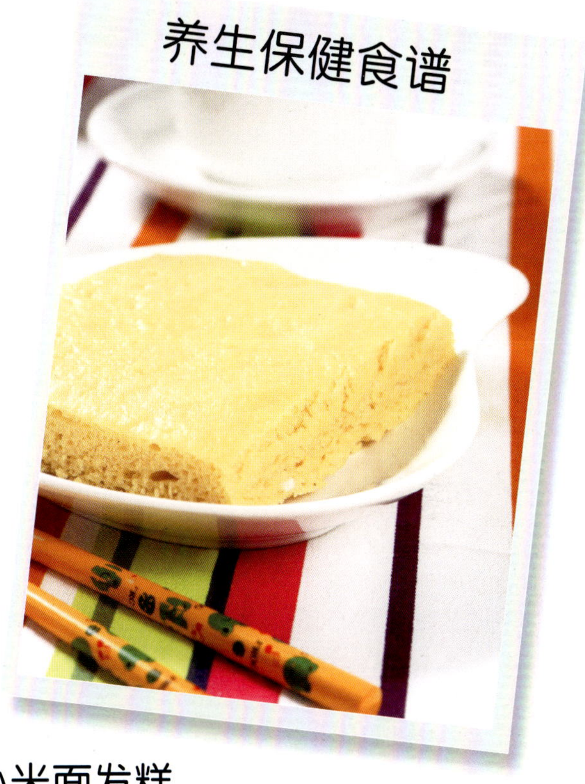

小米面发糕

健脾、补血养虚

材料：小米面 500 克，面粉 50 克，葡萄干 20 克，玉米粒 30 克，酵母粉 6 克。

做法：

1. 面粉、小米面加水与酵母粉和成面团，静置发酵约 1 小时，发酵好后加入葡萄干、玉米粒，将面团揉匀，静置 10 分钟左右，使其再发酵。
2. 锅中加水烧开，铺上屉布，将面团放在屉布上，用手蘸清水轻轻拍平，盖严锅盖，大火蒸 20 分钟即可出锅，稍凉后切大块食用。

玉米 延缓衰老、防癌抗癌

性凉　性热　性平√　酸性√　碱性

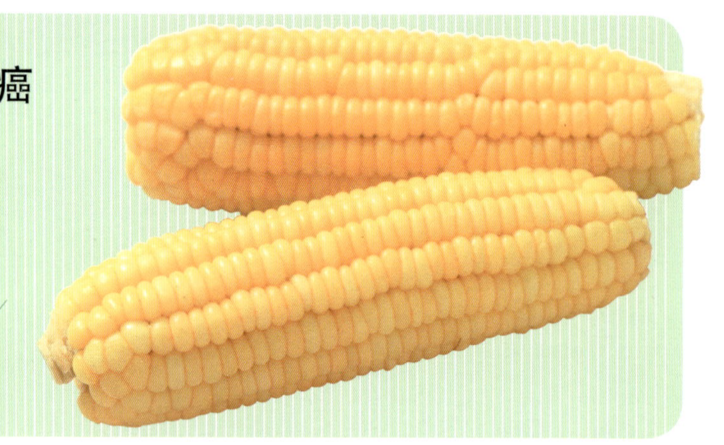

保健功效

排毒√　健脑√　护眼明目√　延缓衰老√　降胆固醇√　防癌抗癌√

优势营养	每 100 克含量
碳水化合物	22.8 克
膳食纤维	2.9 克
维生素 A	63 毫克
维生素 B_1	0.16 毫克
维生素 B_2	0.11 毫克
叶酸	12 微克

选购宜忌

玉米面抓在手中反复揉搓后，手心不粘有黄色粉末物质的好，否则可能掺有色素或其他物质。玉米棒以七八分熟为好，手掐一下有浆且颜色较白，口感和营养最好。浆多太嫩，不出浆的有些老。

存储宜忌

玉米面容易受潮发霉，要放在阴凉干燥的地方密闭存放，常温保质期6个月左右。如果要存储玉米棒，应先去净外皮及玉米须，清洗干净，沥干水分后用保鲜膜包裹，放进冰箱冷藏，保质期15天左右。

烹调宜忌

- 玉米宜和豆类搭配烹调，因为玉米和豆类氨基酸的种类不同，二者同食，正好可以起到互补作用，让蛋白质中的氨基酸种类更加丰富，从而提高二者的营养价值。

人群宜忌

- 糖尿病患者应选择含膳食纤维较多的老玉米，尽量少吃甜玉米和糯玉米。
- 消化不良、便秘者尤其适合吃玉米。
- 爱腹胀的人不宜食用。
- 尿失禁患者应少吃玉米。

食材妙用小偏方

取 30 克玉米须洗净，加 500 毫升清水，小火煮 30 分钟，静置 10 分钟，滤取汁液，加适量白糖饮用。可利尿消肿、降压，水肿、高血压、慢性肾炎患者可作为食疗茶饮。

相宜搭配

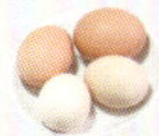
鸡蛋 + 玉米 = 减少胆固醇的吸收量

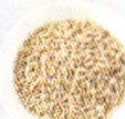
燕麦 + 玉米 = 降低胆固醇

碱 + 玉米 = 更好地吸收和利用烟酸

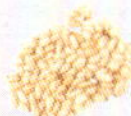
松子仁 + 玉米 = 预防心脏病、防癌抗癌

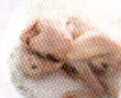
鸽肉 + 玉米 = 防治神经衰弱

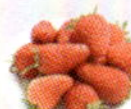
草莓 + 玉米 = 去斑、提高免疫力

相忌搭配

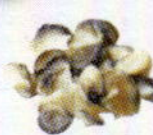
田螺 + 玉米 = 易致中毒

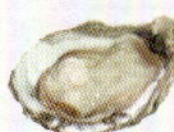
牡蛎 + 玉米 = 影响牡蛎中锌的吸收

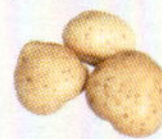
土豆 + 玉米 = 易使体重增加、血糖上升

家常菜✓ × 搭配盘点	
满分搭配	松仁玉米 玉米燕麦粥 玉米面鸡蛋饼
不及格搭配	土豆玉米炖排骨

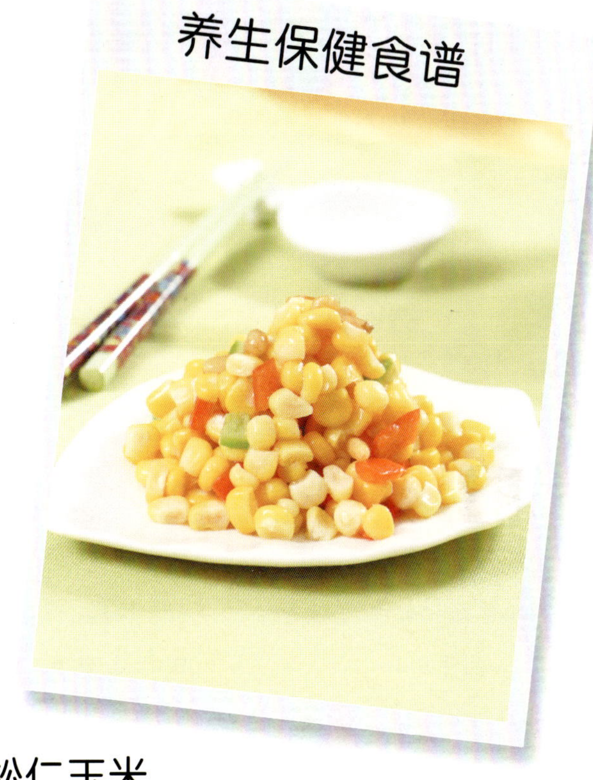

松仁玉米

降低胆固醇、防止细胞衰老

材料：玉米粒 200 克，熟松子仁 30 克，青红椒少许。

调料：植物油、盐、白糖、水淀粉、味精各适量。

做法：

1. 玉米粒洗净；青红椒洗净，去蒂去籽，切成和玉米粒相仿的丁。
2. 炒锅倒油烧热，放入玉米粒和青红椒丁翻炒，放盐、白糖、味精炒匀，倒入松子仁，炒匀后用水淀粉勾芡即成。

烹饪妙招

1. 如果直接选用甜玉米，则味道更好，难度也降低了。
2. 还可以加入一些豌豆，使成菜更美观。
3. 如果用生松子仁，则小火慢慢焙熟即可。

薏米 祛湿、祛斑美肤

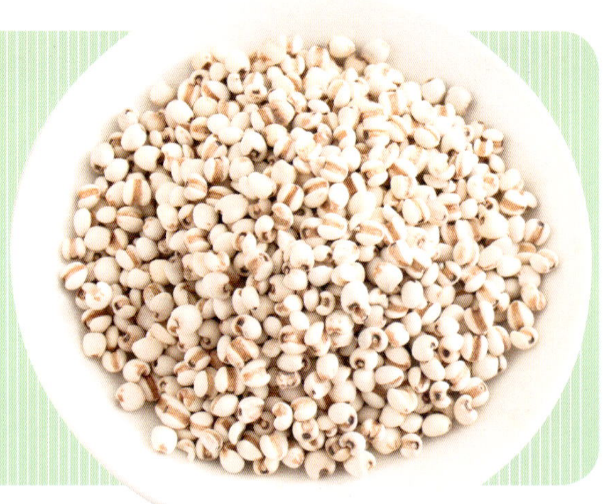

性凉√　性热　性平　酸性√　碱性

保健功效

降血脂√　抗过敏√　祛湿消肿√

防癌抗癌√　祛斑美肤√　增强免疫力√

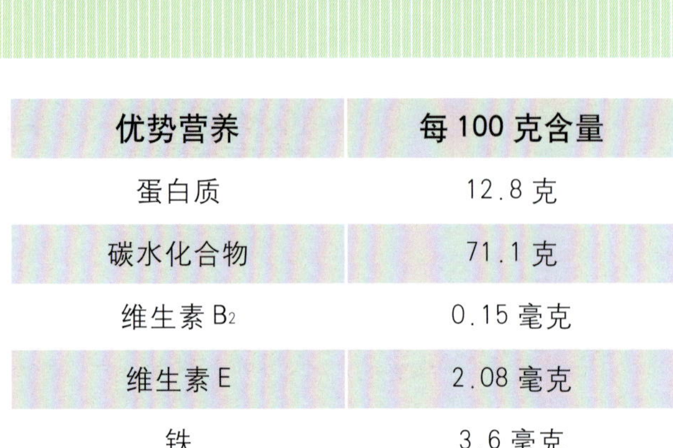

优势营养	每 100 克含量
蛋白质	12.8 克
碳水化合物	71.1 克
维生素 B_2	0.15 毫克
维生素 E	2.08 毫克
铁	3.6 毫克
硒	3.07 微克

选购宜忌

薏米以颗粒大、完整且饱满，颜色白，杂质及碎屑少，气味清新的为佳。

存储宜忌

保存薏米需要低温、干燥、密封、避光四个条件，其中低温是最关键的因素。如果购买的是袋装密封薏米，可从包装上的生产日期算起，六个月内吃完。

烹调宜忌

😊 淘洗薏米宜用冷水轻轻淘洗，不要用力揉搓，以免造成水溶性维生素的流失。

☹ 煮薏米时切忌加碱，碱会破坏薏米所含有的维生素，降低其营养价值。

人群宜忌

😊 薏米有减少皱纹、消除色斑的功效，还可吸收紫外线，皮肤粗糙、有粉刺的青年宜适量多食。

☹ 汗少、尿多、便秘者不宜多食。

食材妙用小偏方

癌症患者取 30 ~ 50 克薏米加适量清水浸泡 3 ~ 4 小时后煮熟食用，每天 2 次，连吃数月，可收到比较明显的抗癌效果。

相宜搭配

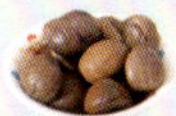
板栗 + 薏米 = 补益脾胃

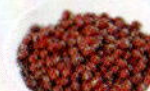
红小豆 + 薏米 = 预防贫血、促进食欲

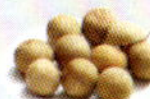
桂圆肉 + 薏米 = 改善皮肤干燥与粗糙

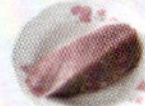
猪瘦肉 + 薏米 = 健脾、祛湿

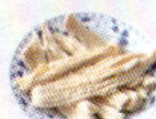
腐竹 + 薏米 = 降低胆固醇

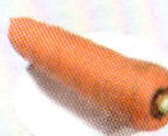
胡萝卜 + 薏米 = 养颜润肤

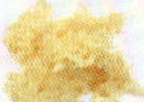
银耳 + 薏米 = 滋补生津

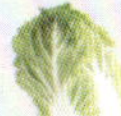
大白菜 + 薏米 = 辅助调养脾虚湿热

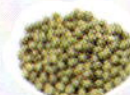
绿豆 + 薏米 = 改善肌肤

相忌搭配

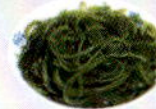
海带 + 薏米 = 易引起瘀血和静脉曲张

家常菜✓ × 搭配盘点	
满分搭配	冬瓜薏米瘦肉汤 薏米红豆桂圆粥
不及格搭配	海带薏米冬瓜汤

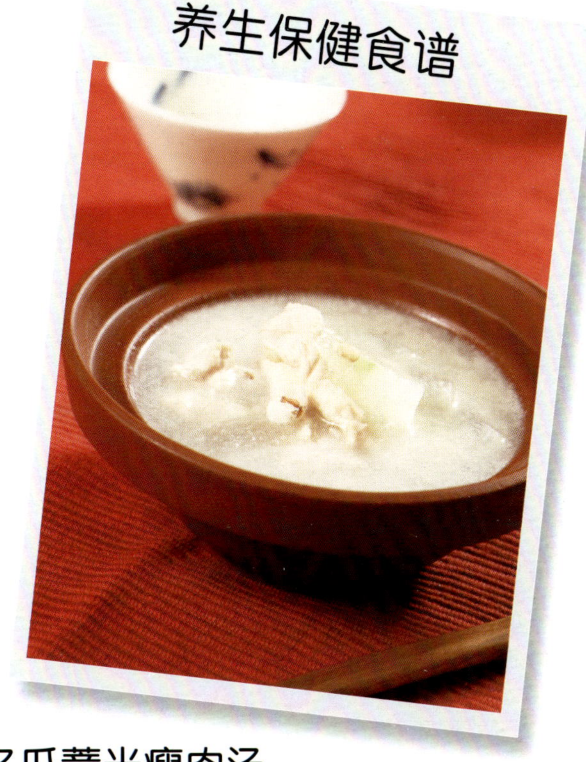

冬瓜薏米瘦肉汤

祛湿除斑、养血养颜

材料：冬瓜、薏米各 100 克，猪瘦肉 50 克。

调料：葱花、盐、鸡精各适量，香油 4 克。

做法：

1. 薏米淘洗干净，用清水浸泡 6 小时；冬瓜除籽，带皮洗净，切块；猪瘦肉洗净，切片。
2. 锅置火上，放入薏米和猪瘦肉，加适量清水煮沸，改小火煮至八成熟，放入冬瓜块煮至熟透，用葱花、盐、鸡精和香油调味即可。

烹饪妙招

优质冬瓜个大、肉厚湿润、表皮有一层粉末、体重、肉质结实、细嫩。

燕麦 降低胆固醇、减肥

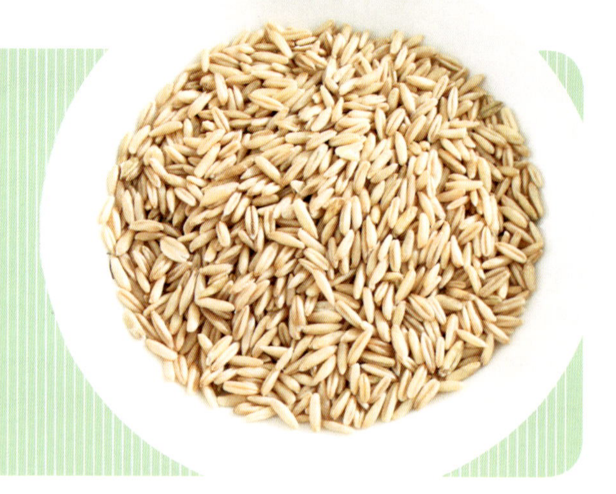

性凉　性热√　性平　酸性√　碱性

保健功效

降低胆固醇√　减肥√　抗衰老√
通便排毒√　降低血糖√　预防心血管疾病√

优势营养	每 100 克含量
磷	291 毫克
钾	214 毫克
钙	186 毫克
镁	177 毫克
碳水化合物	66.9 克
蛋白质	15 克

选购宜忌

燕麦米宜选择洁净，颗粒均匀、饱满、完整，不含麦麸、味道正常的。而燕麦片最好选择不透明包装的，锡纸包装的较好。

存储宜忌

把矿泉水瓶子洗净，完全沥干水分后，放入燕麦米或燕麦片，加盖密封，放阴凉处存放即可。燕麦米可保存12个月左右。燕麦片6、7、8三个月保质期是3个月，其他月份是6个月。

烹调宜忌

即食燕麦片烹煮的时间不宜过久，不然会损失其营养。

人群宜忌

糖尿病患者适宜常吃些燕麦，可收到较好的降糖、减肥效果。

尤其适合中老年人及高血压、血脂异常、动脉硬化、盗汗、浮肿、习惯性便秘者食用。

食材妙用小偏方

用燕麦和百合煮粥食用，能润肺止咳，可辅助调养咽喉炎、支气管炎、肺结核等症。

相宜搭配

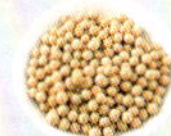
豆类 + 燕麦 = 降脂

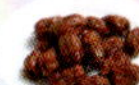
红枣 + 燕麦 = 补血

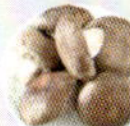
香菇 + 燕麦 = 防癌、抗衰老

百合 + 燕麦 = 润肺、止咳

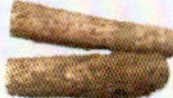
山药 + 燕麦 = 降压、降糖

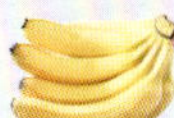
香蕉 + 燕麦 = 改善睡眠

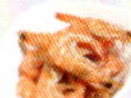
虾 + 燕麦 = 护心、解毒

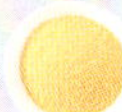
小米 + 燕麦 = 降压、保护心脏

相忌搭配

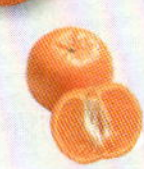
橘子 + 燕麦 = 导致腹痛和恶心

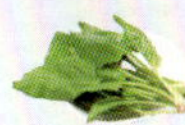
菠菜 + 燕麦 = 影响人体对钙的吸收

家常菜✓ × 搭配盘点	
满分搭配	燕麦红枣粥 热豆浆泡即食燕麦片
不及格搭配	小米燕麦菠菜粥

养生保健食谱

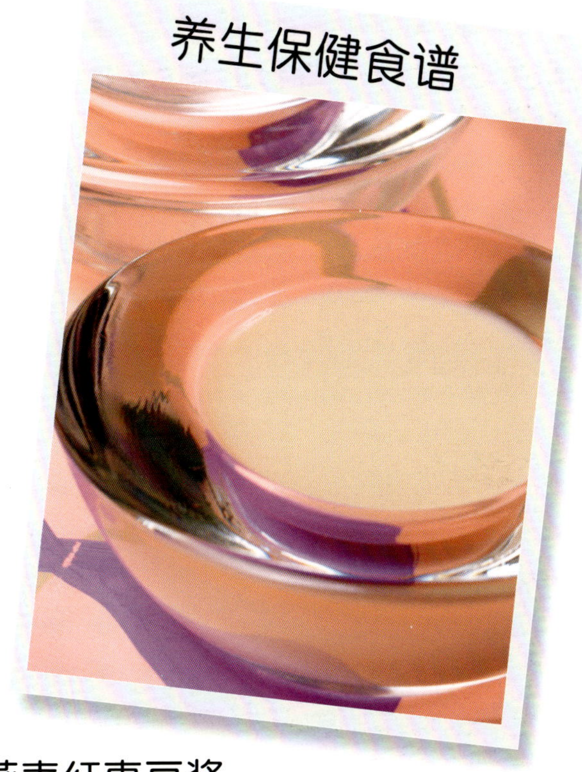

燕麦红枣豆浆

缓解更年期症状

材料：黄豆 50 克，红枣 25 克，燕麦片 15 克。

做法：

1. 黄豆用清水浸泡 10~12 小时，洗净；红枣洗净，去核，切碎。
2. 将黄豆、燕麦片和红枣碎粒倒入全自动豆浆机中，加水至上下水位线之间，煮至豆浆机提示豆浆做好，过滤后倒入杯中即可。

烹饪妙招

红枣也可以换成花生、核桃仁等坚果，不但营养丰富，而且打出的豆浆味道更香浓。

红薯 通便、防治动脉硬化

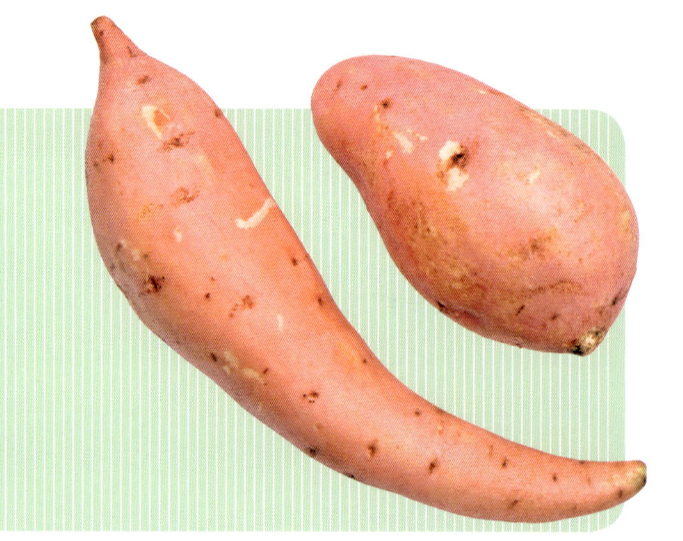

性凉　性热　性平√　酸性√　碱性

保健功效

通便排毒√　防癌抗癌√　减肥瘦身√
防治动脉硬化√　益寿养颜√

优势营养	每 100 克含量
蛋白质	1.1 克
碳水化合物	61.6 克
膳食纤维	1.6 克
维生素 A	125 微克
维生素 B_2	0.04 毫克

选购宜忌

优质的红薯外表干净、外皮光滑少皱纹，拿在手中有坚硬感，无斑点、腐烂。

存储宜忌

红薯不宜放进冰箱冷藏或冷冻保存，宜在常温下存放。红薯买回来后，可放在外面晒一天，蒸发掉一些水分，然后放到阴凉通风处存放，保质期为15~20天。

烹调宜忌

- 红薯宜现烹调现切，以免氧化变黑，使其所含有的营养成分降低。

人群宜忌

- 一般人群均可食用，尤其适合经常被便秘困扰的人。
- 胃溃疡患者、胃酸过多者及容易胀气的人不宜多食。

食材妙用小偏方

取 100 克新鲜红薯叶加没过红薯叶的水煮开，继续煮 15 分钟，去渣取汁饮用，可治小儿疳积。

相宜搭配

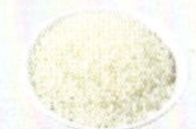
大米 + 红薯 = 健脾养胃

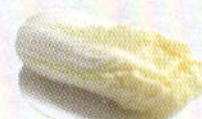
白菜 + 红薯 = 减少胃酸

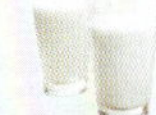
牛奶 + 红薯 = 强心、护肝

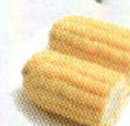
玉米 + 红薯 = 蛋白质互补

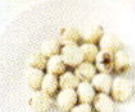
莲子 + 红薯 = 润肠通便

相忌搭配

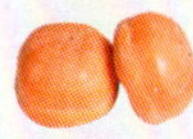
柿子 + 红薯 = 造成胃结石

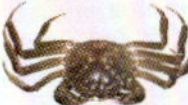
螃蟹 + 红薯 = 致腹痛和腹泻

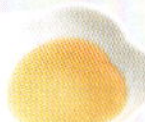
蜂蜜 + 红薯 = 易腹泻

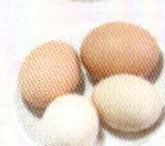
鸡蛋 + 红薯 = 容易使人腹痛

家常菜✓ × 搭配盘点	
满分搭配	大米红薯粥 白菜红薯粉丝汤 玉米红薯粥
不及格搭配	蜜汁红薯

养生保健食谱

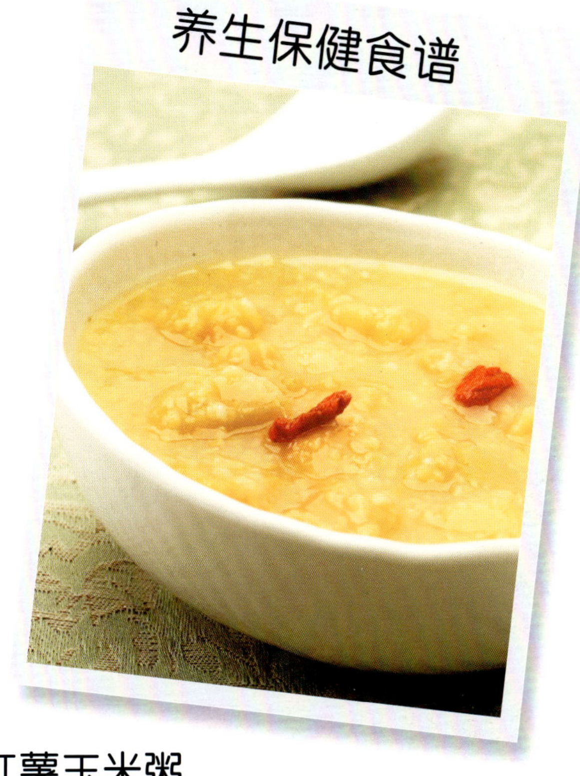

红薯玉米粥

防治便秘、减肥美容

材料：红薯 300 克，玉米楂 50 克。

做法：

1. 红薯洗净，去皮，洗净后切大块。
2. 锅内加适量清水，放入红薯，大火煮开后，转小火煮 10 分钟，然后倒入玉米楂，小火继续煮至粥成。

烹饪妙招

将玉米换成小米，熬一锅小米红薯粥；或将红薯换成南瓜，熬一锅南瓜玉米粥，味道都很美哦！

大白菜 预防坏血病、解酒

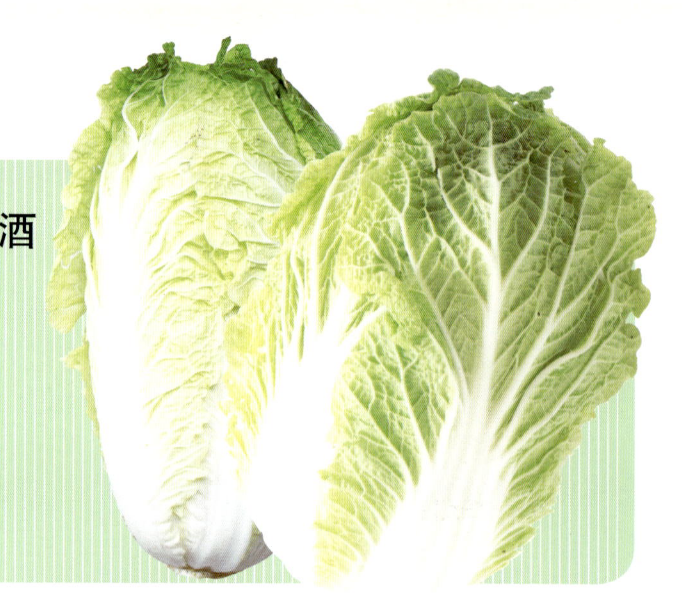

性凉✓　性热　性平　酸性　碱性✓

保健功效

预防坏血病✓　防止大便干燥✓

抗癌✓　抗衰老✓　解酒✓

优势营养	每 100 克含量
蛋白质	1.5 克
碳水化合物	3.2 克
胡萝卜素	120 微克
维生素 B_1	0.04 毫克
维生素 B_2	0.05 毫克
维生素 C	31.0 毫克

选购宜忌

新鲜的大白菜叶子呈嫩绿色，菜帮水嫩，用手掂量一下，感觉紧密结实。

存储宜忌

买回来的大白菜先去掉烂叶子，放在通风的地方把表面的水分晾干，然后放在干燥通风的地方存放，这样只是大白菜外面一层菜帮干了，里面很新鲜，保质期3~4个月。大白菜如果放进冰箱冷藏，保质期一周左右，因为冰箱里的湿气不适宜大白菜的保存。

烹调宜忌

☺ 切白菜时适宜顺丝切，这样白菜容易熟，且可以减少水分流失。

☹ 烹调时，不宜用水煮焯、浸烫，以免损失大量水分。

人群宜忌

☺ 一般人群均可食用，尤其适合感冒发热、肺热咳嗽、便秘、咽喉发炎者。

☹ 白菜性凉，寒性体质、慢性肠胃炎、肠胃功能不佳、胃寒腹痛、腹泻者应少吃。

食材妙用小偏方

取白菜根疙瘩，洗净捣烂，用纱布包好挤汁，左侧牙痛滴左耳，右侧牙痛滴右耳，能缓解症状。

相宜搭配

豆腐＋白菜＝益气、清热、利尿

虾仁＋白菜＝预防牙龈出血、解热除燥

奶酪＋白菜＝预防感冒、舒缓情绪

番茄＋白菜＝预防骨质疏松

栗子＋白菜＝健脑益智

牛肉＋白菜＝健脾开胃

相忌搭配

兔肉＋白菜＝易致腹泻和呕吐

鸡蛋清＋白菜＝降低二者的营养价值

黄瓜＋白菜＝降低二者的营养价值

南瓜＋白菜＝破坏白菜中的维生素 C

家常菜√ × 搭配盘点	
满分搭配	白菜豆腐汤 白菜烧虾仁
不及格搭配	大白菜炒鸡蛋 白菜心拌黄瓜

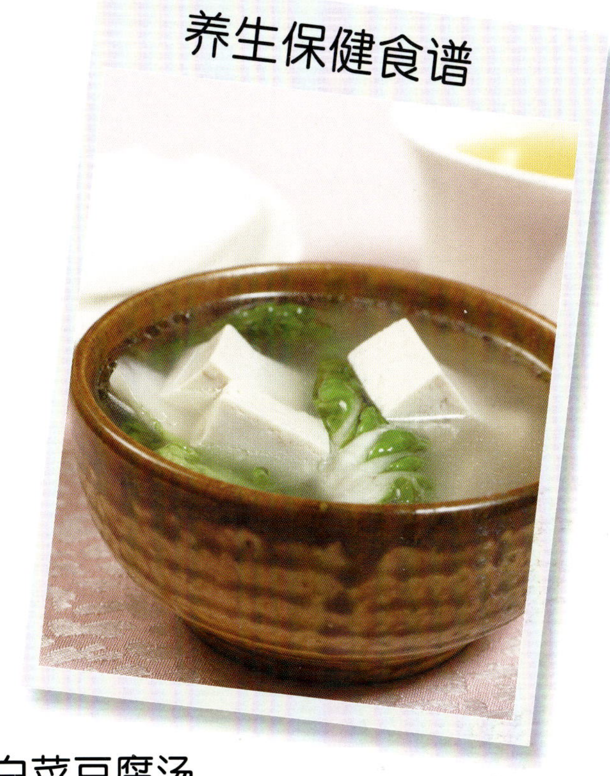

白菜豆腐汤

病后调养好选择

材料：小白菜 200 克，豆腐 100 克。

调料：葱、盐、味精、香油各适量。

做法：

1. 小白菜择洗干净，掰成段；豆腐洗净，切块；葱择洗干净，切成葱花。
2. 汤锅置火上，倒入适量热水烧沸，放入豆腐煮开后再煮 2 分钟，下入小白菜和葱花煮 1 分钟，加盐和味精调味，淋上香油即可。

烹饪妙招

豆腐也可以换成土豆条，与小白菜一同煮汤，味道也很不错哦！

芹菜 安神、平肝降压

性凉√ 性热 性平 酸性 碱性√

保健功效

利尿消肿√ 防癌抗癌√ 安神√

养血补虚√ 平肝降压√

优势营养	每 100 克含量
蛋白质	0.8 克
胡萝卜素	60 微克
维生素 B_1	0.01 毫克
维生素 B_2	0.08 毫克
维生素 E	2.21 毫克
钾	154 毫克

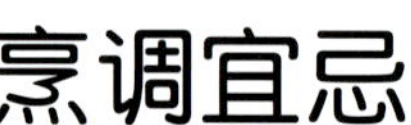

烹调宜忌

😊 芹菜叶中所含的胡萝卜素和维生素C比茎多，因此烹调时最好不要把能吃的嫩叶扔掉。

☹ 芹菜不宜炒得过于烂熟，以免损失营养。

人群宜忌

😊 适合容易痉挛的人和癌症或高血压患者食用。

☹ 芹菜性凉质滑，脾胃虚寒、易排软便或容易拉肚子的人最好少吃。

选购宜忌

质量好的芹菜叶翠绿，无腐烂，梗粗壮，梗长25～35厘米，不萎蔫。

存储宜忌

新鲜的芹菜装进塑料袋里封住口，放入冰箱冷藏能保存4天左右。如果是常温保存，将新鲜的芹菜捆好，用保鲜袋将茎叶部分包严，将芹菜根部朝下竖直放入清水中，一周内不黄不蔫。

食材妙用小偏方

取 500 克鲜芹菜或 60 克芹菜根，洗净，用水煎服。每天一剂。10 天一个疗程，能收到较好的降压效果。

相宜搭配

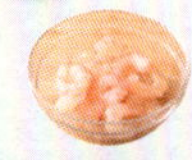
虾仁 + 芹菜 = 促进新陈代谢

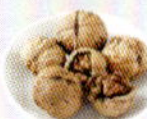
核桃 + 芹菜 = 润发、明目、养血

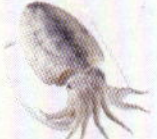
墨鱼 + 芹菜 = 强化心脏与肝脏功能

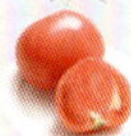
番茄 + 芹菜 = 降血压、健胃消食

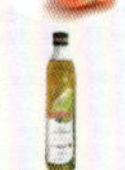
橄榄油 + 芹菜 = 预防动脉硬化、高血压

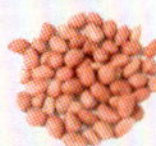
花生 + 芹菜 = 减轻动脉粥样硬化

相忌搭配

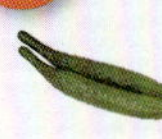
黄瓜 + 芹菜 = 降低二者的营养价值

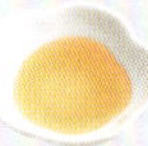
蜂蜜 + 芹菜 = 易致腹泻

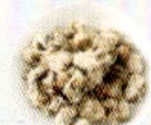
菊花 + 芹菜 = 刺激脾胃

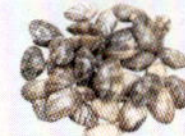
蛤蜊 + 芹菜 = 降低对蛤蜊中锌的吸收

家常菜√ × 搭配盘点	
满分搭配	芹菜烧虾仁 芹菜炒墨鱼丝 芹菜拌花生米
不及格搭配	芹菜拌蛤蜊肉

养生保健食谱

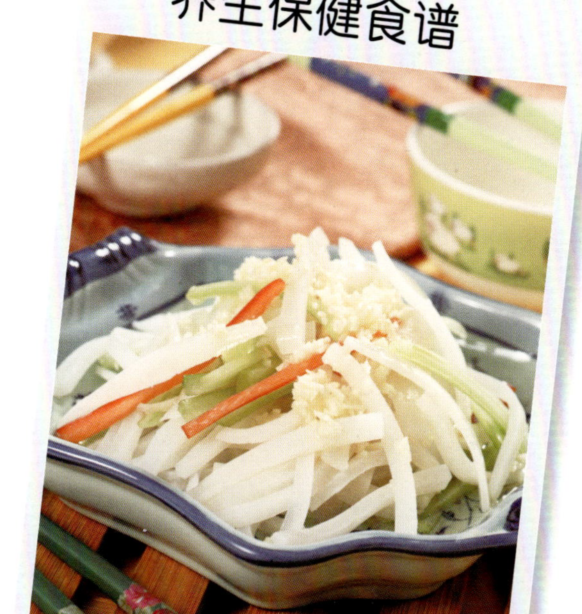

芹菜拌墨鱼

宁神强志，健脑解郁

材料：墨鱼 200 克，芹菜 100 克。

调料：蒜末、盐、鸡精、香油各适量。

做法：

1. 墨鱼去除墨袋，抽去骨头，洗净，切丝，芹菜择洗干净，切段；芹菜段和墨鱼丝分别入沸水中焯熟，捞出，沥干水分，晾凉。
2. 取小碗，放入蒜末、盐、鸡精、香油搅拌均匀，兑成调味汁。
3. 取盘，放入墨鱼丝和芹菜段，淋入调味汁拌匀即可。

烹饪妙招

墨鱼也可以换成豆腐与芹菜一同烹炒，同样是一道营养美味的家常菜。

黄瓜 减肥、利尿、清热解暑

性凉√ 性热 性平 酸性 碱性√

保健功效

减肥√ 美容√ 降血糖√ 利尿√
解毒√ 清热解暑√ 降低胆固醇√

优势营养	每 100 克含量
蛋白质	0.8 克
碳水化合物	2.9 克
胡萝卜素	90 克
维生素 B_2	0.03 毫克
维生素 C	9.0 毫克
钾	102 毫克

选购宜忌

优质新鲜的黄瓜表面带嫩刺，覆有一层白霜，颜色翠绿，粗细均匀。

存储宜忌

黄瓜如果放进冰箱里不宜久存，3天内吃完为好，不然味道会变差。因为冰箱冷藏的温度为4～6℃，而储存黄瓜的适宜温度为10～12℃。如果室温存放黄瓜，宜放在阴凉通风处，2天内吃完为好。

烹调宜忌

- 黄瓜中维生素含量较少，烹调黄瓜时应同时搭配一些其他的蔬菜或瓜果。
- 用黄瓜做凉拌菜时应现做现吃，不要做好后长时间放置，这样会使其所含有的维生素损失。

人群宜忌

- 黄瓜性凉，久病体虚、脾胃虚寒者不宜多吃。
- 适合感冒、发热、夏季中暑、身体肥胖、皮肤粗糙、胆固醇过高的人食用。

食材妙用小偏方

烫伤或起痱子时，可取鲜黄瓜榨汁，然后将黄瓜汁涂抹在患处，能消肿、祛痱子。

相宜搭配

豆腐 + 黄瓜 = 降压、降脂、抗癌

苹果 + 黄瓜 = 促进胃肠蠕动

蜂蜜 + 黄瓜 = 润肠通便

木耳 + 黄瓜 = 减肥、滋补强壮

黄花菜 + 黄瓜 = 补虚养血、利湿消肿

鱿鱼 + 黄瓜 = 强化心脏和肝脏功能

相忌搭配

番茄 + 黄瓜 = 降低二者的营养价值

花生 + 黄瓜 = 易致腹泻

香菜 + 黄瓜 = 营养价值降低

家常菜✓ × 搭配盘点	
满分搭配	木须肉 黄瓜凉拌木耳 黄瓜片炒鱿鱼
不及格搭配	黄瓜拌花生米、黄瓜拌香菜

养生保健食谱

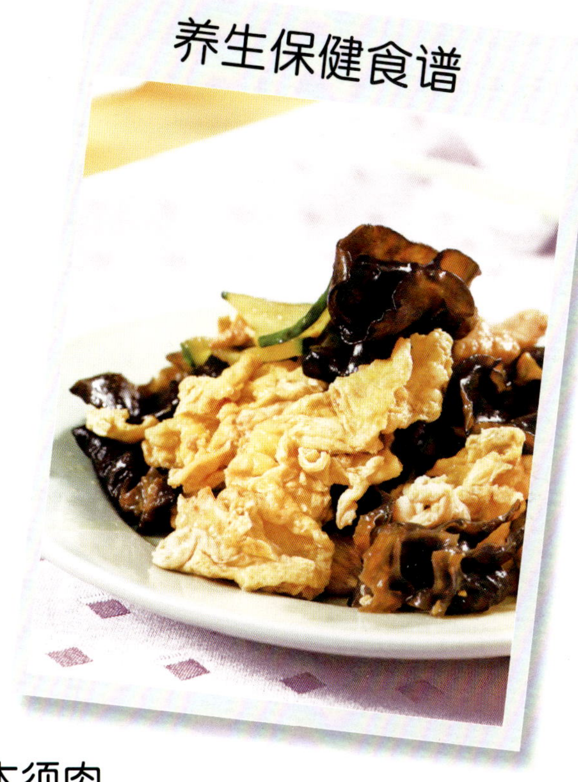

木须肉

防贫血、抗衰老

材料：猪肉 200 克，鸡蛋 1 个，水发木耳 20 克，黄瓜 30 克。

调料：植物油、酱油、盐、味精、淀粉、葱末、姜末各适量。

做法：

1. 鸡蛋磕入碗内，打匀；猪肉洗净，切片，加淀粉、少许蛋液拌匀；木耳择洗干净，撕成片；黄瓜洗净，切菱形片。
2. 锅内放植物油烧热，倒入蛋液，炒熟，盛出。
3. 锅里留底油烧热，放入葱末、姜末略煸，放入肉片快炒，至七成熟时倒入酱油拌炒，汁水沸腾后放入木耳、黄瓜，加盐、味精，最后加入鸡蛋炒匀即可。

茄子 保护心血管、消肿止痛

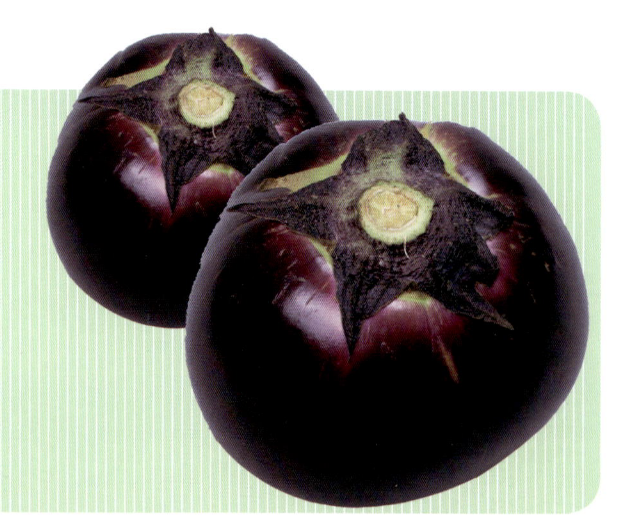

性凉√ 性热 性平 酸性 碱性√

保健功效

保护心血管√ 去火√ 消肿止痛√

防治高血压√ 防治动脉硬化√ 降低胆固醇√

优势营养	每 100 克含量
蛋白质	1.1 克
膳食纤维	1.3 克
胡萝卜素	50 毫克
维生素 B_2	0.02 毫克
维生素 C	5.0 毫克
维生素 E	1.13 毫克

烹调宜忌

☹ 茄子不宜用油炸的方式烹调，也不宜去皮，不然会损失茄子中的营养。

人群宜忌

☺ 尤其适合心血管患者、高血压患者及胆固醇过高者食用。

☹ 脾胃虚寒、哮喘者以及体弱、便溏者不宜多食。

选购宜忌

鲜嫩的茄子颜色发深，外皮较光滑，皮薄肉松，重量小，花萼下的皮呈绿白色。

存储宜忌

保存茄子不要用水洗，应放在阴凉通风处存放，可保鲜3天左右。如果放进冰箱冷藏，宜装进无水的塑料袋中，可保鲜4～5天。

食材妙用小偏方

取 1 个比较鲜嫩的茄子，去蒂、洗净后切片取汁，局部涂搽，可淡化色斑，每天涂搽 3 次，连续 7 天为 1 个疗程。

相宜搭配

牛肉＋茄子＝强身健体

猪肉＋茄子＝增强血管抵抗力

苦瓜＋茄子＝保护人的心血管系统

辣椒＋茄子＝抗压、美肤

鳗鱼＋茄子＝降低对鳗鱼中胆固醇的吸收

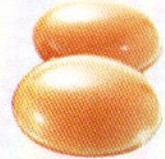

蛋黄＋茄子＝阻止吸收蛋黄中的胆固醇

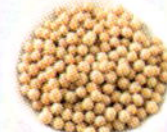

黄豆＋茄子＝保护血管

相忌搭配

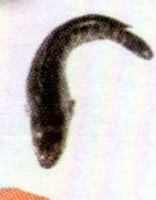

黑鱼＋茄子＝有损肠胃

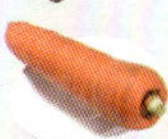

胡萝卜＋茄子＝降低二者的营养价值

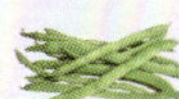

扁豆＋茄子＝影响钙吸收

家常菜✓ × 搭配盘点	
满分搭配	肉末茄子 青椒烧茄子
不及格搭配	茄子炖扁豆 茄子烧胡萝卜

养生保健食谱

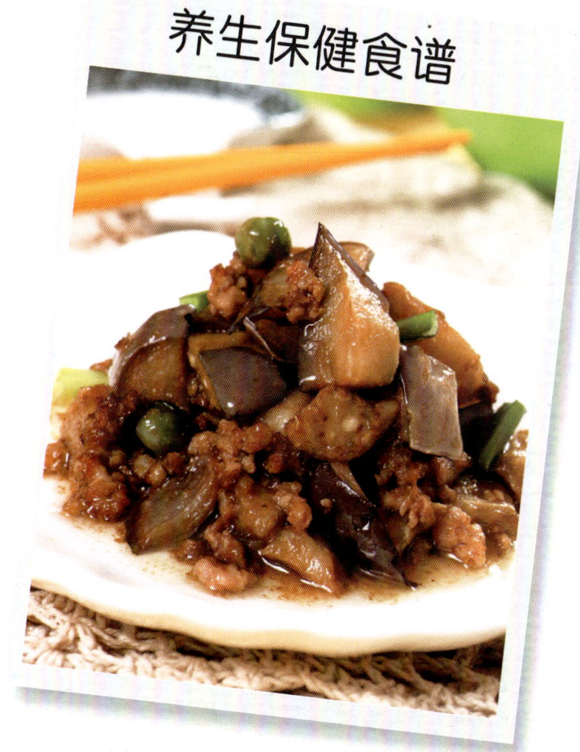

肉末烧茄子

健脾开胃

材料：茄子 350 克，肉末 100 克，青豆 25 克。

调料：葱段、姜丝、盐、味精、白糖、甜面酱、料酒、酱油、淀粉、植物油各适量。

做法：

1. 茄子洗净，去蒂，切块，挂淀粉；青豆洗净，焯熟，过凉。
2. 炒锅置火上，倒入适量植物油，待油温烧至六成热，放入茄块炸出水分，捞出，沥油待用。
3. 锅留底油烧热，下入肉末煸香，加入葱段、姜丝炸香，加入甜面酱、料酒、酱油、白糖、盐翻炒。
4. 放入茄子、青豆翻炒至入味，用水淀粉勾芡，调入盐、味精即可。

番茄 利尿、预防动脉硬化

性凉✓　性热　性平　酸性　碱性✓

保健功效

降压降脂✓　利尿✓　抗菌消炎✓
抗衰老✓　预防癌症✓　预防动脉硬化✓
预防冠心病✓

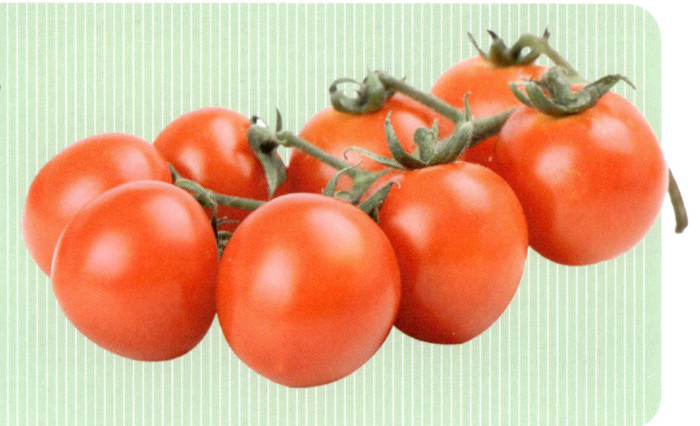

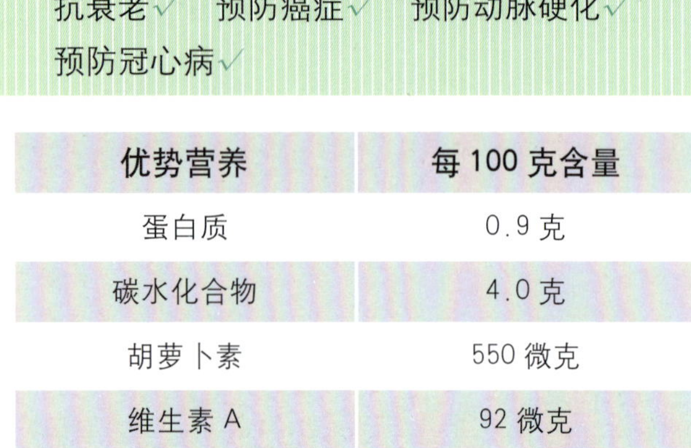

优势营养	每 100 克含量
蛋白质	0.9 克
碳水化合物	4.0 克
胡萝卜素	550 微克
维生素 A	92 微克
维生素 B_2	0.03 毫克
维生素 B_6	0.06 毫克

烹调宜忌

😊 烹调番茄时加少许醋，能破坏番茄中的有害物质番茄碱。

人群宜忌

😊 尤其适合于心脏病、高血压、肾病、肝炎患者和口干舌燥、食欲不振的人食用。

☹ 番茄性微寒，脾胃虚寒者及经期痛经者不宜多食。

选购宜忌

番茄要选自然成熟的，外观圆滑、饱满，质地软，蒂的周围有些绿色，肉红；催熟的番茄通体全红，形状不规整，手感硬。

存储宜忌

番茄不宜放进冰箱冷藏存放，会影响其原有的口味，宜把番茄放入扎紧口的食品袋中，放在阴凉通风处，每隔一天打开口袋透透气，擦干水珠后再扎紧袋口，可保鲜3～4天。

食材妙用小偏方

患有真菌、感染性皮肤病的患者，将熟透的去皮和籽后的番茄捣成泥敷在患处，每天 2 ～ 3 次，可起到一定的治疗作用。

相宜搭配

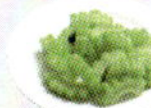
苦瓜 + 番茄 = 降糖

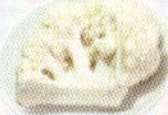
菜花 + 番茄 = 增强抗毒能力

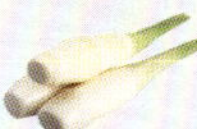
茭白 + 番茄 = 清热解毒、利尿降压

豆腐 + 番茄 = 生津止渴、温补脾胃

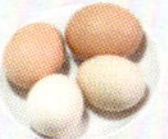
鸡蛋 + 番茄 = 护肤、防癌、抗衰老

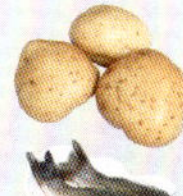
土豆 + 番茄 = 促进血液循环

鱼 + 番茄 = 养肝补血

相忌搭配

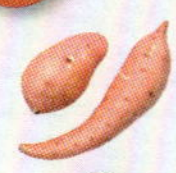
红薯 + 番茄 = 易致腹痛和腹泻

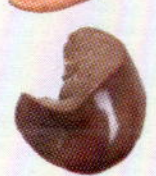
猪肝 + 番茄 = 降低二者的营养价值

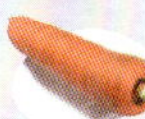
胡萝卜 + 番茄 = 影响维生素 C 吸收

家常菜✓ × 搭配盘点	
满分搭配	番茄炒鸡蛋 番茄烧菜花 番茄豆腐汤
不及格搭配	番茄炒猪肝

养生保健食谱

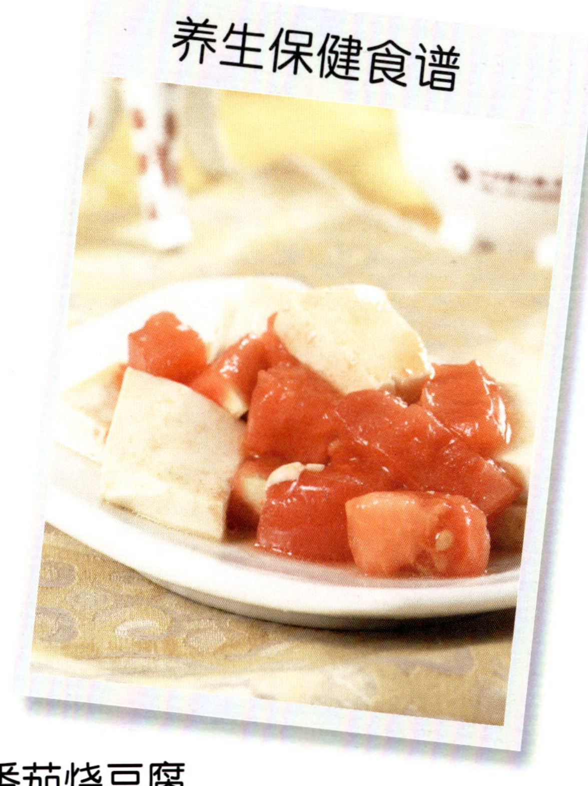

番茄烧豆腐

清热、消暑、防晒

材料：豆腐 500 克，番茄 100 克。

调料：葱末、盐、酱油、味精、植物油各适量。

做法：

1. 番茄洗净，去蒂，切片；豆腐洗净，切片，待用。
2. 炒锅置火上，倒油烧热，放入豆腐片略炒，倒入番茄片，调入酱油、盐略炒，然后盖锅盖焖煮 5 分钟，最后加味精、葱末即可。

烹饪妙招

还可以加一些尖椒或用辣椒炝锅，开胃，增进食欲。喜欢吃辣味的朋友可适量添加。

胡萝卜 益肝明目、增强免疫力

性凉　性热　性平✓　酸性　碱性✓

保健功效

益肝明目✓　降压✓　增强免疫力✓
防治糖尿病✓　护肤✓　抗衰老✓

优势营养	每 100 克含量
蛋白质	1.0 克
脂肪	0.2 克
碳水化合物	8.8 克
膳食纤维	3.2 克
维生素 B_6	0.16 毫克
叶酸	4.8 微克

选购宜忌

质量好的胡萝卜色泽鲜嫩，匀称直溜，无裂口，用手一掐，水分较充足。

存储宜忌

胡萝卜室温存放就可以。新鲜的胡萝卜先放在通风的地方放一天，让表面的水分散发掉一些后，用保鲜膜包紧，然后存放在阴凉干燥的地方，能保存一个月左右。

烹调宜忌

☹ 烹调胡萝卜时最好不削皮，因为胡萝卜素主要存在于皮下。

☹ 胡萝卜含有的胡萝卜素是脂溶性物质，不宜生吃，应用油拌或用油炒熟或者和肉类一起炖煮后再食用，更利于营养物质的吸收。

人群宜忌

☺ 适合发育中的儿童及容易感冒免疫力低下的人食用。

☹ 饮酒者不宜吃胡萝卜，因为胡萝卜素与酒精一同进入人体后，就会在肝脏中产生毒素。

食材妙用小偏方

取适量胡萝卜和香菜水煎后喝汤，每日 1 ~ 2 次，能辅助调养肝炎病。

相宜搭配

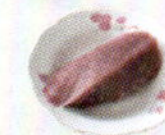
肉 + 胡萝卜 = 促进胡萝卜素吸收

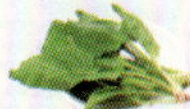
菠菜 + 胡萝卜 = 预防中风

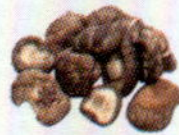
干香菇 + 胡萝卜 = 保护眼睛、延缓衰老

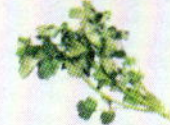
香菜 + 胡萝卜 = 去脂强身、健脾补虚

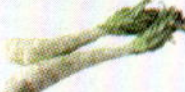
莴笋 + 胡萝卜 = 强心健脾

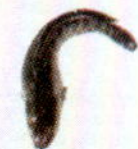
黑鱼 + 胡萝卜 = 补脾胃虚弱

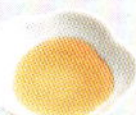
蜂蜜 + 胡萝卜 = 润肠通便

相忌搭配

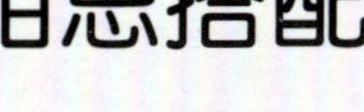

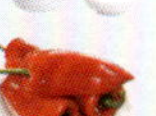
酒 + 胡萝卜 = 产生毒素、损害肝脏

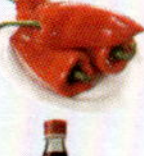
辣椒 + 胡萝卜 = 不利于维生素 C 的吸收

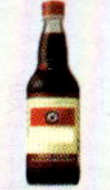
醋 + 胡萝卜 = 破坏胡萝卜素

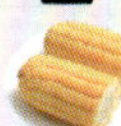
玉米 + 胡萝卜 = 降低营养价值

家常菜✓ × 搭配盘点	
满分搭配	胡萝卜烧肉块 胡萝卜炒莴笋 菠菜拌胡萝卜丝
不及格搭配	尖椒炒胡萝卜 胡萝卜玉米排骨汤

养生保健食谱

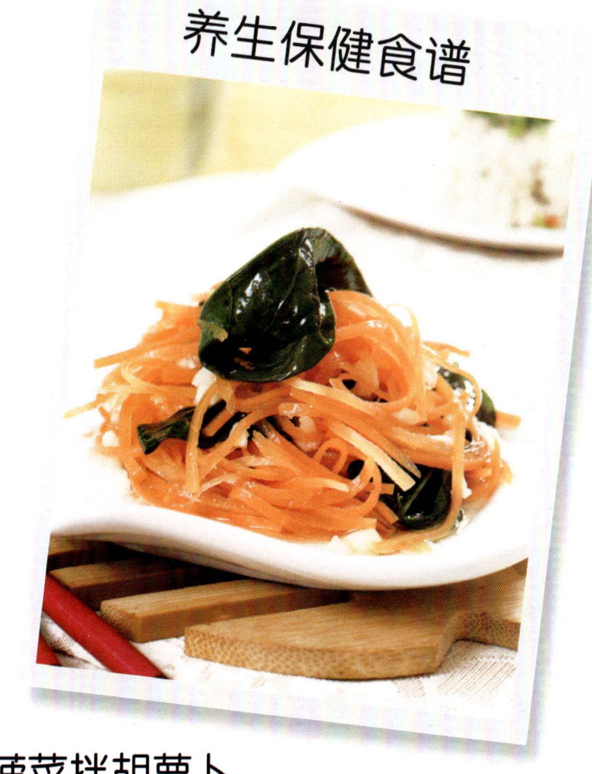

菠菜拌胡萝卜

护眼明目

材料：菠菜 150 克，胡萝卜 100 克。

调料：葱花、盐、鸡精、香油各适量。

做法：

1. 菠菜择洗干净，入沸水中焯 30 秒，捞出，晾凉，沥干水分，切段；胡萝卜洗净，切丝。
2. 取盘，放入菠菜段和胡萝卜丝，用葱花、盐、鸡精和香油调味即可。

烹饪妙招

也可以用菠菜换成土豆丝，同样是一道爽口的凉拌菜。

南瓜 预防便秘和结肠癌

性凉　性热√　性平　酸性　碱性√

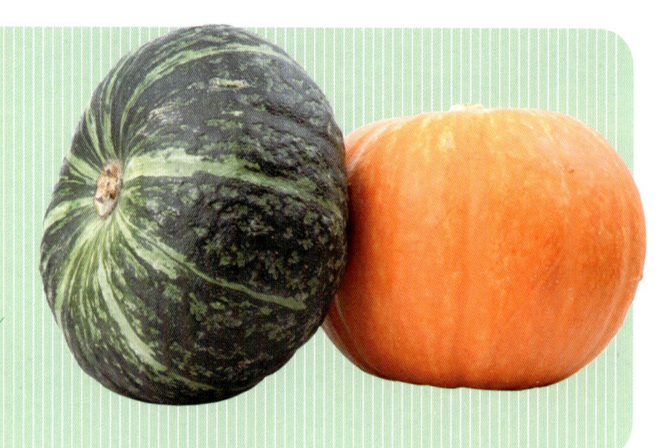

保健功效

解毒√　降低血糖√　防癌抗癌√　预防感冒√
促进生长发育√　预防便秘和结肠癌√
改善皮肤粗糙√

优势营养	每 100 克含量
蛋白质	0.7 克
膳食纤维	0.8 克
胡萝卜素	890 毫克
维生素 A	890 微克
维生素 B_2	0.04 毫克
维生素 E	0.36 毫克

选购宜忌

挑选南瓜时，宜选有重量感、外形完整、带瓜梗且瓜身表面覆有白霜的。

存储宜忌

如果买回来的是切开的南瓜，要去净瓤和籽，用保鲜膜包好，放入冰箱冷藏，可保鲜5～6天。未切开的南瓜存放在阴凉通风处可保鲜1个月左右。

烹调宜忌

- ☹ 给南瓜去皮时不要去得太厚，南瓜的皮富含胡萝卜素和多种维生素，只需把较硬的表皮削去即可。
- ☺ 南瓜宜用油烹炒后再食用，这样更有助于吸收其所含有的胡萝卜素。

人群宜忌

- ☺ 抵抗力弱和胆固醇过高的人非常适宜食用南瓜。
- ☺ 南瓜是一种能暖胃的食物，体寒者可以常吃。
- ☹ 患有黄疸的人应避免过量食用南瓜。

食材妙用小偏方

不小心烫伤时，可以取生南瓜肉捣成泥，然后敷在患处，能止痛、消炎。

相宜搭配

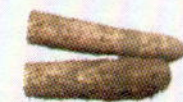
山药 + 南瓜 = 强肾健脾

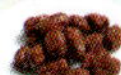
红枣 + 南瓜 = 补脾益气、解毒止痛

虾皮 + 南瓜 = 护肝、补肾、强体

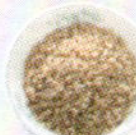
糙米 + 南瓜 = 预防贫血

相忌搭配

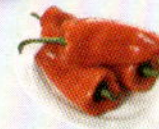
辣椒 + 南瓜 = 破坏维生素 C

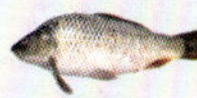
鲤鱼 + 南瓜 = 易致腹泻

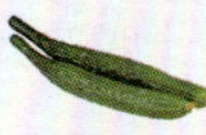
黄瓜 + 南瓜 = 影响维生素 C 的吸收

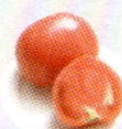
番茄 + 南瓜 = 维生素 C 被分解

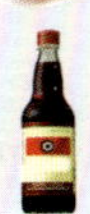
醋 + 南瓜 = 影响淀粉分解消化

家常菜✓ × 搭配盘点	
满分搭配	山药炖南瓜 红枣百合蒸南瓜 南瓜虾皮汤 南瓜糙米粥
不及格搭配	醋熘南瓜丝

养生保健食谱

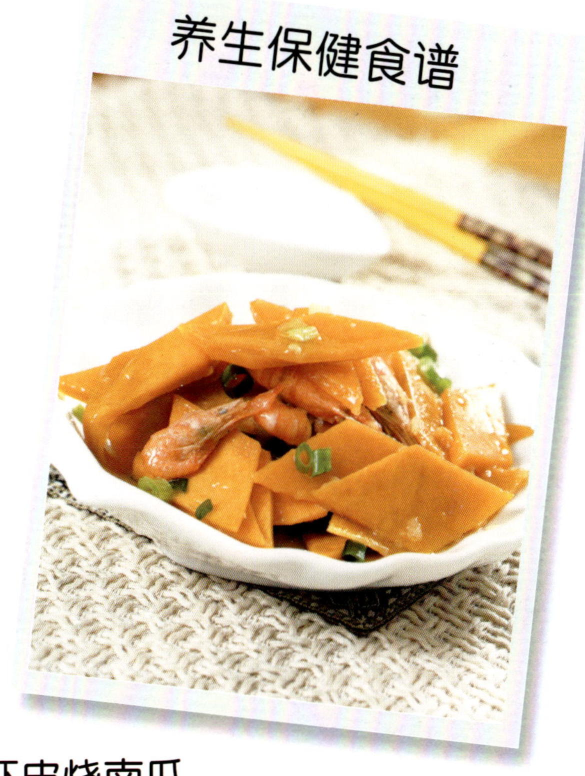

虾皮烧南瓜

护肝、补肾、强体

材料：南瓜 250 克。

调料：葱花、花椒粉、干朝天椒段、虾皮、盐、鸡精各适量，植物油 4 克。

做法：

1. 南瓜去皮除籽，洗净，切块。
2. 炒锅置火上，倒入适量植物油，待油温烧至七成热，加葱花、花椒粉、干朝天椒段炒香，加南瓜块和虾皮翻炒均匀。
3. 加适量清水烧至南瓜块熟透，用盐和鸡精调味即可。

烹饪妙招

虾皮也可以换成咸鸭蛋黄，炒出的南瓜味道咸香四溢。

韭菜 行气活血、补肾温阳

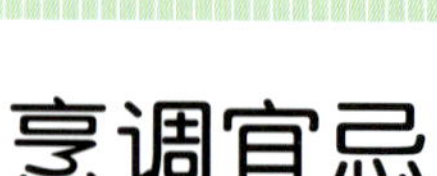

性凉　性热✓　性平　酸性　碱性✓

保健功效

促进血液循环✓　行气活血✓　润肠通便✓
补肾温阳✓　促进消化✓

优势营养	每 100 克含量
蛋白质	2.4 克
胡萝卜素	1410 微克
维生素 A	235 微克
维生素 B_2	0.09 毫克
维生素 B_6	0.2 毫克
叶酸	61.2 毫克

选购宜忌

韭菜要选鲜根部截口整齐，叶嫩翠绿且叶较窄直，无腐烂和枯黄的为好。

存储宜忌

韭菜最好放进冰箱冷藏存放，室温存放韭菜叶容易蔫掉。买回来的新鲜韭菜用保鲜膜包好放进冰箱冷藏，能保鲜3~5天。

烹调宜忌

😊 由于韭菜切开遇空气后，辛辣味会加重，烹调前再切较好。

人群宜忌

😊 韭菜非常适合习惯性便秘、肾功能不佳及阳痿的人食用。

☹ 韭菜膳食纤维含量较高，腹泻的人不宜食用，否则会加重病情。

☹ 消化不良或肠胃功能较弱的人，吃韭菜会烧心难受，不可多食。

食材妙用小偏方

患过敏性皮炎时可以把生韭菜捣烂后涂在患处。

相宜搭配

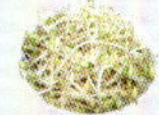
豆芽＋韭菜＝通肠利便、有助于减肥

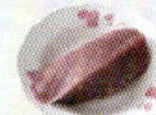
猪肉＋韭菜＝杀菌、助消化

豆腐＋韭菜＝提高豆腐中蛋白质的利用率

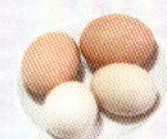
鸡蛋＋韭菜＝补肾、行气、止痛

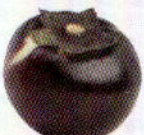
茄子＋韭菜＝清热活血、宽肠通便

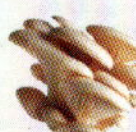
蘑菇＋韭菜＝提高免疫力

相忌搭配

醋＋韭菜＝降低韭菜中胡萝卜素的吸收

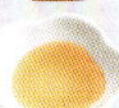
蜂蜜＋韭菜＝引起腹泻

家常菜✓ × 搭配盘点	
满分搭配	韭菜炒猪肉丝 韭菜鸡蛋馅饺子 韭菜炒豆芽 韭菜炒豆腐丝
不及格搭配	醋虾仁炒韭菜

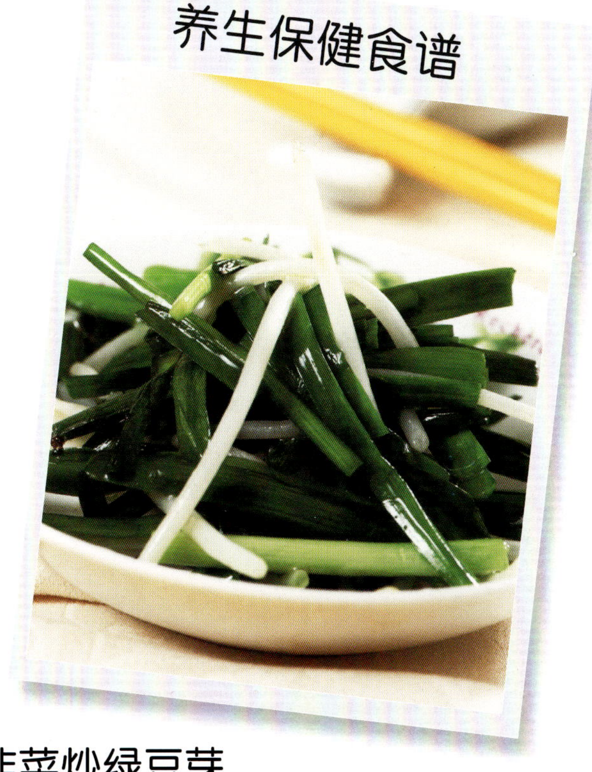

韭菜炒绿豆芽

补血理气、减肥瘦身

材料：绿豆芽 400 克，韭菜 100 克。

调料：盐、葱末、姜丝、植物油各适量。

做法：

1. 绿豆芽掐头去尾，洗净，沥干；韭菜洗净，切段待用。
2. 炒锅置火上，倒油烧热，用葱末、姜丝炝锅，爆香后倒入韭菜段、绿豆芽，调入盐翻炒均匀即可。

烹饪妙招

将绿豆芽换成豆腐丝或粉条，都是百吃不厌的好吃家常菜。

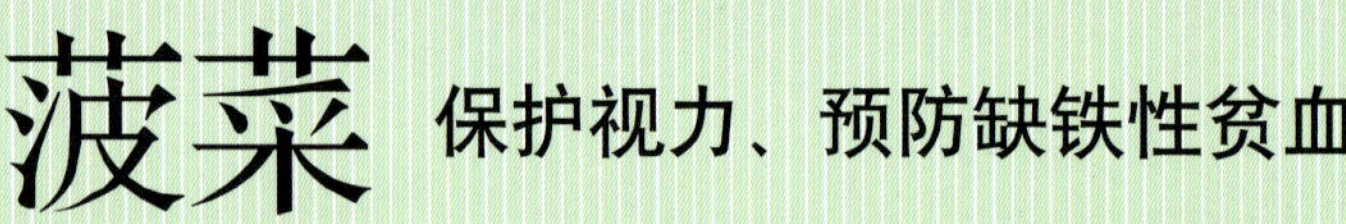

菠菜 保护视力、预防缺铁性贫血

性凉✓　性热　性平　酸性　碱性✓

保健功效

抗衰老✓　保护视力✓　预防缺铁性贫血✓
防治口腔溃疡✓　促进消化✓　减少便秘✓
预防大肠癌✓　补血止血✓

优势营养	每 100 克含量
蛋白质	2.6 克
胡萝卜素	2920 微克
维生素 A	487 微克
维生素 B_2	0.11 毫克
钾	311 毫克
钙	66 毫克

选购宜忌

好的菠菜根部新鲜水灵、叶片的颜色呈深绿色、叶尖部充分舒展且有光泽。

存储宜忌

菠菜最好不在常温下存放，否则会使其所富含的营养素叶酸大量流失。菠菜送进冰箱冷藏前不要用水清洗，用保鲜膜包好再放在冰箱里，可以保鲜2天。

烹调宜忌

☺ 菠菜含有草酸，圆叶菠菜的草酸含量较多，食后会影响人体对钙质的吸收，因此，食用菠菜前最好先用沸水焯软，捞出再炒，以减少草酸的含量。

人群宜忌

☺ 菠菜较适合青少年、孕妇、老人及习惯性便秘者食用。

☹ 缺钙的人及患有软骨病、肺结核、肾结石、腹泻的人不宜多食菠菜。

食材妙用小偏方

被经常脱发所困扰的人，可取 50 克菠菜与 15 克擀碎的黑芝麻一同烹炒后食用，每天吃 1 次。

相宜搭配

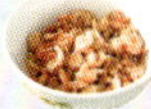
海米 + 菠菜 = 补肾壮阳、养血润燥

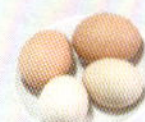
鸡蛋 + 菠菜 = 有利于维生素 B_{12} 的吸收

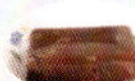
鸡血 + 菠菜 = 养肝保肝、净化血液、清除体内毒素

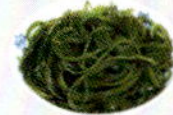
海带 + 菠菜 = 对牙齿和骨骼有益

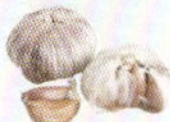
蒜 + 菠菜 = 可消除疲劳

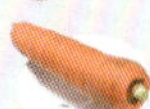
胡萝卜 + 菠菜 = 活血、通经络

相忌搭配

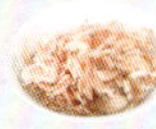
虾皮 + 菠菜 = 影响钙的吸收

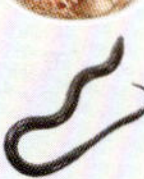
鳝鱼 + 菠菜 = 易致腹泻

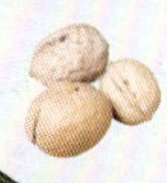
核桃 + 菠菜 = 易得结石病

黄瓜 + 菠菜 = 影响消化吸收

家常菜√ × 搭配盘点	
满分搭配	菠菜烧海米 菠菜鸡蛋汤 凉拌蒜泥菠菜
不及格搭配	菠菜虾皮粥

养生保健食谱

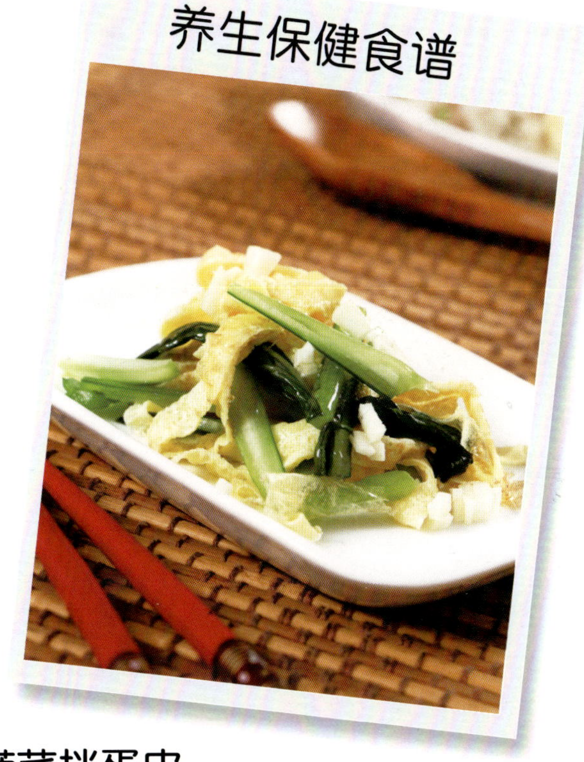

菠菜拌蛋皮

补益明目

材料：菠菜 250 克，鸡蛋 2 个。

调料：盐、鸡精、香油、植物油各适量。

做法：

1. 菠菜择洗干净，放入沸水中焯 30 秒，捞出，晾凉，沥干水分，切段；鸡蛋洗净，磕入碗内，打散。
2. 煎锅置火上，倒入适量植物油，待油温烧至五成热，倒入蛋液煎成薄蛋皮，盛出，切丝。
3. 取盘，放入菠菜段和鸡蛋丝，用盐、鸡精和香油调味即可。

烹饪妙招

将鸡蛋换成绿豆粉丝，不但同样好吃，更是一道适宜夏季食用的消暑凉拌菜。

猪肉 滋阴润燥、健脾益气

性凉 性热 性平√ 酸性√ 碱性

保健功效

改善缺铁性贫血√ 美肤护肤√ 增强体力√
促进新陈代谢√ 滋阴润燥√ 健脾益气√

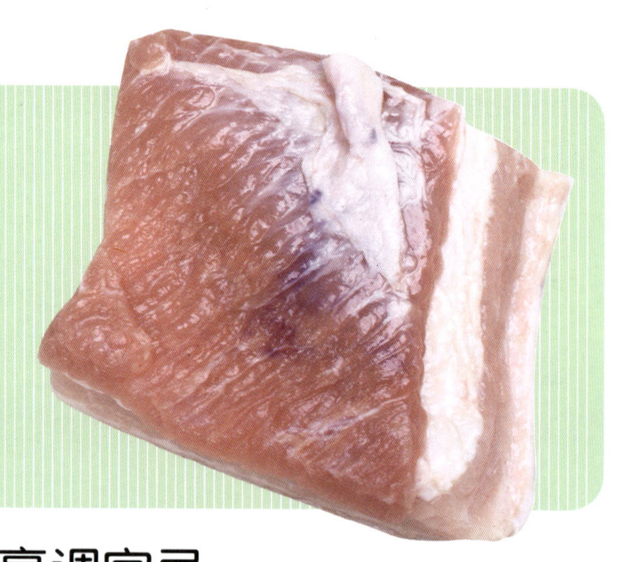

优势营养	每 100 克含量
钾	168 毫克
磷	120 毫克
脂肪	30.6 克
镁	15 毫克
蛋白质	13.6 克
维生素 A	10 微克

选购宜忌

新鲜的猪肉呈红色，肉质纤维细软紧密、有弹性，用手指按压后没有指印，气味清淡自然。如果用手按压肉，肉面出小水珠，则是注水猪肉。

存储宜忌

买回来的新鲜猪肉冷藏时间不要超过两天。如果冷冻保存，取每次烹调的用量装进塑料袋中再冷冻，15天内吃完。

烹调宜忌

- 如果烹调时间充裕，猪肉炖煮的时间尽量长些，这样烹煮的猪肉不但胆固醇含量大大降低，而且肉中的脂肪会减少30%～50%。

人群宜忌

- 猪肉尤其适合产后缺乳的女性及生长发育中的儿童、青少年食用。
- 猪肉是所有肉类中脂肪含量最高的，高脂血症、肥胖、心血管患者不宜多吃。
- 俗话说“鱼生火、肉生痰”，痰多的人和舌苔厚黏的人不宜食用猪肉。

食材妙用小偏方

患有痔疮的人，可以取 50 克猪瘦肉，切片后与 15 克槐树花一起煮汤食用，可缓解痔疮疼痛、便血等不适症状。

相宜搭配

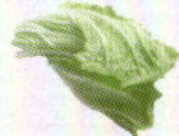
白菜＋猪肉＝养血、通便

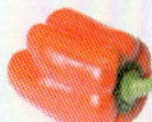
甜椒＋猪肉＝减轻精神压力

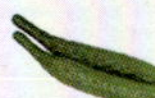
黄瓜＋猪肉＝清热、解毒

白萝卜＋猪肉＝滋阴润燥、助消化

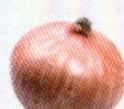
洋葱＋猪肉＝滋阴润燥

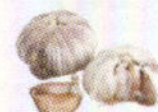
大蒜＋猪肉＝提高维生素 B_1 的吸收率、消除疲劳

相忌搭配

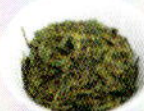
茶＋猪肉＝容易便秘

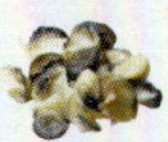
田螺＋猪肉＝易伤肠胃

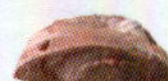
牛肉＋猪肉＝易消化不良

家常菜✓ × 搭配盘点	
满分搭配	大白菜烧肉片 黄瓜肉片汤 白萝卜连锅汤 蒜泥白肉
不及格搭配	卤水拼盘（猪肉＋牛肉）

养生保健食谱

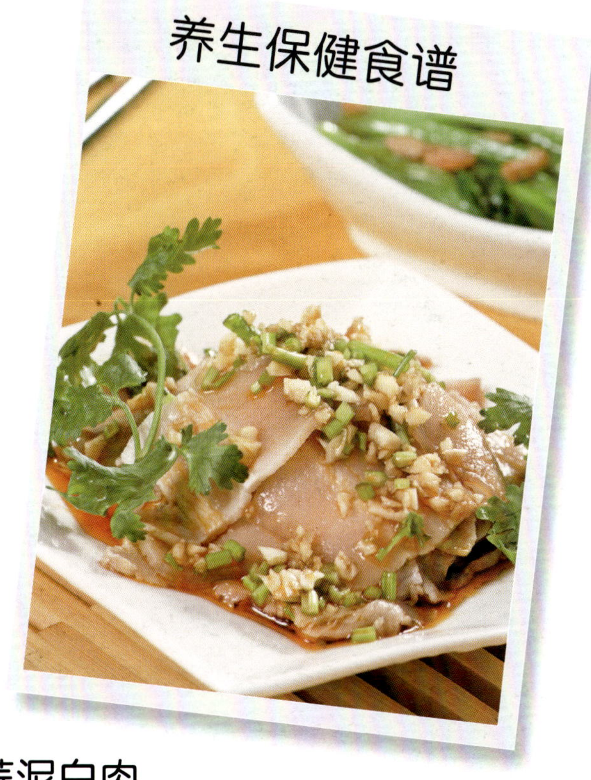

蒜泥白肉

健脾开胃

材料：五花肉 250 克，大蒜 15 克。

调料：葱末、香油、生抽、醋、香菜段各适量。

做法：

1. 五花肉洗净，放入冷水锅内煮熟；蒜去皮，捣成泥。
2. 将葱末、蒜泥、香油、生抽、醋倒入小碗中调匀，制成蒜泥汁备用。
3. 将熟五花肉盛出，晾凉，切片后盛入盘中，调入蒜泥汁、撒上香菜段即可。

烹饪妙招

可以加入一些蔬菜辅料，如黄瓜片、白菜丝等，减少油腻。

牛肉 增强肌肉力量、益气血

性凉　性热√　性平　酸性√　碱性

保健功效

防治缺铁性贫血√　加速伤口愈合√
增强肌肉力量√　滋养脾胃√　益气血√
强筋骨√

优势营养	每 100 克含量
蛋白质	17.8 克
脂肪	2.0 克
维生素 A	3.0 克
维生素 B_1	0.02 毫克
维生素 B_2	0.24 毫克
硒	6.26 毫克

选购宜忌

好的牛肉色泽鲜红、肉质湿润有弹性，脂肪为白色或奶油色，闻起来有鲜肉味。如果将白餐巾纸贴在肉上纸很快被水湿透，即是注水的牛肉。

存储宜忌

如果购买的是完全冷冻的生牛肉，购买后迅速送进冰箱冷冻，可以保存6个月左右。如果购买的冷冻生牛肉中途解冻过，最好将其煮熟后放在-8℃的环境中冷冻保存，可确保3个月左右不变质。

烹调宜忌

- 牛肉采用清炖的方法烹调，可以更多地保存牛肉中的营养成分。
- 牛肉不易熟烂，烹制时放一个山楂、一块橘皮或一点茶叶，这样可以使其易烂入味。

人群宜忌

- 身体虚弱、消瘦、容易疲劳的人适宜吃些牛肉来补充体力。
- 牛肉是发物，患有湿疹、疮毒、瘙痒症等皮肤病患者不宜食用。
- 患有肾炎、肝炎者应慎食，以免病情复发或加重。

食材妙用小偏方

患有胆结石的人，宜常吃牛肉炖陈皮，这道菜能疏肝利胆，减轻结石造成的疼痛，同时还能改善食欲不振的症状。

相宜搭配

黄豆 + 牛肉 = 缓解关节疼痛

芹菜 + 牛肉 = 强壮筋骨、滋补健身

圆白菜 + 牛肉 = 消除疲劳

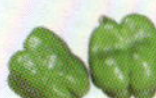

青椒 + 牛肉 = 预防贫血、增强体力

白萝卜 + 牛肉 = 健脾养胃

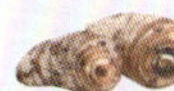

芋头 + 牛肉 = 改善食欲不振

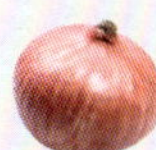

洋葱 + 牛肉 = 美肤、健体、提神

相忌搭配

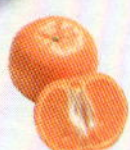

橘子 + 牛肉 = 引起腹泻

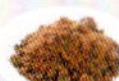

红糖 + 牛肉 = 引起腹胀

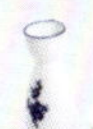

白酒 + 牛肉 = 易上火

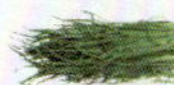

韭菜 + 牛肉 = 易上火

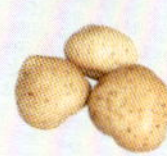

土豆 + 牛肉 = 容易胃肠不适

家常菜✓ × 搭配盘点	
满分搭配	芹菜炒牛肉丝 牛肉萝卜汤 洋葱炒牛肉丝
不及格搭配	韭菜炒牛肉丝 牛肉炖土豆

养生保健食谱

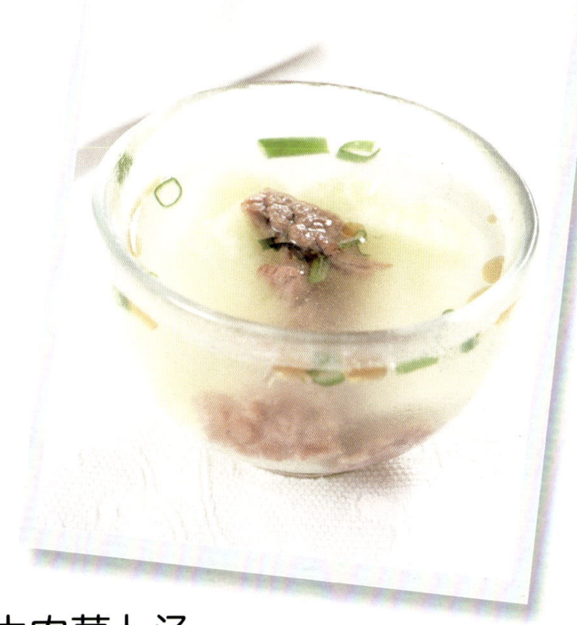

牛肉萝卜汤

适合冬季的开胃食谱

材料：牛肉 300 克，萝卜 200 克。

调料：盐、味精、姜片、葱花各适量。

做法：

1. 将牛肉洗净，切成栗子大小的块，放入开水锅中焯透，取出备用。
2. 将萝卜去皮，洗净，切成滚刀块。
3. 锅中加清水煮沸，放入牛肉小火煮至八成熟，再放入萝卜块、姜片，煮至牛肉熟烂，放盐、味精调味，盛入汤盆中，撒上葱花即可。

烹饪妙招

还可以加入 100 克胡萝卜，丰富色泽的同时，也可以增加营养。

羊肉 驱寒补暖、壮阳益肾

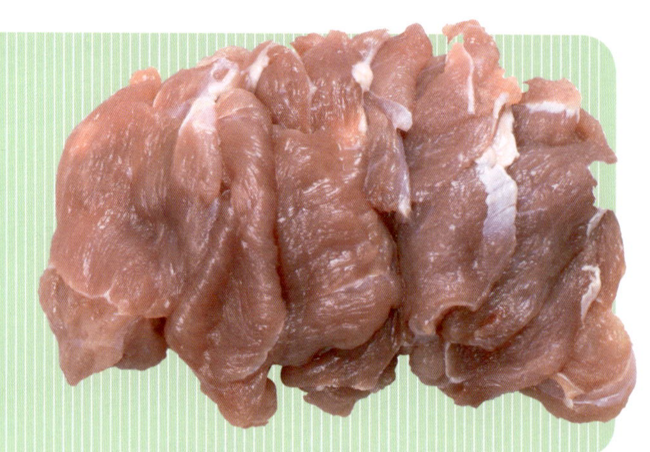

性凉　性热√　性平　酸性√　碱性

保健功效

健脾胃√　驱寒补暖√　壮阳益肾√　补气血√
补虚健力√　强健骨骼√　促进血液循环√

优势营养	每 100 克含量
蛋白质	14.6 克
脂肪	3.9 克
维生素 B_1	0.15 毫克
维生素 B_2	0.16 毫克
钾	403 毫克
锌	6.06 毫克

选购宜忌

新鲜的羊肉肉色鲜红均匀，肉质细而紧密，有弹性，外表略干，不黏手，气味正常。注水的羊肉瘦肉部分为淡红色，脂肪部分苍白无光，切割后会流出大量淡红色血水。

存储宜忌

买回来的鲜羊肉如果没吃完，需要冷冻保存，保存最好是剔骨后装进塑料袋中，排除袋内的空气，放在-15℃的环境中冷冻保存，这样保存的羊肉至少可保鲜半年。

烹调宜忌

- 😊 烹调羊肉时放葱、姜、孜然等调料可以祛除羊肉的膻味。
- 😊 炖羊肉营养损失最小，爆炒羊肉营养次之，烤、炸羊肉营养损失最多，所以烹调羊肉宜选用炖这种烹调方法。

人群宜忌

- 😊 怕冷、四肢总是比较凉的人最适宜食用羊肉。
- ☹ 有咽喉肿痛、牙疼等上火症状的人不宜食用，以免加重上火症状。

食材妙用小偏方

取 200 克羊肉块，与 1 个猪蹄一同煮汤，待猪蹄软烂后加少量盐和香油调味，每天适量食用 2 次，连吃 1 周，可以治疗产后无乳、少乳。

相宜搭配

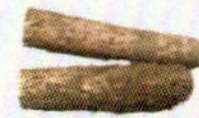
山药 + 羊肉 = 益胃平肝

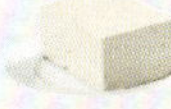
豆腐 + 羊肉 = 减少吸收羊肉中的胆固醇

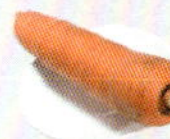
胡萝卜 + 羊肉 = 补虚益气

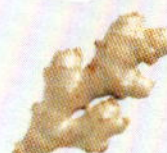
生姜 + 羊肉 = 祛寒、补气血

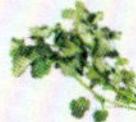
香菜 + 羊肉 = 开胃健力

相忌搭配

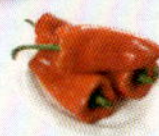
辣椒 + 羊肉 = 容易上火

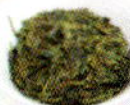
茶 + 羊肉 = 引发便秘

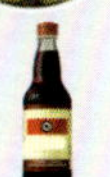
醋 + 羊肉 = 容易腹泻

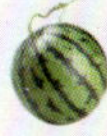
西瓜 + 羊肉 = 伤元气

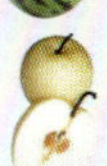
梨 + 羊肉 = 易使腹部胀痛

家常菜√ × 搭配盘点	
满分搭配	生姜羊肉汤 胡萝卜炖羊肉 羊肉烧山药
不及格搭配	辣炒羊肉 糖醋羊肉片

养生保健食谱

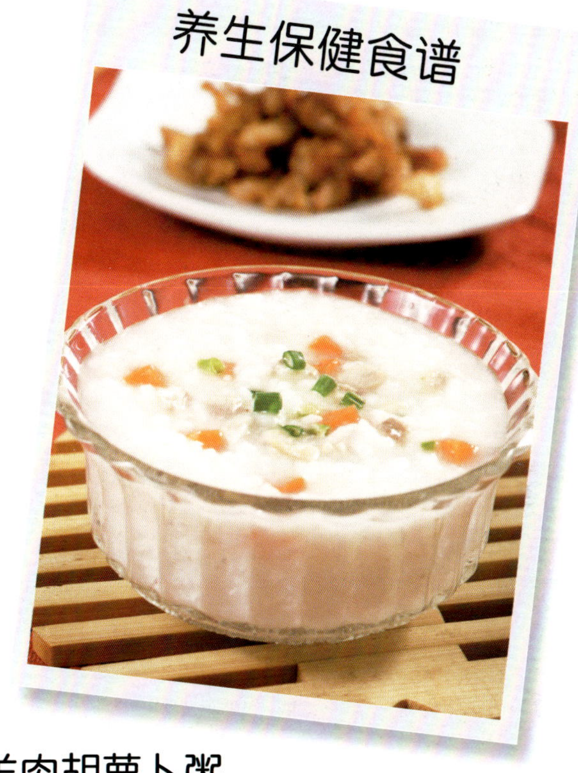

羊肉胡萝卜粥

补中益气助消化

材料：羊肉 50 克，胡萝卜半根，大米 50 克。

调料：葱末、姜末、陈皮、盐、胡椒粉各适量。

做法：

1. 将大米、羊肉、胡萝卜、陈皮分别洗净；羊肉、胡萝卜切丁。
2. 锅置大火上，放入清水煮沸，放入大米煮沸，加入羊肉、陈皮、胡萝卜继续熬煮至粥黏稠，加入调味料即可。

烹饪妙招

用羊肉煮汤时，最好选用带骨的羊肉，熬出的汤比较有营养，但注意熬煮时要不停地撇掉浮沫。

鸡肉 强体补虚、温补脾胃

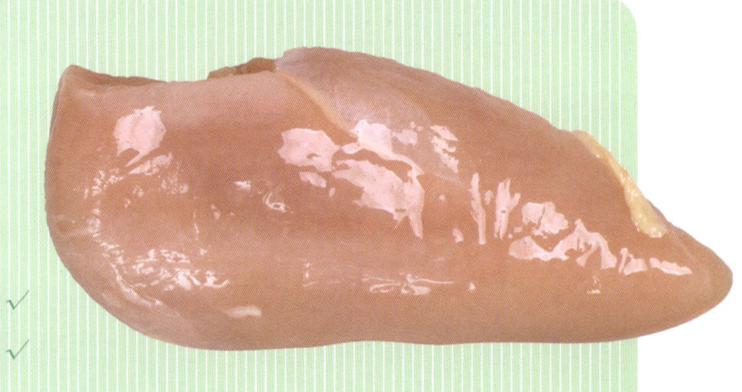

性凉　性热√　性平　酸性√　碱性

保健功效

健脑益智√　益五脏√　降低胆固醇√　强筋骨√
强体补虚√　预防感冒√　益气养血　温补脾胃√

优势营养	每 100 克含量
蛋白质	18.5 克
脂肪	9.6 克
维生素 A	42 克
维生素 B_1	0.07 毫克
维生素 B_2	0.08 毫克
钾	340 毫克

选购宜忌

新鲜鸡肉肉质紧密，颜色呈粉红色，有光泽，鸡皮为米色且有光泽，毛囊突出。

存储宜忌

鸡肉在肉类食品中是比较容易变质的，购买之后要马上放进冰箱里。如果是冷藏保存，可保鲜2~3天；如果是冷冻保存，可存放8个月左右。

烹调宜忌

用鸡肉炖汤喝，是鸡肉吃法中较科学的一种，这能让鸡肉中的营养充分释放到汤中，更利于人体吸收。

人群宜忌

鸡肉肉质细嫩，滋补性又好，很适合病人、老人、营养不良、贫血者食用。

患有痛风症的病人不宜喝鸡汤，因鸡汤中的嘌呤含量较高，会加重病情。

食材妙用小偏方

取 50 克糯米淘洗干净，用清水浸泡 2～3 小时，与 250 克鸡肉一同放进有盖的瓦盅内蒸熟，吃鸡肉和糯米，可治疗小儿疝气。

相宜搭配

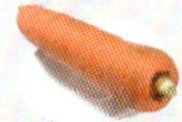
胡萝卜＋鸡肉＝保护心血管

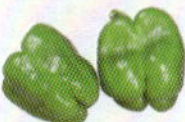
青椒＋鸡肉＝预防动脉硬化

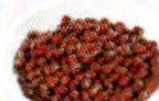
红小豆＋鸡肉＝补肾滋阴

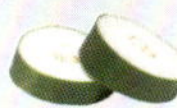
冬瓜＋鸡肉＝清热利尿

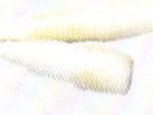
竹笋＋鸡肉＝去脂减肥

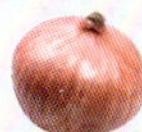
洋葱＋鸡肉＝对抗压力

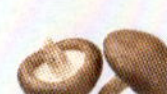
香菇＋鸡肉＝预防大肠癌、中风

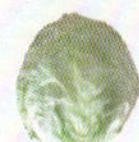
圆白菜＋鸡肉＝预防贫血

相忌搭配

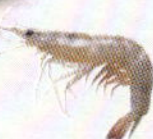
虾＋鸡肉＝消化不良

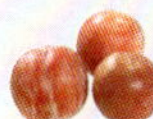
李子＋鸡肉＝致腹泻

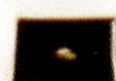
芥末＋鸡肉＝容易上火、伤元气

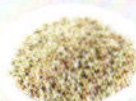
荞麦＋鸡肉＝易引起胃部不适

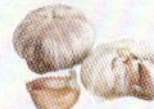
蒜＋鸡肉＝易造成气滞

家常菜√ × 搭配盘点	
满分搭配	香菇炖鸡 青椒炒鸡肉丝
不及格搭配	蒜味凉拌鸡肉

养生保健食谱

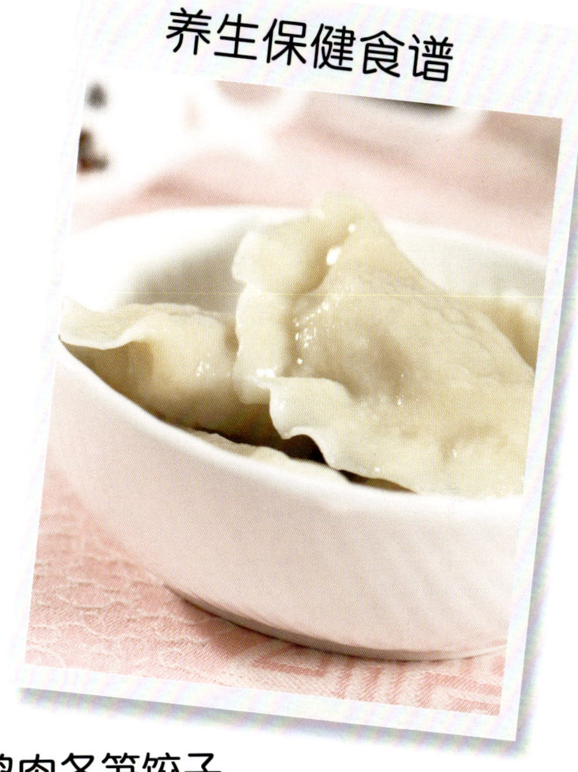

鸡肉冬笋饺子

开胃健脾、提高免疫力

材料：饺子皮适量，鸡胸脯肉 200 克，净冬笋 100 克。

调料：葱末、香油、姜末、盐、味精、料酒、高汤、植物油各适量。

做法：

1. 将鸡胸脯肉洗净，剁成细泥；冬笋洗净，切成细丁，放入油锅内煸炒片刻。
2. 将鸡肉泥放入盆中，加葱末、姜末、料酒、高汤、盐、味精、香油搅匀后，放入冬笋丁，再搅拌几下制成馅。
3. 饺子皮包上馅做成饺子，放入开水锅中煮熟即可。

鸡蛋 健脑益智、增强体质

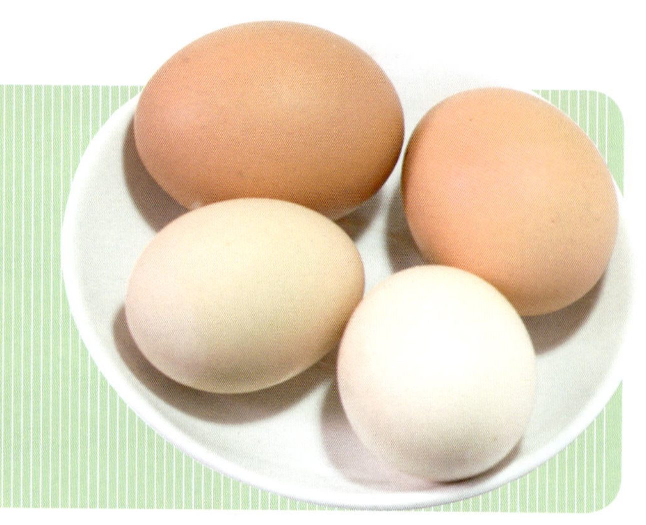

性凉　性热　性平✓　酸性✓　碱性

保健功效

健脑益智✓　滋阴养血✓　清热解毒✓
润肺利咽✓　增强体质✓　促进生长发育✓

优势营养	每 100 克含量
蛋白质	13.3 克
脂肪	8.8 克
维生素 A	234 微克
维生素 B_1	0.11 毫克
维生素 B_2	0.27 毫克
维生素 E	1.84 毫克

选购宜忌

新鲜鸡蛋的蛋壳上有一层霜状粉末，蛋壳颜色鲜明，气孔明显，轻轻晃一下没有水声。

存储宜忌

鸡蛋如果常温存放，冬季时可存放15天，夏季可存放10天。如果放进冰箱冷藏，要把鸡蛋的大头朝上小头朝下存放，可保鲜一个月左右。

烹调宜忌

- 😊 鸡蛋的烹调方法有许多：煎炒烹炸煮蒸，其中以用蒸煮方法烹调的鸡蛋最有营养，而且最容易消化吸收。

人群宜忌

- 😊 孕妇、产妇、幼儿、青少年及身体虚弱的人最适宜食用鸡蛋。
- ☹ 肾功能不全及皮肤生疮化脓的人不宜食用鸡蛋，不然会加重不适症状。
- ☹ 患有高脂血症、冠心病、高血压的人不宜多吃蛋黄。

食材妙用小偏方

取几个鸡蛋煮熟，然后把蛋黄取出来，放在耐热的盛器中用小火烤，烤出的油对湿疹和皮肤过敏均有一定的缓解作用，还能治疗轻度烫伤。

相宜搭配

丝瓜 + 鸡蛋 = 清热解毒、补血、通乳

牛肉 + 鸡蛋 = 增强体力、抗衰老

百合 + 鸡蛋 = 滋阴润燥、清心安神

青豆 + 鸡蛋 = 缓解更年期不适症状

豆腐 + 鸡蛋 = 强化骨质

番茄 + 鸡蛋 = 保护心血管

韭菜 + 鸡蛋 = 滋阴壮阳

相忌搭配

鹅肉 + 鸡蛋 = 伤脾胃

柿子 + 鸡蛋 = 致腹泻

茶 + 鸡蛋 = 影响营养物质的消化吸收

家常菜✓ × 搭配盘点	
满分搭配	丝瓜鸡蛋汤 百合鸡蛋冰糖水 番茄炒鸡蛋
不及格搭配	茶鸡蛋

养生保健食谱

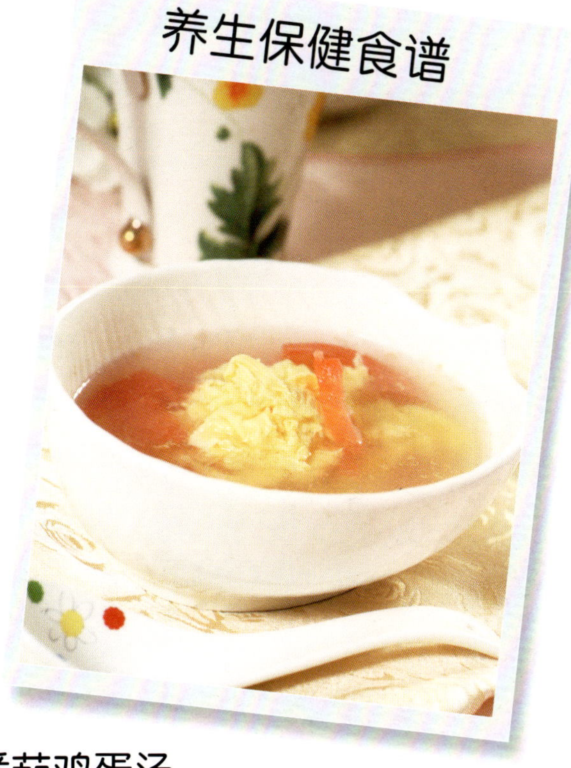

番茄鸡蛋汤

健脑、抗衰老

材料：番茄2个，鸡蛋2个。

调料：葱、盐、味精、香油各适量。

做法：

1. 番茄洗净，去蒂，切月牙瓣；鸡蛋洗净，磕入碗中，打散，淋入少许清水搅拌均匀；葱择洗干净，切葱花。
2. 汤锅置火上，倒入适量热水烧沸，放入番茄煮至熟软，淋入鸡蛋液搅成蛋花，加葱花、盐和味精调味，淋上香油即可。

烹饪妙招

如果在鸡蛋液中淋入少许清水，鸡蛋液淋入锅中后在汤中形成的蛋花不是一块块的，会呈现出漂亮的一丝丝的蛋花。

鲫鱼 促进乳汁分泌、利尿、健脾

性凉　性热　性平√　酸性√　碱性

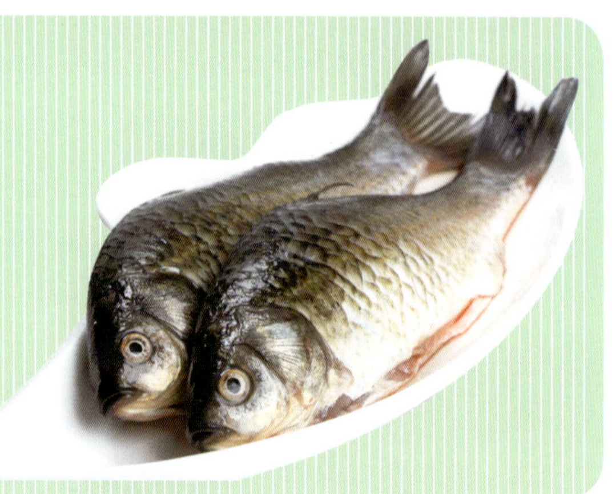

保健功效

预防贫血√　强化骨质√　美肤平皱√　增进食欲√
促进乳汁分泌√　利尿消肿√　益气健脾√

优势营养	每 100 克含量
蛋白质	17.1 克
维生素 B_2	0.09 毫克
维生素 B_6	0.1 毫克
维生素 E	0.68 毫克
钙	79 毫克
硒	14.31 毫克

选购宜忌

要挑活的鲫鱼，鳞片、鳍条要完整，体表无创伤，体色青灰、体形健壮。

存储宜忌

鲫鱼宜冷藏保存，冷冻保存后鲜味会变差。把鲫鱼放在80℃的热水里烫两秒钟，捞起来放入冰箱里冷藏可使鲫鱼的保鲜时间比原来延长一倍，可保鲜2～3天。

烹调宜忌

鲫鱼煮汤前，可以先用油把鲫鱼煎一下，再用凉水小火慢煮，鱼肉中的嘌呤就会逐渐溶解到汤里，整个汤呈现出乳白色，味道更鲜美。

人群宜忌

产后、手术后、病后体虚者，多吃些鲫鱼有利于身体的恢复。

鲫鱼子的胆固醇含量较高，高脂血症患者不宜多吃。

食材妙用小偏方

用鲫鱼炖冬瓜，加少许红小豆、葱、姜，不放盐，加清水没过食材，用小火慢慢炖至汤色很浓很白，吃冬瓜、鱼肉，喝汤也可以，1 天 1 次，3 天 1 个疗程，可治疗蛋白尿。

相宜搭配

豆腐 + 鲫鱼 = 消肿利湿

花生 + 鲫鱼 = 营养互补

韭菜 + 鲫鱼 = 预防慢性疾病

黑木耳 + 鲫鱼 = 美容养颜、延缓衰老

蘑菇 + 鲫鱼 = 利尿

番茄 + 鲫鱼 = 美容

相忌搭配

大蒜 + 鲫鱼 = 生热上火

猪肝 + 鲫鱼 = 易致腹痛和腹泻

蜂蜜 + 鲫鱼 = 易致中毒

芥菜 + 鲫鱼 = 引发水肿

家常菜✓ × 搭配盘点	
满分搭配	鲫鱼炖豆腐 番茄鱼 黑木耳鲫鱼汤
不及格搭配	大蒜烧鲫鱼

养生保健食谱

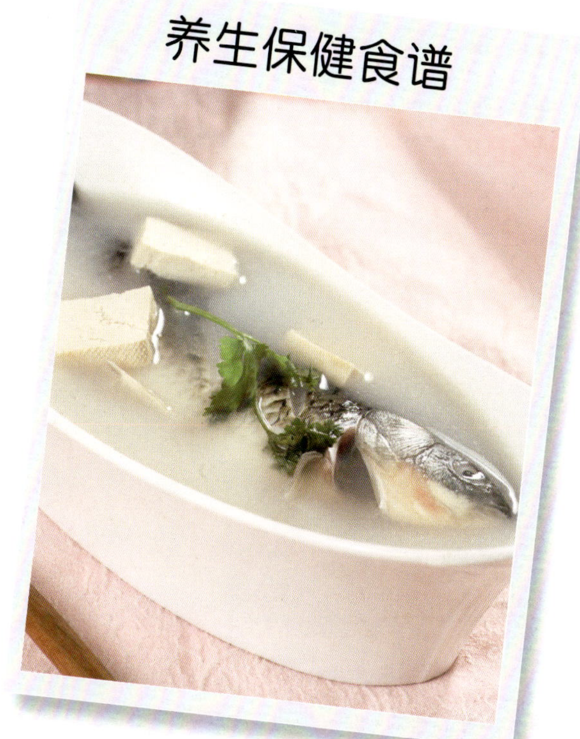

鲫鱼豆腐汤

促进产后乳汁分泌

材料：鲫鱼 1 条，豆腐 150 克。

调料：料酒、香菜段、姜片、盐、味精、水淀粉、香油、植物油各适量。

做法：

1. 将豆腐洗净，切成 5 毫米厚的薄片，用盐水渍 5 分钟，沥干备用。
2. 鲫鱼去鳞、鳃和内脏，洗净，抹上料酒，用盐腌渍 10 分钟。
3. 锅置火上，倒植物油烧热，爆香姜片，放入鲫鱼，待鱼两面煎黄后加适量水，大火烧开后小火炖 25 分钟，再投入豆腐片，加盐、味精调味，用水淀粉勾薄芡，放上香菜段，淋香油即可。

带鱼 预防老年痴呆和动脉硬化

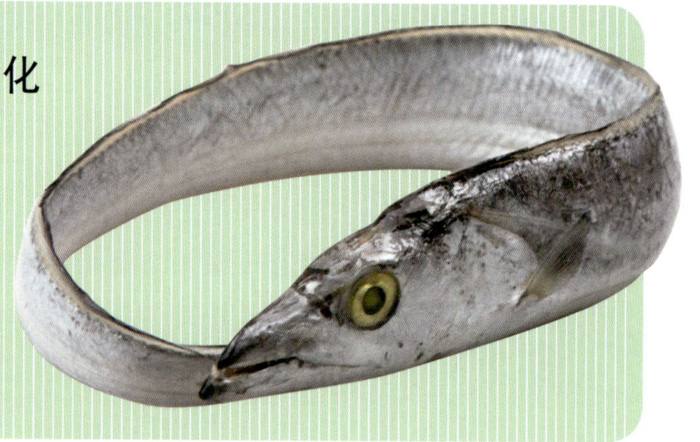

性凉　性热√　性平　酸性√　碱性

保健功效

降低胆固醇√　防癌抗癌√　降压强心√

预防老年痴呆√　预防动脉硬化√

优势营养	每 100 克含量
蛋白质	17.7 克
维生素 A	29 毫克
维生素 E	0.82 毫克
钾	280 毫克
硒	36.57 毫克
碘	5.5 毫克

选购宜忌

新鲜带鱼鱼鳞呈银灰色，不脱落或少脱落，鱼体表面有光泽，没有黄斑，无异味，肉质有弹性。

存储宜忌

带鱼如果冷藏保存，最多可保存两天，放时间长了，鱼肉就不新鲜了。带鱼最好送进冰箱冷冻保存，可以放3～4个月，鱼肉还是很新鲜的。

烹调宜忌

带鱼腥气较重，不适合清蒸，最好是红烧或糖醋。

覆盖带鱼身体表面的一层银白色物质为油脂，这种油脂所含的对人体有益的不饱和脂肪酸比带鱼肉还高，在烹调前处理带鱼时，请不要将这层油脂刮掉。

人群宜忌

皮肤干燥的人和消化不良、急慢性肠炎患者宜食用带鱼。

患有湿疹、红斑狼疮、痛风的人及过敏体质者不宜食用带鱼。

食材妙用小偏方

将 500 克净带鱼段洗净，在砂锅内放入 6 克豆豉、3 克陈皮、1.5 克胡椒、3 克生姜。加入清水煮沸后，下带鱼，鱼熟后盛入碗内食用即可，用于治疗由脾胃虚寒所致的饮食减少、消化不良。

相宜搭配

木瓜 + 带鱼 = 补虚、通乳

芝麻 + 带鱼 = 强化钙质吸收

玉米须 + 带鱼 = 促进食欲、利尿祛湿

白萝卜 + 带鱼 = 开胃生津

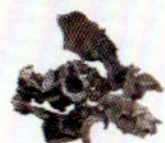

黑木耳 + 带鱼 = 预防慢性病

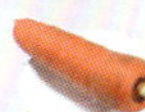

胡萝卜 + 带鱼 = 美容养颜

相忌搭配

牛奶 + 带鱼 = 影响带鱼中镁的吸收

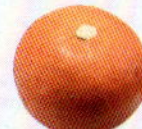

南瓜 + 带鱼 = 易致肠胃不适

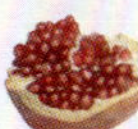

石榴 + 带鱼 = 容易腹痛

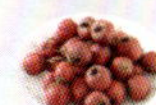

山楂 + 带鱼 = 影响蛋白质的吸收

家常菜√ × 搭配盘点	
满分搭配	香焖萝卜带鱼 木瓜烧带鱼
不及格搭配	奶汁带鱼 带鱼南瓜汤

养生保健食谱

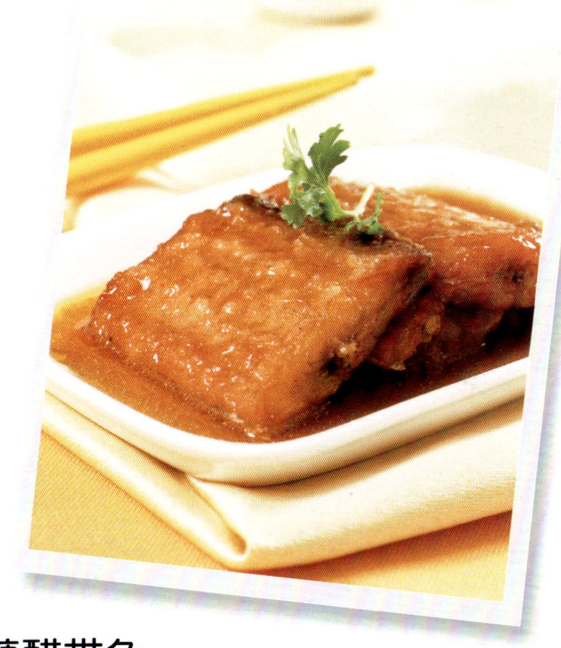

糖醋带鱼

增强体质、提高免疫力

材料： 净带鱼段 500 克，鸡蛋 2 个，香菜段少许。

调料： 植物油、葱段、料酒、姜片、蒜片、大料、干淀粉、白糖、醋、盐、生抽、香油各适量。

做法：

1. 净带鱼段洗净，用盐、料酒腌渍约半个小时，然后放入用鸡蛋、干淀粉调成的蛋糊中上浆。
2. 炒锅倒油烧至八成热，将带鱼下锅炸，待炸至两面呈金黄色，捞出控油。
3. 锅内留少许底油，放入大料、葱段、姜片、蒜片爆出香味后，加入白糖、料酒、生抽及适量清水，煮至开锅后，将炸好的带鱼放进锅里，煮至汤汁黏稠，烹入醋，滴入香油翻拌均匀出锅盛盘，撒上香菜段即可。

虾 补肾壮阳、预防骨质疏松

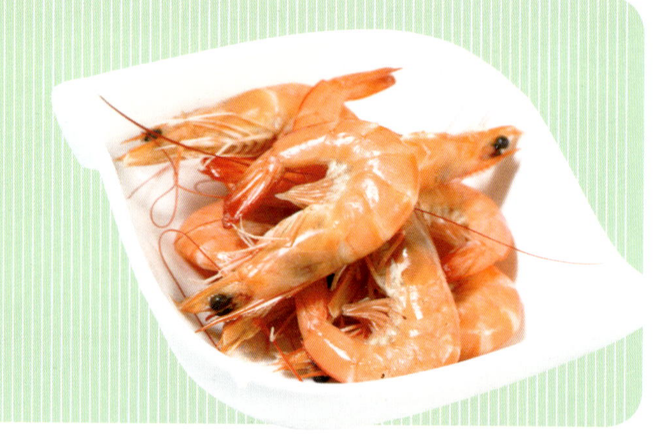

性凉 性热√ 性平 酸性√ 碱性

保健功效

补肾壮阳√ 防癌抗癌√ 保护心血管√
提高智力√ 增强体力√ 提高免疫力√
消除疲劳√ 预防骨质疏松√

优势营养	每 100 克含量
蛋白质	18.6 克
维生素 B_2	0.07 毫克
维生素 E	0.62 毫克
镁	46 毫克
锌	2.38 毫克
硒	33.72 毫克

选购宜忌

新鲜的虾色泽正常，表面有光泽。虾体完整，头尾连接紧密，壳肉紧贴，触摸硬而有弹性。颜色发红、身软的虾不新鲜，不宜选购。

存储宜忌

保存鲜虾的最好方法是冷冻，把虾洗干净，放进塑料保鲜盒中，倒入没过虾的清水，盖上盖子，送进冰箱冷冻。可使虾保鲜3个月左右。冻虾必须放水，不放水很快虾的颜色就发黑了。

烹调宜忌

虾背上的虾线，是虾未排泄完的废物，吃到嘴里有泥腥味，不但会影响食欲，还不卫生，烹调前应去掉。

人群宜忌

手脚冰凉、容易疲劳者及孕妇、产后乳汁分泌不足的女性适宜食用虾肉。

上火以及患有过敏性鼻炎、支气管炎、反复发作的过敏性皮炎的人，都不宜吃虾肉，因为虾肉会加重病情。

食材妙用小偏方

取 100 克草虾肉，与 150 克韭菜一同烹炒至熟，加 5 毫升黄酒、盐调味后食用，可治疗男性早泄。

相宜搭配

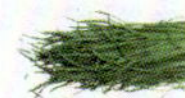
韭菜＋虾＝补肾壮阳、改善男性早泄

豆腐＋虾＝预防骨质疏松

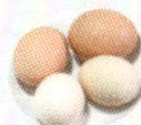
鸡蛋＋虾＝增强体力

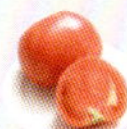
番茄＋虾＝美肤、抗压、防癌

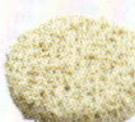
面食＋虾＝消除疲劳、补充体力

相忌搭配

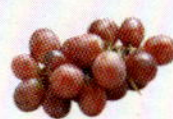
葡萄＋虾＝刺激肠胃

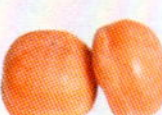
柿子＋虾＝易中毒

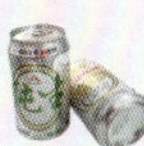
啤酒＋虾＝引发痛风

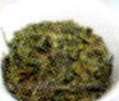
茶叶＋虾＝易腹胀和腹痛

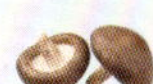
香菇＋虾＝易引发哮喘

家常菜✓ × 搭配盘点	
满分搭配	韭菜虾仁 鲜虾豆腐汤 肉末虾仁包子
不及格搭配	啤酒红烧虾

养生保健食谱

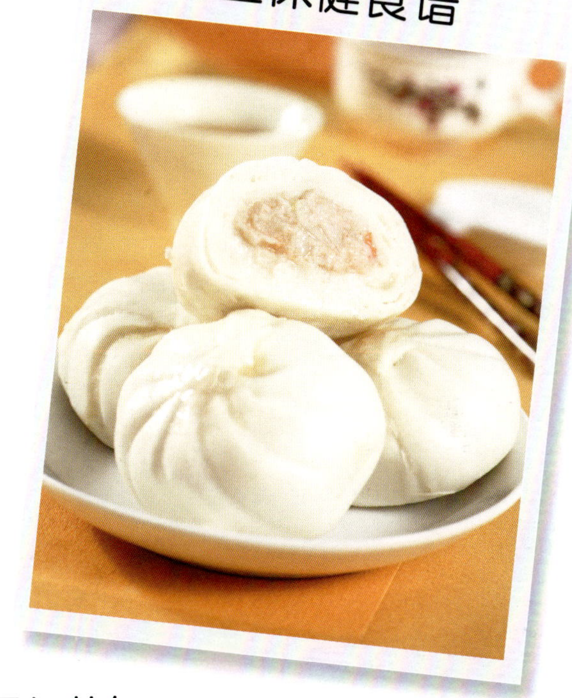

虾仁蒸包

清热去火、补肾壮阳

材料：面粉、虾仁各250克，荸荠75克。

调料：猪油、盐、味精、胡椒粉各适量。

做法：

1. 面粉加适量水拌匀，揉成面团，稍饧；虾仁洗净，去泥肠，剁成泥；荸荠洗净，去皮，切成末。
2. 将虾泥、荸荠末放入碗中，与猪油、盐、味精、胡椒粉拌匀成馅料。
3. 面团制成包子皮，将馅料包入，入蒸笼，以大火蒸熟即可。

烹饪妙招

面粉换成澄粉、淀粉制作包子皮，则成水晶蒸包。

黑木耳 润肠排毒、化解结石

性凉 性热 性平✓ 酸性 碱性✓

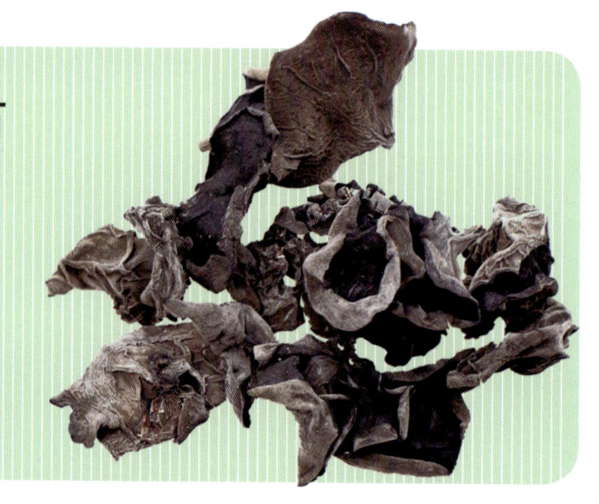

保健功效

减肥瘦身✓ 润肠排毒✓ 化解结石✓

护肝✓ 美容养颜✓ 预防贫血✓

优势营养	每 100 克含量
蛋白质	12.1 克
碳水化合物	65.6 克
膳食纤维	29.9 克
维生素 B_2	0.44 毫克
钾	757 毫克
铁	97.4 毫克

选购宜忌

优质的干木耳朵大小适度，朵片完整，颜色乌黑而无光泽，背部略发灰白色。如果是染过色的黑木耳背面也是呈黑色的，将其泡在清水中，很快水就会变成墨黑色。掺假的黑木耳朵较厚，朵片粘在一起，摸上去较潮湿或有颗粒感，分量较重。

存储宜忌

干黑木耳应放在通风、透气、干燥、凉爽、避光的地方保存。存放时要远离气味较重的食物，防止串味。由于干黑木耳质地较脆，存放时上面不要压重物。

烹调宜忌

- 泡发干木耳应使用温水，也可用烧开的米汤泡发，可以使木耳肥大松软，味道鲜美。

人群宜忌

- 黑木耳是缺铁者、矿工、冶金工人、纺织工、理发师不可缺少的保健食品。
- 患有出血性疾病的人应不吃或少吃黑木耳。
- 黑木耳易滑肠，患有慢性腹泻的病人应慎食，否则会加重腹泻症状。

食材妙用小偏方

取 5 克干黑木耳，用清水浸泡一夜，加 1 粒冰糖和没过黑木耳的清水，上锅蒸 1 小时，经常食用，可防治血管硬化。

相宜搭配

蜂蜜＋木耳＝凉血化瘀

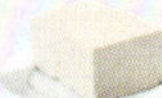
豆腐＋木耳＝健脾养胃

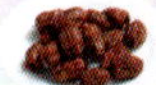
红枣＋木耳＝补血

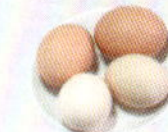
鸡蛋＋木耳＝强健骨骼

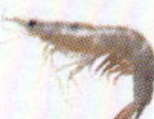
虾＋木耳＝护肤护发

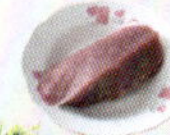
猪肉＋木耳＝保护心血管

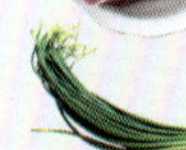
蒜薹＋木耳＝养胃润肺

相忌搭配

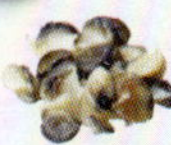
田螺＋木耳＝引起肠胃不适

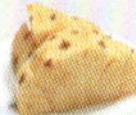
菠萝＋木耳＝反胃、消化不良

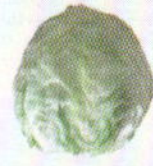
圆白菜＋木耳＝易造成甲状腺肿

家常菜✓ × 搭配盘点	
满分搭配	木耳炒鸡蛋 白菜木耳豆腐煲 黑木耳红枣汤
不及格搭配	圆白菜炒木耳

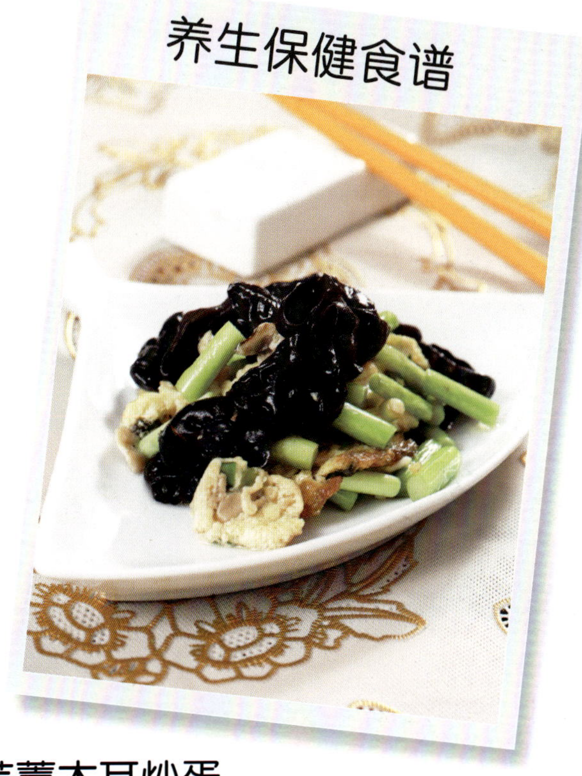

蒜薹木耳炒蛋

补铁补血、润肠

材料：蒜薹 250 克，鸡蛋 1 个（约 60 克），水发黑木耳 25 克。

调料：姜丝、盐、鸡精适量，植物油 4 克。

做法：

1. 蒜薹择洗干净，切段；水发黑木耳择洗干净，撕成小朵；鸡蛋洗净，磕入碗中，搅散。
2. 炒锅置火上，倒入适量植物油，待油烧至五成热，倒入蛋液，炒熟，盛出。
3. 原锅留底油烧热，撒入姜丝炒出香味，放入蒜薹和木耳翻炒 5 分钟，倒入炒好的鸡蛋翻炒均匀，用盐和鸡精调味即可。

香菇 防癌抗癌、提高免疫力

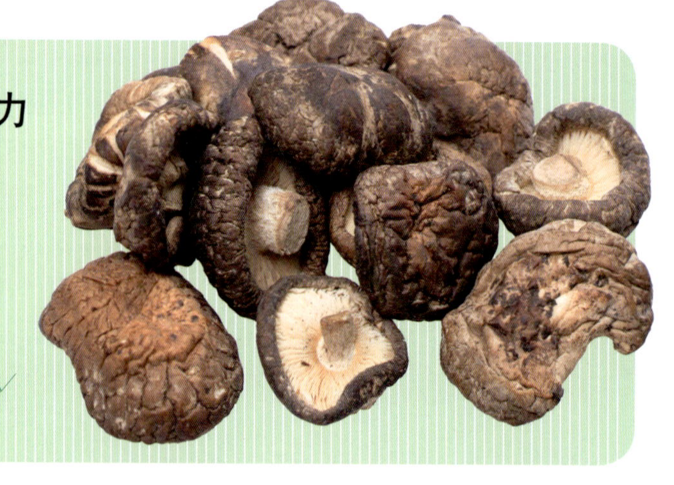

性凉　性热　性平√　酸性　碱性√

保健功效

防癌抗癌√　减压降脂√　提高免疫力√
防治便秘√　降低胆固醇√　预防心血管疾病√
预防动脉硬化√

优势营养	每 100 克含量
蛋白质	2.2 克
碳水化合物	61.7 克
膳食纤维	3.3 克
维生素 B_2	0.08 毫克
烟酸	2.0 毫克
硒	2.58 微克

选购宜忌

优质的香菇呈黄褐色，盖面平滑，质干不易碎；体圆齐正，菌伞肥厚，伞下的褶裥紧密细白，菌柄短且粗壮，有坚硬感。

存储宜忌

鲜香菇择洗干净后用沸水焯烫，捞出，沥干水分，装入保鲜袋中，放入冰箱冷冻，随用随取，可保鲜一个月左右，而且不失原味。干香菇应密闭保存，不要接触空气以免软化，放在避开高温、日晒的阴凉处存放。

烹调宜忌

😊 泡发干香菇的水不要倒掉，因为其很多营养素都溶在这水中，可以用来煮面条或炒菜时加入菜中调味。

☹ 浸泡香菇不宜用冷水，也不要浸泡时间太长，不然会损失营养。

人群宜忌

😊 香菇比较适宜体质虚弱、气短乏力、久病气虚、食欲不振、尿频的人食用。

😊 香菇可作为高血压、高血脂、高胆固醇、心血管疾病、糖尿病及癌症患者的辅助食疗菜肴，可经常食用。

☹ 不适合尿酸高的人及患有痛风和肾病者食用。

食材妙用小偏方

取 1 个干香菇用清水泡发，切片后放入牛奶中，隔水炖沸后食用，可治愈鼻炎。

相宜搭配

豆腐 + 香菇 = 健脾养胃

薏米 + 香菇 = 化痰理气

瘦肉 + 香菇 = 促进食欲、有益神经系统健康

西芹 + 香菇 = 护眼、抗衰老

香菇 + 油菜 = 降脂、防癌

相忌搭配

螃蟹 + 香菇 = 引起结石

鹌鹑蛋 + 香菇 = 易生黑斑

猪肝 + 香菇 = 降低彼此的营养价值

番茄 + 香菇 = 破坏类胡萝卜素

家常菜✓ × 搭配盘点	
满分搭配	香菇肉馅酿豆腐 香菇烧油菜 西芹炒香菇
不及格搭配	香菇烧猪肝 香菇番茄鸡蛋汤

养生保健食谱

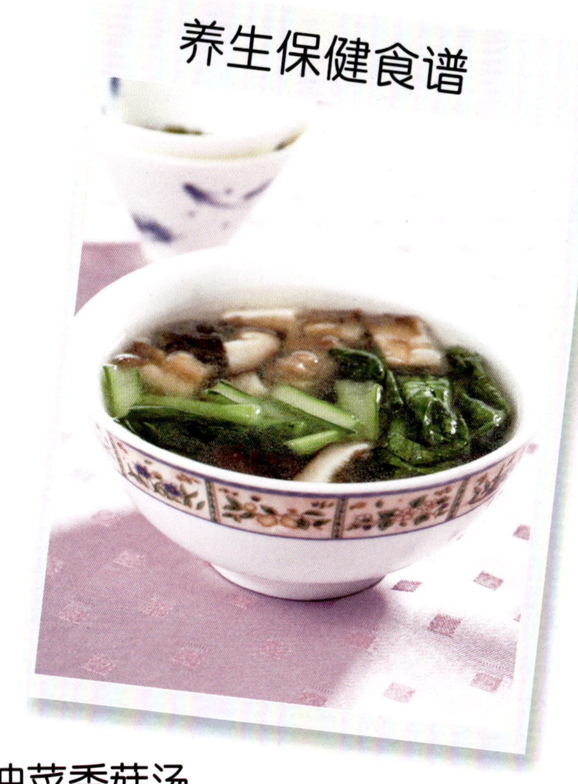

油菜香菇汤

活血化瘀、抗癌

材料：干香菇 6 朵，油菜 300 克。

调料：清汤、植物油、葱花、姜丝、味精、盐、香油各适量。

做法：

1. 将油菜择洗干净，放入沸水中焯一下，捞出，在冷水中过凉；将干香菇洗净，用温水泡发后，再洗净去柄，待用。
2. 锅置火上，倒入植物油烧热，放入葱花、姜丝炝锅，再加入油菜和香菇，大火炒熟，放入适量清汤煮沸，然后加入盐、味精调味，淋上香油即可。

海带 预防心脑血管疾病、补血

性凉√ 性热 性平 酸性 碱性√

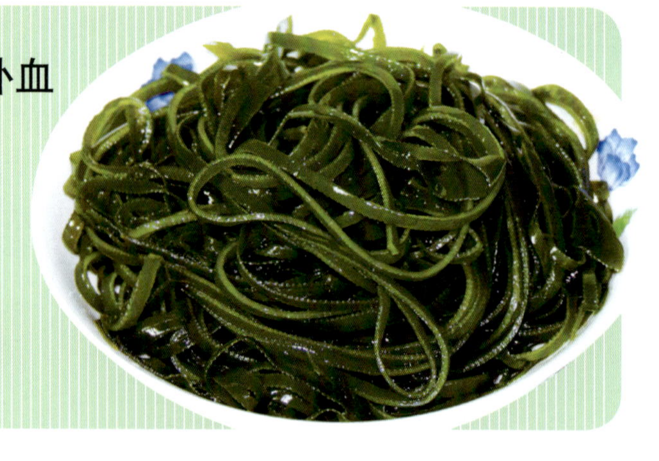

保健功效

润肠排毒√ 利尿消肿√ 降血脂√ 降压√
预防心脑血管疾病√ 强化骨骼和牙齿√
预防癌症√ 补血√

优势营养	每 100 克含量
蛋白质	1.2 克
维生素 B_2	0.15 毫克
维生素 E	1.85 毫克
钾	246 毫克
碘	113.9 毫克
硒	9.54 毫克

选购宜忌

好的干海带表面有白色粉末，叶宽厚，颜色浓绿、带有些许微黄色，无腐烂，干燥洁净，无杂质和霉变，手感不黏。水发海带应选整齐干净、无杂质和无异味的。染过色的海带颜色鲜绿、褶皱处与外表显色有明显差别。

存储宜忌

干海带宜放在通风、干燥处保存，可保存8个月左右。保存湿海带可直接用塑料袋装好后送进冰箱冷冻，可以存放半年而不变味。

烹调宜忌

- 用淘米水泡发海带，既易泡发又易清洗，烧煮时也易酥软；也可在煮海带时加少许食用碱或小苏打，但不可过多，煮的时间也不可过长。

人群宜忌

- 糖尿病、心血管病、各类癌症患者和肥胖的人均适宜食用海带。
- 患有甲亢的病人不要吃海带，因海带中碘的含量较丰富，会加重病情。
- 怀孕和哺乳期的女性不宜过量食用海带。

食材妙用小偏方

取 300 克水发海带洗净、切丝，用沸水烫一下，捞出，加 50 克白糖腌 3 天，每天早晚各食 30 克，可治疗慢性咽炎。

相宜搭配

豆腐＋海带＝降血压、改善便秘

冬瓜＋海带＝利尿消肿

芝麻＋海带＝益寿养颜

猪瘦肉＋海带＝祛湿

虾＋海带＝促进营养吸收

相忌搭配

柿子＋海带＝伤肠胃

白酒＋海带＝引起消化不良

洋葱＋海带＝致便秘

猪血＋海带＝容易导致便秘

家常菜✓ × 搭配盘点	
满分搭配	海带拌豆腐丝 冬瓜海带汤 肉末海带
不及格搭配	凉拌海带洋葱丝

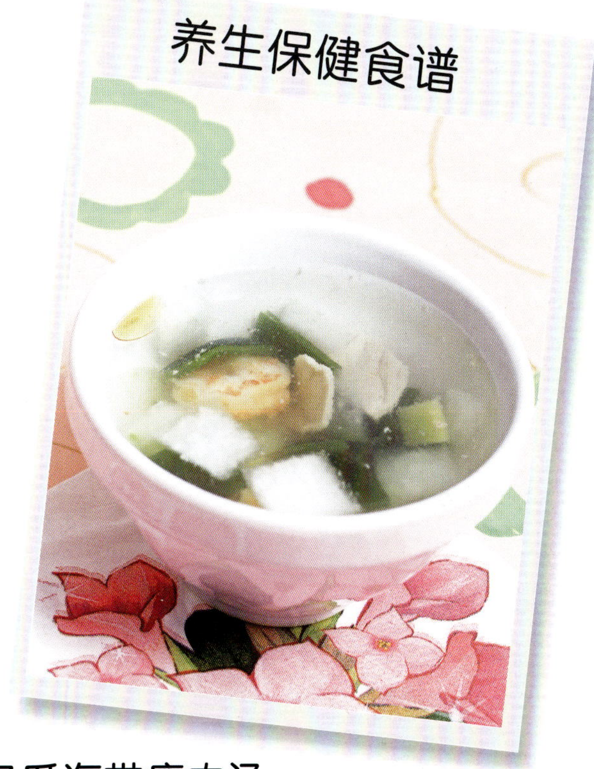

冬瓜海带瘦肉汤

去烦除燥

材料：冬瓜 250 克，海带 20 克，猪瘦肉 50 克，虾仁 20 克。

调料：盐 4 克，鸡精 1 克，姜片、香油、基础猪骨高汤各适量。

做法：

1. 冬瓜去皮、去瓤，洗净，切成小块；虾仁去除虾线，洗净；海带泡发，洗净，切片；猪肉洗净，切片。
2. 汤锅内倒入基础猪骨高汤大火煮沸，放入冬瓜块、海带，煮沸，炖半小时后加入肉片炖至肉片烂，加入虾仁、姜片后煮沸，加入盐、鸡精、香油调味即可。

黄豆 预防血管硬化、减轻更年期症状

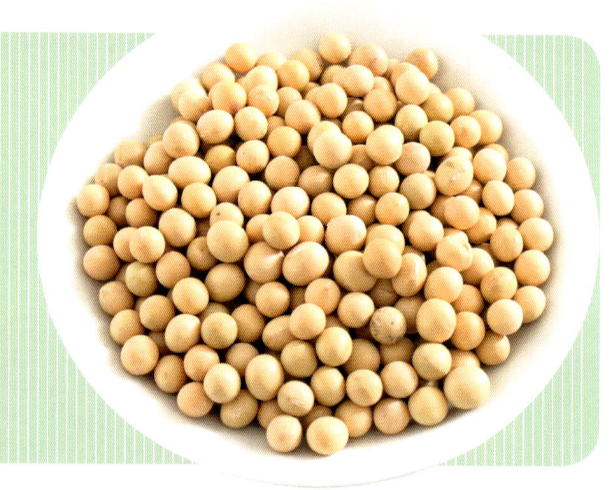

性凉　性热　性平✓　酸性　碱性✓

保健功效

降糖降脂✓　防癌抗癌✓　防治脂肪肝✓
预防血管硬化✓　提高免疫力✓　降低胆固醇✓
改善骨质疏松✓　减轻更年期症状✓

优势营养	每 100 克含量
蛋白质	8.1 克
维生素 B_1	0.04 毫克
维生素 B_2	0.03 毫克
维生素 E	2.71 毫克
铁	1.9 毫克
硒	2.3 毫克

选购宜忌

优质的黄豆色泽鲜艳有光泽，颗粒饱满，大小均匀，无缺损、霉烂、虫蛀和破皮。

存储宜忌

将干黄豆放在干燥的塑料瓶中，再放入几粒蒜瓣，盖严瓶盖，放在阴凉、干燥处存放，能防止黄豆生虫或发霉。可保存12个月左右。

烹调宜忌

☺ 黄豆有豆腥味，烹调黄豆时滴几滴黄酒，然后用凉盐水洗一下，可以减淡豆腥味。

人群宜忌

☺ 黄豆中的大豆纤维可以加快食物通过肠道的时间，适合减肥者食用。

☹ 痛风患者、对黄豆过敏者和尿酸过多者不宜食用黄豆。

食材妙用小偏方

取250克干黄豆洗净，沥干水分，装入玻璃瓶中，加入500毫升米醋，将黄豆浸泡在食醋中，密封半个月，每天早餐后吃20粒，具有益气补血、改善肝功能、美白祛斑的功效。

相宜搭配

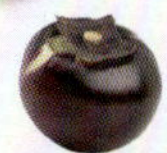
茄子 + 黄豆 = 通气顺肠

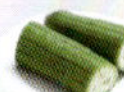
丝瓜 + 黄豆 = 清热祛痰

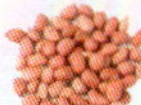
花生 + 黄豆 = 丰胸、通乳

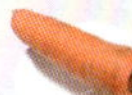
胡萝卜 + 黄豆 = 润肤、美肤

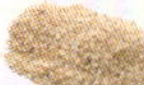
糙米 + 黄豆 = 营养更均衡

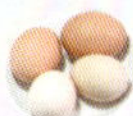
鸡蛋 + 黄豆 = 促进大豆蛋白质吸收

相忌搭配

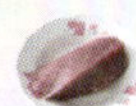
猪肉 + 黄豆 = 易造成气滞

酸奶 + 黄豆 = 影响钙吸收

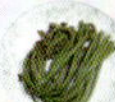
蕨菜 + 黄豆 = 降低营养价值

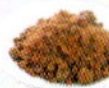
红糖 + 黄豆 = 降低黄豆的营养价值

家常菜√ × 搭配盘点	
满分搭配	黄豆烧茄子 丝瓜炒黄豆
不及格搭配	黄豆烧肉 蕨菜拌黄豆

养生保健食谱

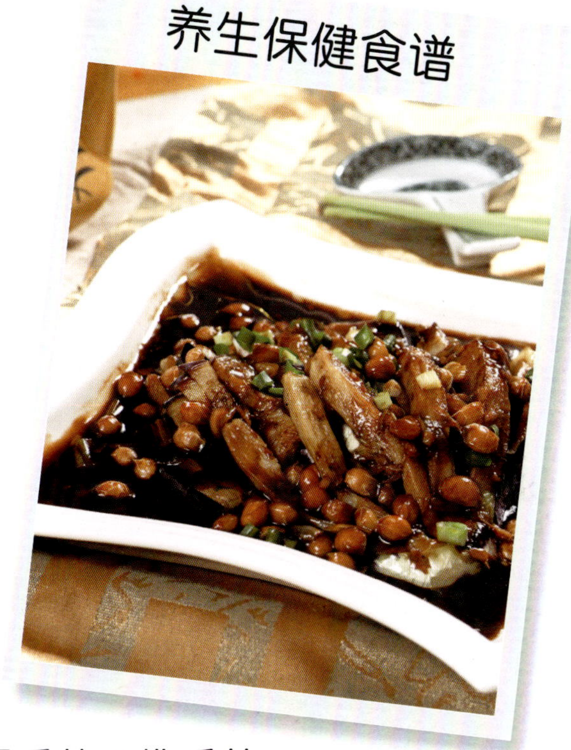

酒香黄豆佛手茄

降压降脂活血

材料：长茄子、干黄豆各适量。

调料：葱末、姜末、蒜末、黄酱、酱油、盐、糖、米酒、水淀粉、香油、植物油各适量。

做法：

1. 干黄豆洗净，用清水浸泡 1 ～ 2 小时；茄子去蒂，洗净，切成三段，切成佛手花刀；黄酱用水调稀。
2. 锅置火上，倒入适量植物油烧热，放入茄子煎至没有硬心，挤去吸进的油分，盛出。
3. 原锅留底油，放入调稀的黄酱炒至起泡，加葱末、姜末和蒜末炒香，冲入适量清水大火烧开，淋入酱油，放入黄豆和茄子，用盐和糖调味，小火烧至黄豆熟透，淋入米酒，用水淀粉勾芡，淋上香油即可。

绿豆 清热解毒、消暑、抗过敏

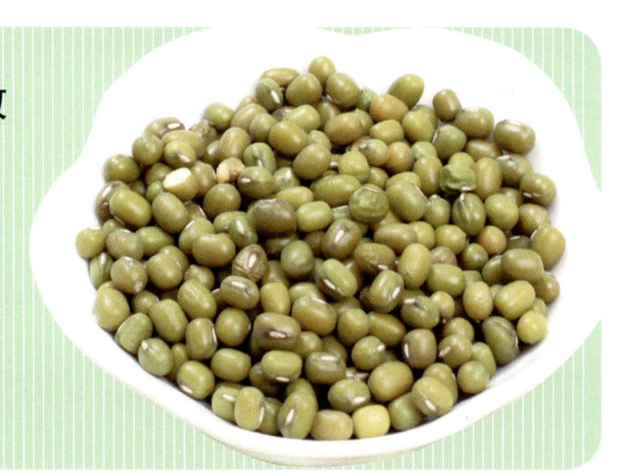

性凉√ 性热 性平 酸性√ 碱性

保健功效

降低胆固醇√ 清热解毒√ 消暑√ 抗过敏√

利尿消水肿√ 降血压√ 止渴√

优势营养	每 100 克含量
碳水化合物	62 克
蛋白质	21.6 克
钾	787 毫克
磷	337 毫克
镁	125 毫克
钙	81 毫克

选购宜忌

绿豆宜选外皮颜色清绿或黄绿，形状饱满均匀，少破碎，无虫蛀和杂质的。绿豆如果被虫蛀过，豆粒表面会有白点或绿豆中空壳较多，不宜选购。

存储宜忌

将绿豆放入无水、无油的玻璃瓶中，用喷壶装少量白酒喷洒在绿豆表面后搅拌均匀，然后盖严瓶盖，能防止绿豆生虫。可放心保存12个月左右。

烹调宜忌

☹ 煮绿豆忌用铁锅，因为豆皮中所含的单宁质遇铁后会发生化学反应，生成黑色的单宁铁，并使绿豆的汤汁变为黑色，影响味道及人体的消化吸收。

☹ 绿豆不要烹煮得过烂，不然会破坏其所含有的维生素和有机酸，降低清热解毒的功效。

人群宜忌

☺ 在有毒环境下工作或经常接触有毒物质的人适宜常吃些绿豆。

☹ 绿豆性凉，脾胃虚弱、肾气不足、经常腹泻的人不宜多吃。

食材妙用小偏方

身上起湿疹时，可以把绿豆研成粉末，加少许冰片搅拌均匀，然后敷在患处。

相宜搭配

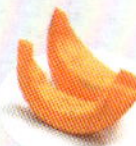
百合 + 绿豆 = 清热解毒

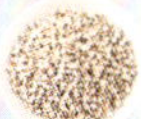
南瓜 + 绿豆 = 缓解头晕乏力

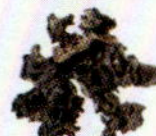
薏米 + 绿豆 = 改善肤质、治疗脚气病

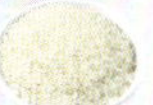
木耳 + 绿豆 = 益气降压

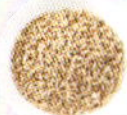
大米 + 绿豆 = 增强食欲

燕麦 + 绿豆 = 延缓餐后血糖上升

相忌搭配

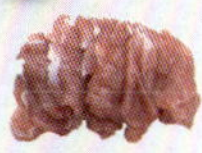
羊肉 + 绿豆 = 降低羊肉的温补功效

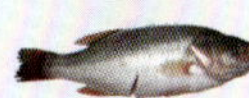
鱼 + 绿豆 = 影响维生素 B_1 的吸收

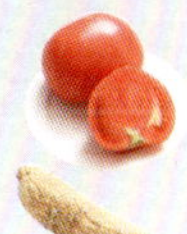
番茄 + 绿豆 = 伤元气

人参 + 绿豆 = 降低人参的滋补功效

家常菜✓ × 搭配盘点	
满分搭配	绿豆百合汤 南瓜绿豆薏米羹
不及格搭配	绿豆人参鸡汤

养生保健食谱

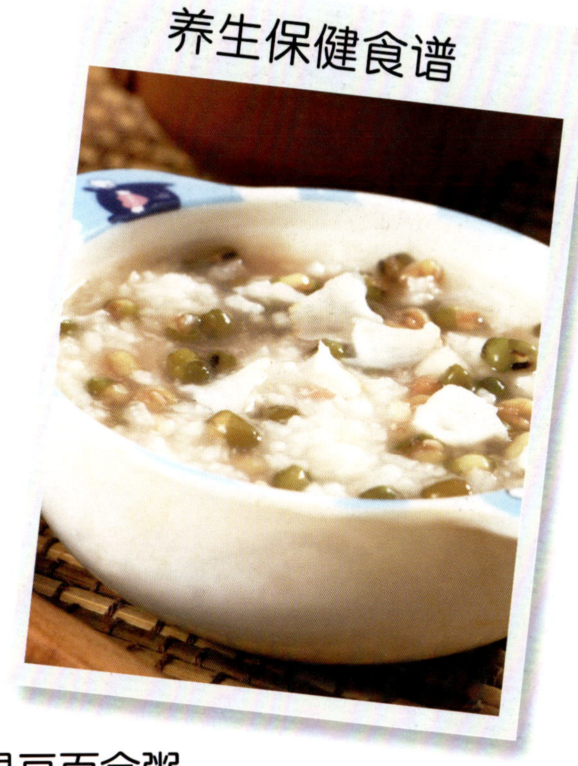

绿豆百合粥

清热利尿、解毒消肿

材料：干百合 10 克，绿豆、圆糯米各 50 克。

调料：冰糖适量。

做法：

1. 百合洗净，用水浸泡 1 小时；绿豆、圆糯米分别洗净，用水浸泡 1 小时。
2. 锅置火上，放入清水、绿豆、圆糯米煮沸，转小火熬煮 40 分钟。
3. 放入百合、冰糖，百合煮熟后即可。

烹饪妙招

可以和百合一起加适量的陈皮，增加燥湿化痰、开胃理气的功效。

苹果 助消化、增强记忆力

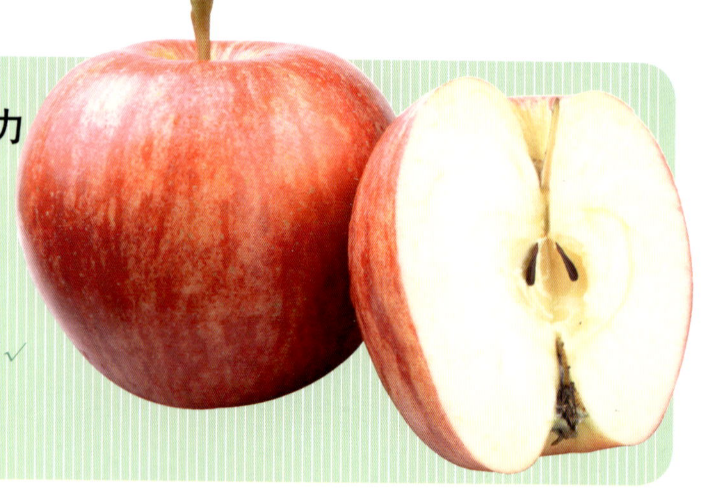

性凉√ 性热 性平 酸性 碱性√

保健功效

缓解疲劳√ 延缓衰老√ 抗病毒√ 抗癌√
降低胆固醇√ 助消化√ 增强记忆力√
降压√ 减少便秘√ 防治贫血√

优势营养	每 100 克含量
蛋白质	0.2 克
膳食纤维	1.2 克
维生素 B_2	0.02 毫克
维生素 E	2.12 毫克
钾	119 毫克
钙	4 毫克

烹调宜忌

- 苹果宜现吃现切，放置时间长不仅会氧化变黑，而且营养素会损失。

人群宜忌

- 怀孕早期的女性每天吃1个苹果可减轻早孕反应。
- 适合有高血压、高脂血症的人及减肥者食用。

选购宜忌

新鲜苹果色泽美观，表面光滑完整；成熟的苹果有果香味，果肉质地紧密，用手在表面轻轻按压无凹陷。

存储宜忌

苹果放在常温的阴凉处能保鲜7～10天，如果装进塑料袋里放进冰箱冷藏，能保鲜更长时间，大约能保鲜1个月。

食材妙用小偏方

腹泻时可取 1 个苹果，连皮带核切成小块，放在水中煮 3 ～ 5 分钟，待温后食用，每日 2 ～ 3 次，每次 30 克左右即可。煮苹果时不宜加蔗糖，因为蔗糖会加重腹泻。

相宜搭配

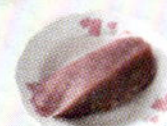
猪肉 + 苹果 = 消除疲劳

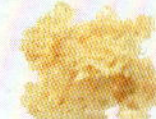
银耳 + 苹果 = 润肺止咳

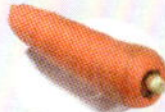
胡萝卜 + 苹果 = 增强免疫力、护肤

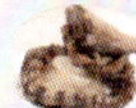
鲍鱼 + 苹果 = 美容养颜

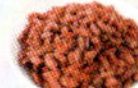
枸杞 + 苹果 = 和脾开胃

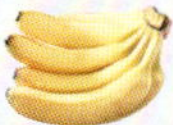
香蕉 + 苹果 = 预防铅中毒

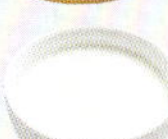
酸奶 + 苹果 = 改善动脉硬化

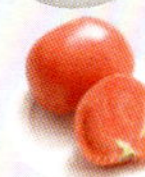
番茄 + 苹果 = 调理肠胃

相忌搭配

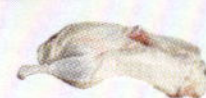
鹅肉 + 苹果 = 易致腹泻

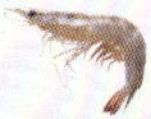
海鲜 + 苹果 = 引起腹痛

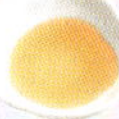
蜂蜜 + 苹果 = 易腹泻

家常菜✓ × 搭配盘点	
满分搭配	苹果银耳瘦肉汤 苹果胡萝卜汁
不及格搭配	蜂蜜苹果汁

养生保健食谱

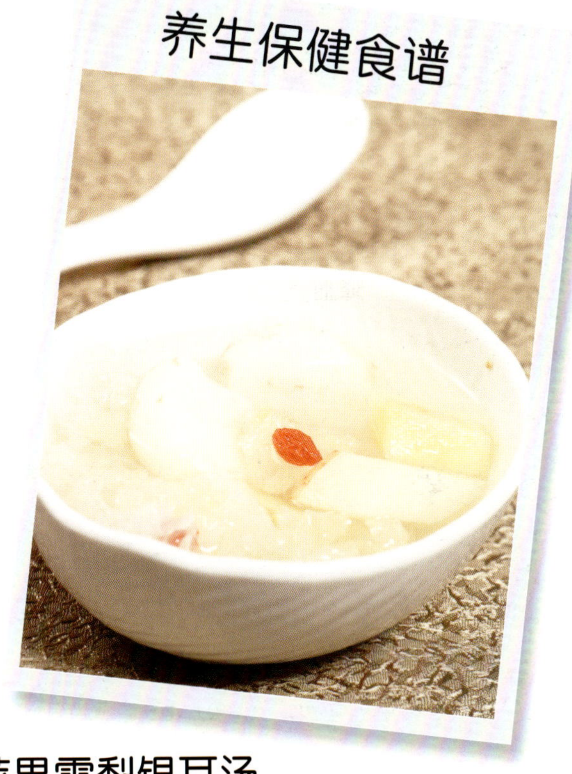

苹果雪梨银耳汤

保健养颜

材料：雪梨、苹果各 1 个，荸荠、银耳各适量。

调料：枸杞、陈皮各适量。

做法：

1. 将雪梨、苹果洗净，切块；荸荠削去外皮；银耳泡发，去黄蒂，撕成小朵备用。
2. 锅中放适量清水，放入陈皮，待水煮沸，再放入雪梨块、苹果块、银耳、枸杞和荸荠，大火煮约 20 分钟，转小火继续煮约 2 小时即可。

烹饪妙招

煮苹果最好不要用铁锅，防止苹果被氧化变黑，可以使用砂锅。

香蕉 润肠通便、舒缓心情

性凉✓ 性热 性平 酸性 碱性✓

保健功效

润肠通便✓ 降血压✓ 健胃✓ 舒缓心情✓ 预防癌症 ✓

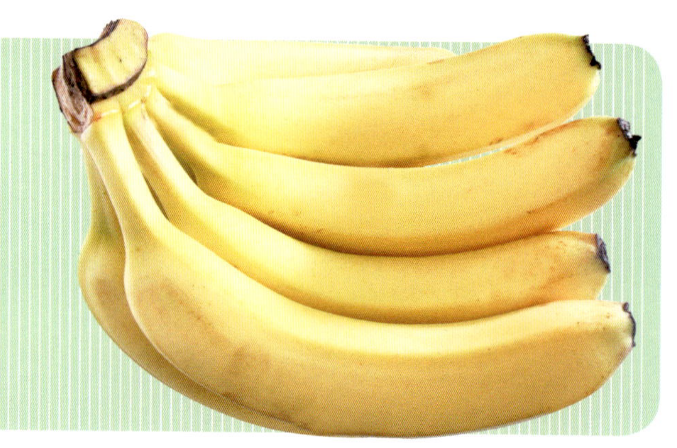

优势营养	每 100 克含量
蛋白质	1.4 克
碳水化合物	22 克
胡萝卜素	60 微克
维生素 B_2	0.15 毫克
钾	256 毫克
碘	2.5 毫克

选购宜忌

优质的香蕉形状齐整，表皮无病斑和虫疤，无创伤，颜色鲜黄光亮，两端带青，果身有弹性，果肉捏上去不发软。

存储宜忌

香蕉不适合放进冰箱中冷藏保存，香蕉皮会发黑，容易腐烂。把香蕉放入干净的塑料袋中，再放入1～2个苹果，挤出袋内的空气，扎紧袋口，放在阴凉、干燥处，这样能使香蕉保鲜一周左右。

烹调宜忌

☹ 香蕉在低温的环境中存放容易腐坏，所以不宜放进冰箱冷藏保存。

人群宜忌

☹ 香蕉钾含量高，患有急慢性肾炎、肾功能不全者，都不宜多吃。

☺ 容易抑郁的人适宜常吃些香蕉。

相宜搭配

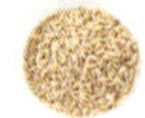

燕麦 + 香蕉 = 改善睡眠

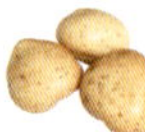

土豆 + 香蕉 = 预防结肠癌

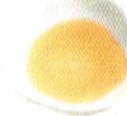

蜂蜜 + 香蕉 = 美容养颜

相忌搭配

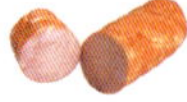

火腿肠 + 香蕉 = 产生有毒物质

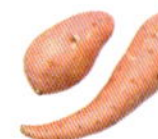

红薯 + 香蕉 = 易致腹胀

家常菜✓ × 搭配盘点	
满分搭配	燕麦香蕉粥、香蕉土豆泥
不及格搭配	香蕉奶昔

西瓜 利尿、清热解暑

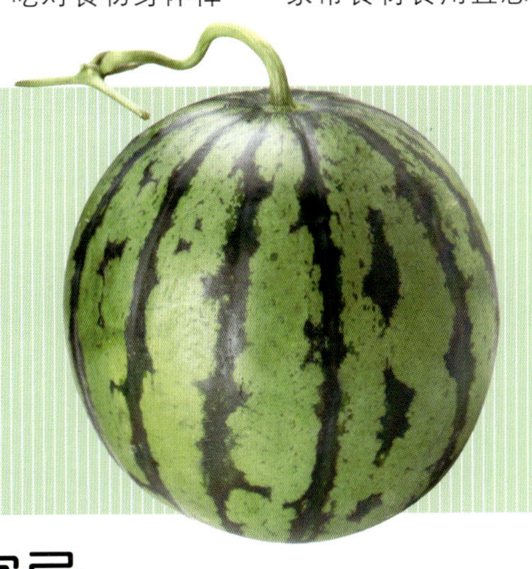

性凉√ 性热 性平 酸性 碱性√

保健功效

利尿√ 除皱√ 抗衰老√ 降血压√ 清热解暑√

优势营养	每 100 克含量
蛋白质	0.6 克
胡萝卜素	450 微克
维生素 A	75 微克
维生素 B_2	0.03 毫克
钾	87 毫克
钙	8.0 毫克

选购宜忌

优质西瓜体型匀称，瓜皮颜色绿、色泽深，纹路明显，瓜脐四周饱满、中间凹陷；用手摸瓜皮，皮滑且硬；用手轻拍瓜身，声音较沉闷。

存储宜忌

切开的西瓜应在切面上罩上保鲜膜，放入冰箱冷藏，能保鲜2～3天。没切开的西瓜不要水洗，放在阴凉通风处能保鲜4～5天。

烹调宜忌

西瓜皮能消炎、清热解毒、利尿，不要扔掉，可凉拌或炒食。

人群宜忌

尤其适合口干多汗、高热不退的人食用。

西瓜性凉，脾胃虚寒的人一次不宜吃得太多。

相宜搭配

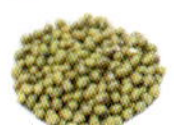

绿豆 + 西瓜 = 清热解暑

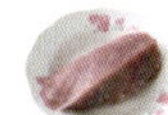

猪瘦肉 + 西瓜 = 促进肉中铁的吸收

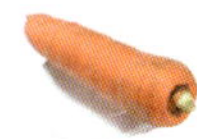

胡萝卜 + 西瓜 = 改善皮肤干燥和粗糙

相忌搭配

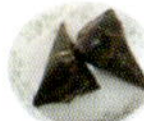

粽子 + 西瓜 = 造成腹痛和腹泻

蜂蜜 + 西瓜 = 影响西瓜中维生素 C 的吸收

家常菜√ × 搭配盘点	
满分搭配	西瓜皮绿豆粥、西瓜皮瘦肉汤
不及格搭配	蜂蜜西瓜汁

草莓 明目养肝、改善牙龈出血

性凉✓ 性热 性平 酸性 碱性✓

保健功效

明目养肝✓ 祛火✓ 预防癌症✓ 解酒✓ 补血✓
滋润皮肤✓ 改善牙龈出血✓ 降血压✓ 改善动脉硬化✓

优势营养	每 100 克含量
蛋白质	1.0 克
碳水化合物	7.1 克
维生素 B_2	0.03 毫克
维生素 C	47 毫克
维生素 E	0.71 毫克
钾	131 毫克

选购宜忌

新鲜的草莓表面有很多茸毛，颜色红嫩，个大饱满，质地坚实，无腐烂。

存储宜忌

草莓的果实比较娇嫩，不适合常温保存。存放草莓最好装进保鲜盒中送进冰箱冷藏，冷藏时一定要盖严盒盖，以免混入冰箱中其他食材的味道，这样能使草莓保鲜2~3天。

烹调宜忌

😊 草莓表面粗糙，不易洗净，宜用淡盐水浸泡15分钟，既较易清洗又能杀菌。

人群宜忌

☹ 草莓富含草酸钙，患有尿路结石的人不宜多食草莓，以免使结石增大。

☹ 脾胃虚寒的人不宜食用草莓。

相宜搭配

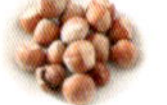
榛子 + 草莓 = 预防贫血、增强体力

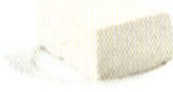
豆腐 + 草莓 = 改善更年期不适症状

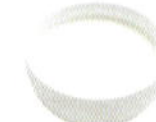
酸奶 + 草莓 = 解渴、养心安神

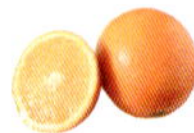
橙子 + 草莓 = 美白肌肤

相忌搭配

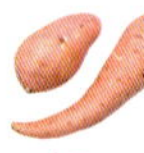
红薯 + 草莓 = 易肠胃不适

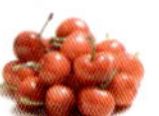
樱桃 + 草莓 = 上火

家常菜✓ × 搭配盘点	
满分搭配	草莓酸奶沙拉、草莓香橙奶昔
不及格搭配	鲜果沙拉（加入樱桃、草莓）

花生 止血、增强记忆力

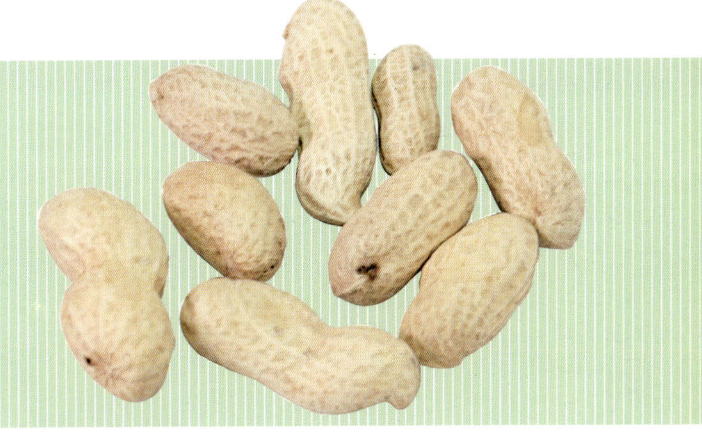

性凉　性热　性平√　酸性√　碱性

保健功效

止血√　延缓衰老√　降低胆固醇√

预防肠癌√　增强记忆力√

优势营养	每 100 克含量
蛋白质	24.8 克
碳水化合物	21.7 克
维生素 B_1	0.72 毫克
维生素 B_2	0.13 毫克
维生素 C	2.0 毫克
钾	587 毫克

选购宜忌

带壳花生宜选大小均匀，形态完整，无杂质和异味的。花生米则要颗粒饱满，红衣光亮。

存储宜忌

将买回来的花生米放在通风处晾去多余的水分，然后装入干净的塑料袋中，放入几个干红辣椒，排出袋中的空气，扎紧袋口。这样存放花生米可保存5个月不变质。

烹调宜忌

花生宜煮汤食用，具有利尿、通乳、润肺的功效。

花生炒熟或油炸后性燥热，不宜多食。

人群宜忌

手术后、病后体虚者及孕妇、产妇最适宜食用花生。

花生含油脂多，消化时需要多耗胆汁，患胆管疾病者不宜食用。

相宜搭配

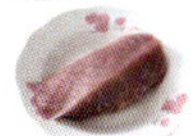

猪肉 + 花生 = 预防贫血、消除疲劳

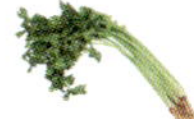

芹菜 + 花生 = 降压、降脂、止血、润肺

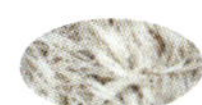

银鱼 + 花生 = 有利于银鱼中钙的吸收

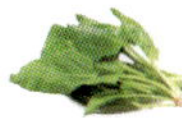

菠菜 + 花生 = 美白肌肤

相忌搭配

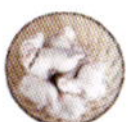

猪蹄 + 花生 = 干扰蛋白质的消化

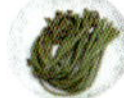

蕨菜 + 花生 = 降低二者的营养价值

家常菜√ × 搭配盘点	
满分搭配	芹菜拌花生米、小银鱼拌花生、老醋菠菜花生
不及格搭配	猪蹄花生汤

核桃 健脑益智、乌须发

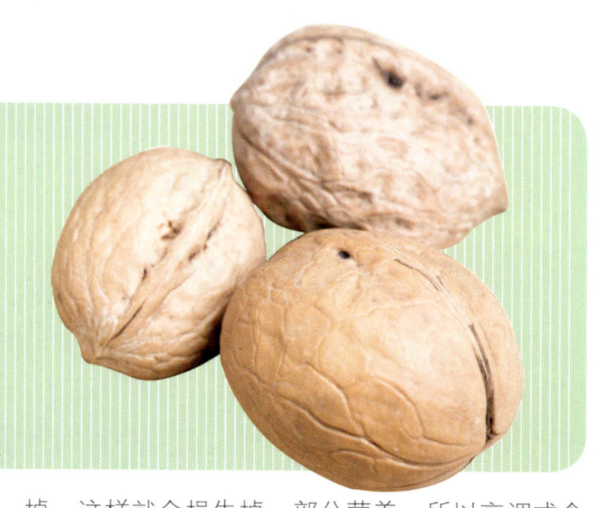

性凉 性热✓ 性平 酸性✓ 碱性

保健功效

健脑益智✓ 润肌肤✓ 缓解疲劳✓ 乌须发✓

优势营养	每 100 克含量
蛋白质	15.2 克
脂肪	65.5 克
胡萝卜素	60 微克
维生素 B_1	0.26 毫克
维生素 E	43.2 毫克
叶酸	102.6 微克

选购宜忌

带壳的优质核桃，大小均匀，形状齐整，纹路明显，气味正常自然，用手掂量有质感、硬朗。优质的核桃仁肉质丰满，外表的薄膜呈淡黄色或淡琥珀色，掰开果仁肉质洁白。

存储宜忌

核桃宜带壳保存。尽量放在通风透气的地方、不要用密封袋装，最好使用布袋、麻袋或其他的透风较好的袋子，能较好的保持核桃的干度，防止其回潮、发霉。这样可以存放5个月左右。

烹调宜忌

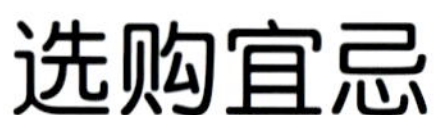

核桃仁表面的褐色薄皮有苦味，有些人会把它剥掉，这样就会损失掉一部分营养，所以烹调或食用核桃仁时不要剥掉这层薄皮。

人群宜忌

易上火、腹泻的人不宜吃核桃，因为核桃火气大，含油脂多，会加重症状。

相宜搭配

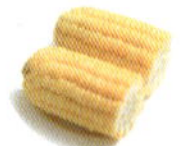

玉米 + 核桃 = 延缓衰老

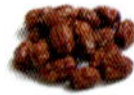

红枣 + 核桃 = 美容养颜、健脑

相忌搭配

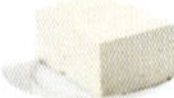

豆腐 + 核桃 = 易腹胀、腹痛和消化不良

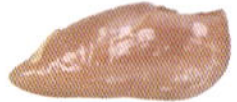

山鸡肉 + 核桃 = 上火、生痰

家常菜✓ × 搭配盘点	
满分搭配	红枣核桃粥
不及格搭配	木耳核桃炖豆腐、核桃鸡丁

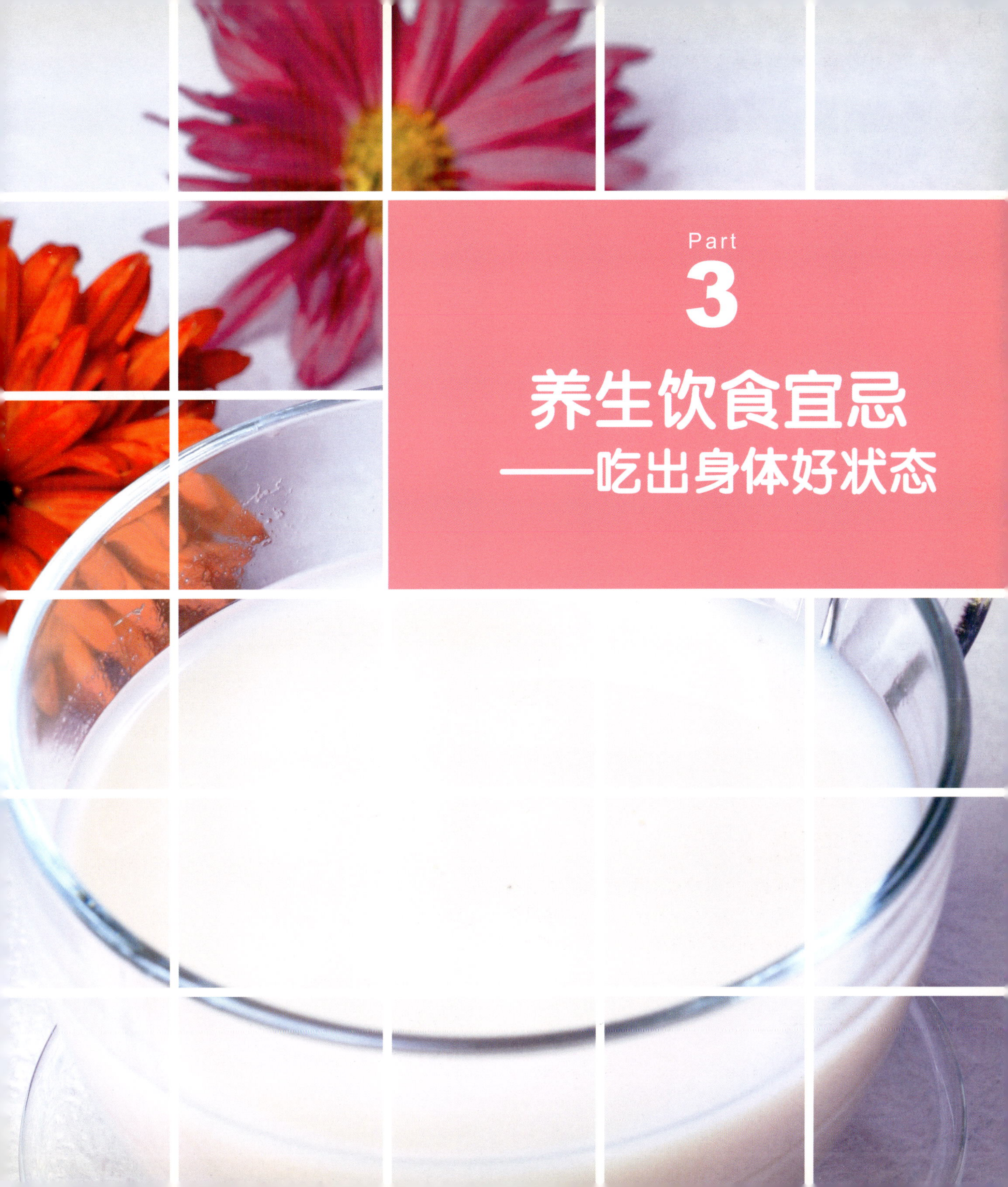

Part

3

养生饮食宜忌

——吃出身体好状态

健脾养胃

每餐吃七八分饱、少吃油腻食物

适宜人群：胃病患者√ 脾胃不好者√ 食欲不振者√

必需营养素：B族维生素√ 维生素C√

饮食要点：每餐吃七八分饱√ 常吃新鲜蔬菜水果√ 常吃些黄色的食物√ 食物易消化√ 食物种类单一× 常吃油腻食物×

舌尖上的健康经

1.饮食有规律。一日三餐不可少，到了吃饭时间多少要吃一些，不能不吃。

2.吃饭细嚼慢咽，有利于对胃黏膜的保护。

3.少吃油炸食品。油炸食品容易加重消化道负担。

4.少吃性凉生冷的食物。常见的如冰镇西瓜、冰激凌，还应少喝冰镇饮料，以减少对胃的刺激。

5.避免咖啡、浓茶、甜食等能强烈刺激胃液分泌的食物。

6.少吃或不吃生葱、生蒜、生萝卜、洋葱、蒜苗等产气多的食物，对胃不利。

4.每周吃2～3次深海鱼。深海鱼中含有丰富的卵磷脂、不饱和脂肪酸、DHA等利于大脑发育的营养成分。卵磷脂是人脑中神经介质乙酰胆碱的重要来源，可增强记忆、思维和分析能力。DHA是构成脑细胞不可缺少的营养，能增强人的记忆和思维能力，并提高智力。

宜吃的明星食物

食物	功效
小米	健脾和胃
山药	增强脾胃消化吸收功能，补胃健脾
芋头	帮助消化，特别适合脾胃虚弱的人食用
土豆	健脾健胃、益气和中
山楂	开胃、助消化

其他宜吃食物

玉米、大米、扁豆、南瓜、卷心菜、魔芋、莲藕、猪肚、鸡肉、鸭肉、黄鱼、鲫鱼、鲤鱼、金针菇、香菇、柑橘、芒果、木瓜、牛奶等。

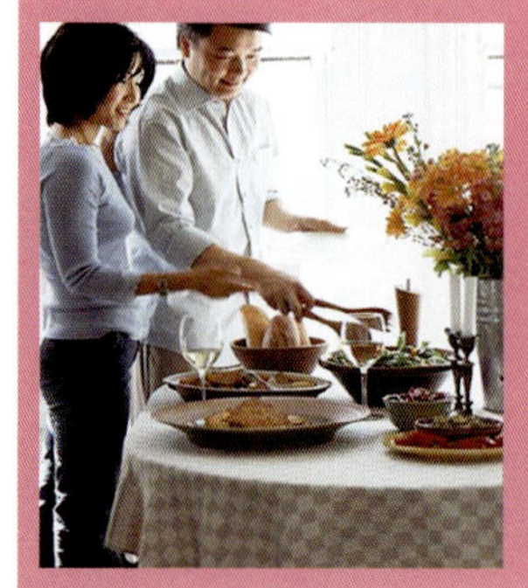

三餐定时定量，饮食规律，任何食物都适量食用，避免过饥或过饱，这样才能养成“胃口好，吃吗吗香”的好身体。

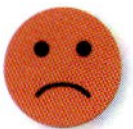

忌吃食物

辣椒×	胡椒×

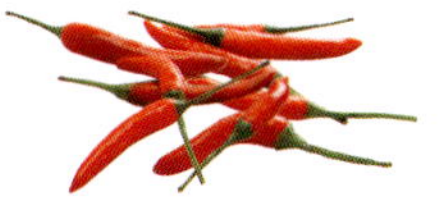
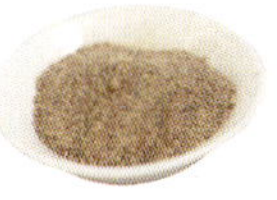

这些食物有较强的刺激性，易对脾胃造成伤害，胃是容纳食物的重要器官，当胃受伤之后，就不能把食物进行消化变成营养。这时，脾功能也会受到牵连，会造成功能降低，从而影响统血功能。

油条×	鸡排×	烤羊肉串×

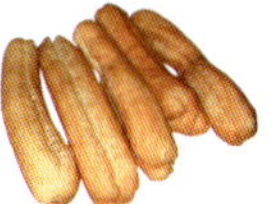
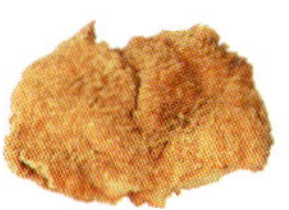
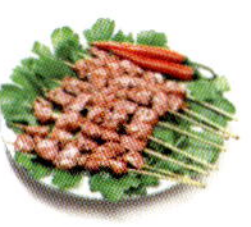

油炸类的食物不易消化，从而加重胃肠道的负担，引起消化不良

雪糕×	冰镇西瓜×	冰镇饮料×

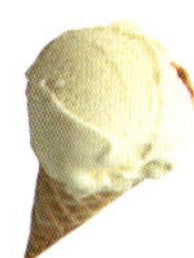
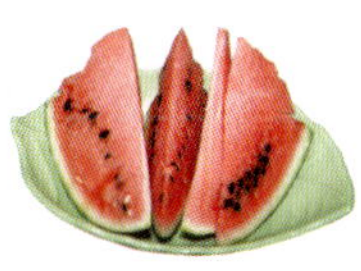
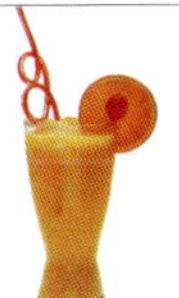

这类食物属于生冷食品，经常吃冷食，会影响脾胃正常的消化功能，食物吃下去不易消化，还容易造成腹痛、腹泻。

蜜饯×	糖果×	甜点心×

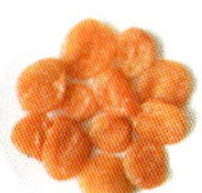
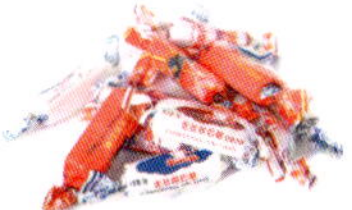
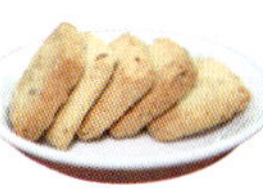

这些食物口味很甜，吃后不容易消化，对胃不好，并且吃过多会影响食欲。

舌尖深度关注

Q 脾胃虚吃什么好？

A 脾胃虚寒主要表现为上腹不适或隐痛，常因天气变冷、吃寒凉食物引发疼痛，疼痛时伴有胃部寒凉感，并伴有大便溏泻、舌苔薄白、脘腹胀满、面色无华、肢体乏力等症状，得温症状减轻。

脾胃虚寒的人饮食上要注意以下几个要点：

1.宜适量吃些性质温热的食物，比如羊肉、红枣等。

2.少吃易损伤脾胃阳气的食物，比如空心菜、苋菜、枇杷等。

3. 少吃味厚滋腻、难以消化，易阻碍脾胃运化的食物，比如甲鱼肉、糯米等。

4.少吃可损伤正气、加重虚寒的食物，比如山楂、生萝卜、香菜等。

健脾养胃食谱推荐

菜名	食物搭配	营养功效
腐竹白果猪肚汤	猪肚+腐竹+白果	健脾开胃、滋阴补肾
木瓜鲩鱼尾汤	木瓜+鲩鱼	缓解胃痛、调理胃溃疡
蚕蛹红枣汤	蚕蛹+红枣	养胃健脾、润肺生津
桂圆松子仁汤	桂圆+松子仁	补脾益胃、养血安神
桂花板栗羹	板栗+糖桂花	改善反胃症状
红枣莲子粥	大米+莲子+红枣	养胃、调理缺铁性贫血
清炖鲫鱼	鲫鱼+陈皮	健脾利湿、和中开胃

护心

低脂、低胆固醇饮食，少喝咖啡

适宜人群： 心脏病患者✓　心慌、心悸者✓　胸闷、胸痛、气短者✓

必需营养素： 维生素B_1✓　维生素C✓　维生素E✓　铁✓　钙✓　镁✓　钾✓

饮食要点： 常吃深海鱼✓　低盐饮食✓　低脂、低胆固醇饮食✓　不吃辛辣刺激性食物✓　常喝咖啡×　喝水少×　过度饮酒×

舌尖上的健康经

1.适量多食红色食物。如牛肉、猪肉等肉类含有丰富的优质蛋白质，有强心效果。可以适量多食西瓜，因为西瓜是最佳“护心”水果。

2.以茶取代咖啡。经常喝茶、少喝咖啡，茶叶中含有对心脏起保护作用的化学物质，可以减少患心脏病的概率。

3.多喝水，每天至少5杯水。

4.肥胖者应该减少脂肪的摄入，以减轻心脏负担，维护心脏健康。

5.经常吃含镁、钙多的食物，如豆类、海鲜等，镁能保护心脏，钙能安神养心。

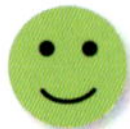

宜吃的明星食物

食物	功效
红豆	养心、去心火
小米	可养心安神
桂圆	可安定心神
莲子	养心安神
紫菜	保护心血管系统

其他宜吃食物

燕麦、糙米、菠菜、番茄、莲藕、海鱼（鲑鱼、鳕鱼、鲭鱼、金枪鱼、海鳗等）、香蕉、红枣、牛奶、芝麻、核桃、花生、海带、黑木耳等。

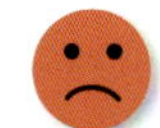

忌吃食物

油条×	麻花×

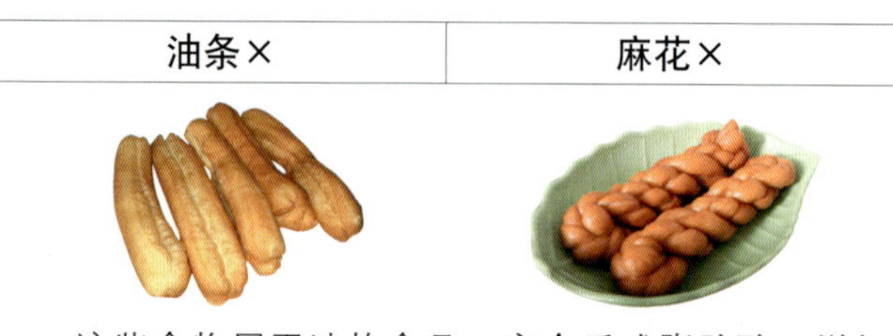

这些食物属于油炸食品，富含反式脂肪酸，增加人体不良胆固醇的含量，可导致患心脏病的机会大大增加。

五花肉×	猪大肠×
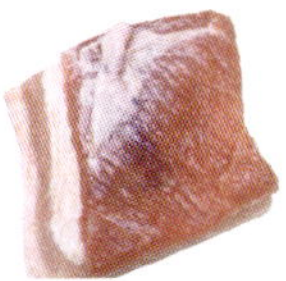	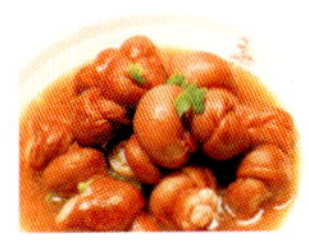

这类食物含有较多的动物性脂肪，会增加心脏、血管的负荷，从而增加心脏病的患病风险。

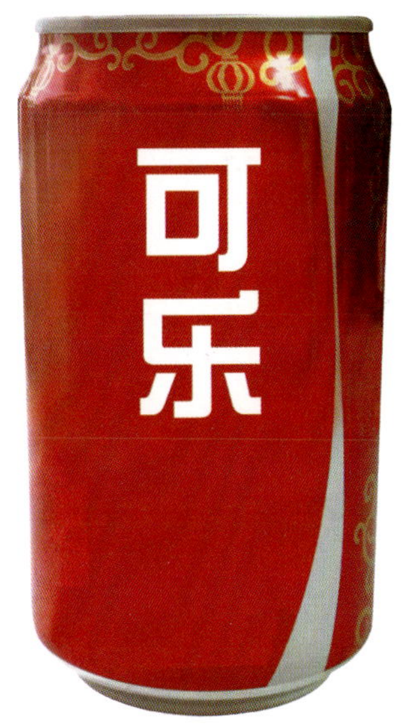

可乐及一些含酒精的饮料可刺激神经，增加对心肌的不利影响，不宜多饮。

舌尖深度关注

Q 冠心病患者要如何饮食？

A 冠心病病人饮食要清淡，宜低盐、低脂、低糖。每天盐的摄入量不宜超过 5 克，烹调用油（以玉米油、菜油、大豆油为主）每天不超过 25 克，忌吃蔗糖，适量多吃鱼类、豆类、菌藻、海产品、绿叶蔬菜及瓜果。忌浓茶，浓茶中较高的咖啡因成分会使身体耗氧量增加，并会使血压增高。早、中、晚饮 300 ~ 500 毫升的凉开水比较健康。尽量远离烟酒，适量饮用原汁红葡萄酒对冠心病是有益的。

护心食谱推荐

菜名	食物搭配	营养功效
桂圆姜枣汤	桂圆 + 生姜 + 红枣	益气养血、改善心悸失眠
酱猪心	猪心 + 豆豉 + 黄酒 + 酱油	养心安神
芦笋胡萝卜汁	芦笋 + 胡萝卜	降压、抗癌、保护心脏
莲子小米粥	莲子 + 小米 + 糯米	养心神、益心气
炝拌莴笋	莴笋 + 大蒜	助眠、护心
桂圆莲子鸡汤	桂圆 + 莲子 + 肉鸡	补血、养心
五谷养生粥	黄豆 + 黑豆 + 绿豆 + 红小豆 + 紫米	养心、祛湿、补血

养肝

少吃油腻食物、不吸烟不喝酒

适宜人群：肝病患者✓ 烦躁易怒者✓ 爱喝酒的人✓

必需营养素：维生素A✓ B族维生素✓ 维生素E✓ 钙✓ 碳水化合物✓

饮食要点：常吃绿颜色的食物✓ 常吃些酸味食物✓ 少吃油腻食物✓ 忌吃辛辣食物✓ 常吃些健脾食物✓ 吸烟喝酒×

舌尖上的健康经

1.适量进食动物的肝脏，可以起到以肝养肝的作用，尤其是肝气不足的人。

2.选用新鲜、无污染的绿色食品，少食含有添加剂的食物，忌食霉变食物。

3.春季是养肝的好时机，要多注意进食一些温而润的食物，避免过凉。

4.青色和绿色的食物有益肝气、消除疲劳、舒缓肝郁、防范肝疾、提高免疫功能等功效，肝功能不好的人宜适量多食。

5.久坐电脑旁的人，要经常喝水或者绿茶，保护眼睛的同时，对保护肝脏也起到了间接的作用。

6.碳酸饮料要少喝，以免干扰肝脏的正常工作。

宜吃的明星食物

食物	功效
猪肝	可以养肝明目
枸杞子	有助于肝脏解毒，改善肝脏功能
胡萝卜	清肝明目，保护视力
菊花	清肝火、明目

其他宜吃食物

玉米、小米、黑米、绿豆、青豆、豌豆、土豆、白萝卜、洋葱、黄瓜、冬瓜、西蓝花、菜花、芹菜、卷心菜、竹笋、海带、红枣、苹果、草莓、牛奶等。

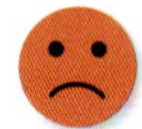

忌吃食物

辣椒×	芥末×

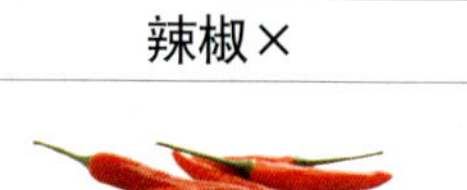

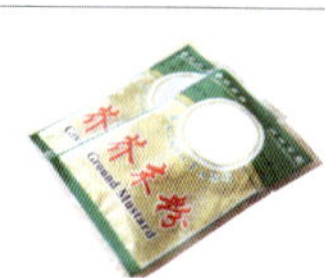

经常吃辛辣刺激的食物，容易导致脾胃升降失调，加重肝脏负担。

可乐×	雪碧×	美年达×

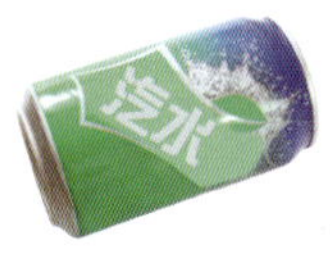

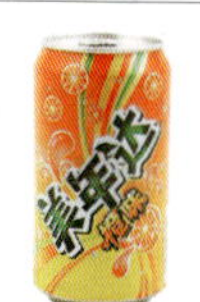

不要大量饮用这些碳酸饮料，过多的摄入碳酸饮料会干扰肝脏的正常工作。

炸鸡腿×	奶油蛋糕×	炸薯条×
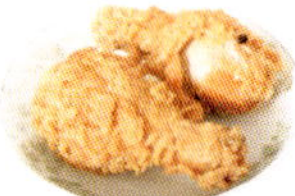		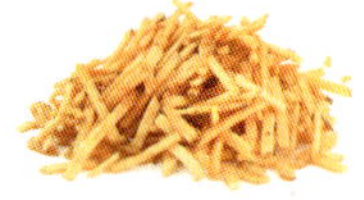

这些食物含有的脂肪比较多，常食会加重肝脏负担，影响肝功能。

舌尖深度关注

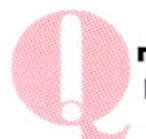

常喝酒应酬的人如何养肝？

A 1. 喝酒之前吃一些米饭、馒头、面条等主食，不要空腹饮酒。

2.不要把可乐、汽水等饮料掺到酒中一同饮用，因为饮料中的成分能加快身体吸收酒精。

3.不能将不同的酒混在一起喝，比如白酒加啤酒，这样喝易醉，还容易头痛。

4.饮酒时每次只喝一小口，下酒菜以豆制品、绿叶蔬菜为好，这些食物能保护胃和肝脏。

5.饮酒后切忌饮浓茶醒酒，不然会加剧头痛，使血压升高。可以吃些水果或者喝些鲜果汁。

Q 脾气不好如何饮食？

A 在人体心、肝、脾、肺、肾五脏中，肝主怒，所以怒首先损伤的脏器就是肝。脾气不好的人更要注意饮食养肝。

1.可以多摄入一些富含钙的食物，比如牛奶、虾皮等。人缺钙时容易出现急躁情绪，容易被惹怒。

2.每天吃0.25～0.5千克水果，大概相当于1个苹果加1个橙子的量。水果含有糖分，可提供愉悦的甜味和丰富的钾元素，减少钙的流失，对缓解紧张情绪有利。

3.常吃些富含维生素B_6的食物，比如香蕉、黄豆等。如果维生素B_6摄入不足，就容易情绪激动、急躁。

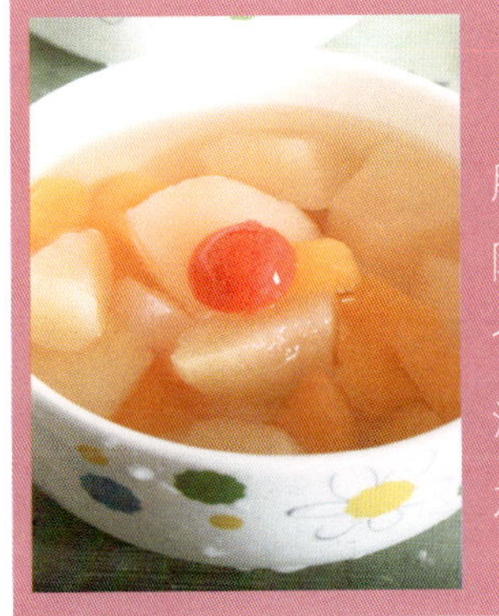

尽量少吃香肠、火腿肠、方便面、罐头等含有防腐剂、色素等添加剂的食品，这些添加剂不但有潜在致癌作用，而且会增加肝脏负荷。

养肝食谱推荐

菜名	食物搭配	营养功效
猪肝枸杞汤	猪肝+枸杞子	补肝、养血、明目
莲藕山药枸杞炖排骨	莲藕+山药+枸杞+排骨	滋补肝肾、养肝明目
红枣芹菜羹	红枣+芹菜+香菇	保肝养肝、适合酒精肝患者
凉拌双耳	银耳+黑木耳	益气补血、养肝益肾
韭菜猪肝汤	韭菜+猪肝	补养肝血
银耳百合香蕉羹	银耳+百合+香蕉+枸杞	提高肝脏解毒能力
桑葚粥	桑葚+糯米+冰糖	滋补肝阴，适合肝肾亏损者

补肾

忌吃生冷食物、宜低盐饮食

适宜人群：肾病患者√　老年人√　肾虚者√

必需营养素：B族维生素√　维生素C√　蛋白质√　锌√

饮食要点：忌吃生冷大凉之物√　忌吃辛辣香燥食物√　适量吃肉√　均衡饮食、不偏食挑食√　爱吃含盐高的食物×　暴饮暴食×

舌尖上的健康经

1.冬季是保养肾脏最好的季节，可多食些羊肉、腰果、芝麻等食物，具有补益肾脏、填精补髓的作用。

2.多食黑色食物，适量进食咸味的食物。大多黑色食物富含氨基酸、矿物质，能补肾养血，如黑米、黑芝麻等；咸味食物有消肿解毒、补肾强身的功效，常见的有苋菜、紫菜、海带等。

4.避免暴饮暴食。食物最终都以尿酸及尿素氮等经过肾脏排出，饮食无度会增加肾脏的负担。

4.少喝软饮料及运动饮料，避免身体的酸碱平衡出现紊乱，从而增加肾脏的负担。

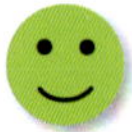

宜吃的明星食物

食物	功效
黑豆	补肾养血
黑芝麻	黑色食物入肾，可益肾补精
黑米	滋肾补胃、益气血
韭菜	补肾益阳、消炎杀菌
泥鳅	滋补肾脏，对调节性功能有较好的作用

其他宜吃食物

蚕豆、栗子、核桃、香菇、黑木耳、海带、紫菜、山药、桂圆干、紫葡萄、猪腰子、羊肉、乌鸡、鸽肉、狗肉、海参、甲鱼、鳝鱼等。

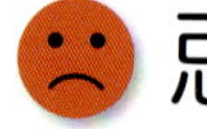

忌吃食物

鱼类×

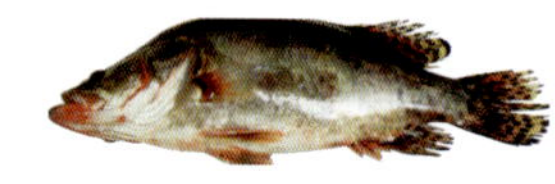

鱼类食物含蛋白质较多，代谢后产生大量的酸，会对肾脏的酸碱调节功能带来很大的负担。

咸菜×	腐乳×

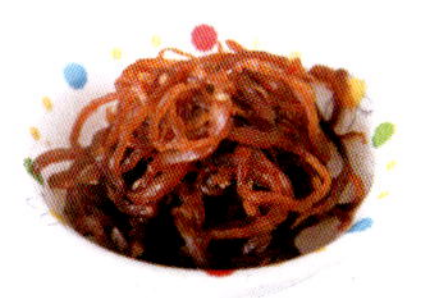

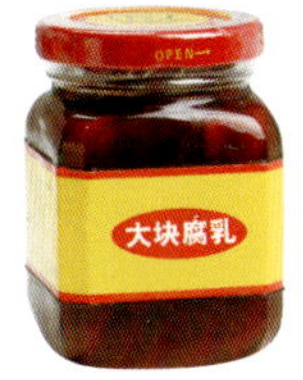

这些食物的含盐量较高，经常高盐饮食可增加患肾脏疾病的概率。

软面包×	蛋糕×

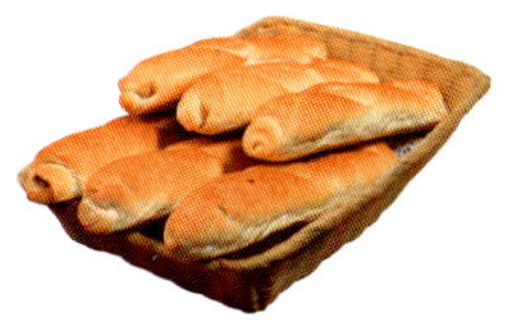

过于松软的面包和蛋糕，在制作时都会加入一种食品添加剂溴酸钾，它能让烤出来的面包和蛋糕吃起来口感松软，但经常食用这类点心会损害人的肾脏、中枢神经、血液。

舌尖深度关注

Q 肾阴虚怎么吃？

A 肾阴虚的人会表现出失眠多梦、腰膝酸软、手足心热、潮热盗汗、头晕耳鸣、脱发、便秘等症状。肾阴虚的人，适宜吃甘凉滋润、生津养阴的食品，比如新鲜蔬果和其他富含纤维素、维生素的食物，忌吃辛辣刺激、煎炸炒爆、性热上火、脂肪和碳水化合物含量过高的食物。

Q 肾阳虚怎么吃？

A 肾阳虚的人会表现出怕冷、手足冰冷、精神不振、身体浮肿、腹泻、性欲低下等症状。肾阳虚的人，适宜吃性温散寒、热量高而营养丰富的食品，忌吃各种冷饮和生冷瓜果。

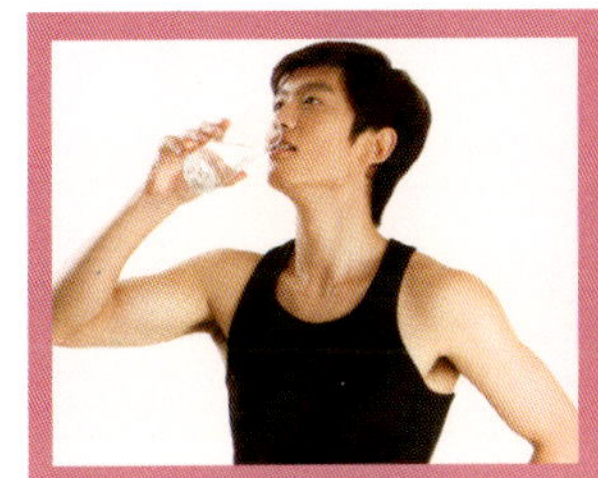

适量多喝水能促进排尿，有助于体内毒素的排除，也可预防肾结石的形成和尿道感染的发生。

补肾食谱推荐

菜名	食物搭配	营养功效
韭菜炒鱿鱼	韭菜+鱿鱼	强肾、温补
羊肉炖萝卜	羊肉+白萝卜+生姜	补肾壮阳、补虚温中
葱烧虾	大葱+基围虾	补肾兴阳，益气开胃
黑米莲子粥	黑米+莲子+冰糖	补肾健脾，滋阴养心
栗子排骨红薯汤	栗子+排骨+红薯	滋阴补肾，强壮筋骨
牡蛎煎蛋	牡蛎+鸡蛋	温肾固精
山药枸杞炖鳝鱼	山药+枸杞+鳝鱼	补肾阳，强腰膝

润肺

饮食清淡、少吃辛辣食物

适宜人群：咳嗽的人✓　气管炎患者✓　经常接触粉尘的人✓

必需营养素：B族维生素✓　维生素C✓　蛋白质✓　锌✓

饮食要点：饮食清淡✓　吃些白颜色的食物✓　适量多饮水✓

吃油炸、烧烤食物×　常吃辛辣食物×

舌尖上的健康经

1.适量多喝水。水能保持肺和呼吸道的湿润度，还能帮助呼吸道进行清理。

2.多食白色食物，适量吃辛味的食物。白色食物具有润肺、安定情绪的作用，如鸡肉、大米、牛奶等；辛味的食物，像白萝卜、生姜、桂皮，能够发散风寒、促进血液循环。

3.少吃或不吃辛辣的食物。葱、姜、蒜、辣椒等都属于这一类，其性燥热，刺激性强，发散作用较强，不适合养肺。

4.饮食清淡。最好少食油炸、烧烤、煎的食物。

5.多食水果。梨子、罗汉果、橙子等都有化痰、润肺、清热生津的功效。

宜吃的明星食物

食物	功效
百合	滋润肺阴，帮助肺部抵抗病毒
胡萝卜	增强肺部抵抗力，减缓肺功能退化
梨	祛痰止咳、养肺润燥
杏仁	镇咳化痰、理肺、润肺
白果	敛肺定喘、治疗咳嗽

其他宜吃食物

绿豆、松子、花生、山药、大白菜、菜花、白萝卜、莲藕、黄豆芽、银耳、黑木耳、苹果、金橘、柚子、荸荠、甘蔗、柿子、葡萄、豆浆、冰糖等。

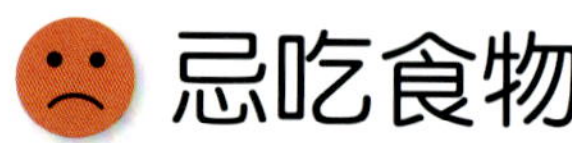

忌吃食物

葱×	姜×	蒜×

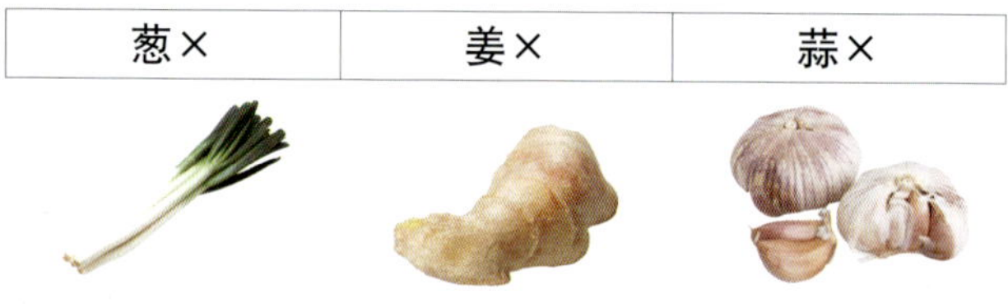

辛辣刺激的食物性质温热，易化热伤津，易使肺气更加旺盛，进而伤及肺部。

油条×	麻花×
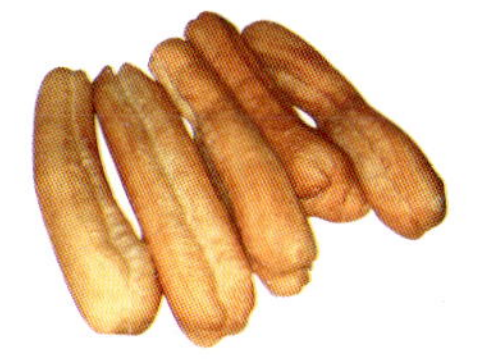	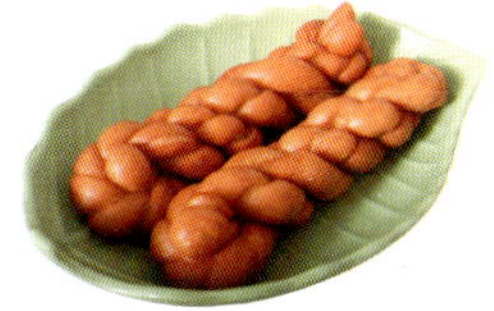

薯条×

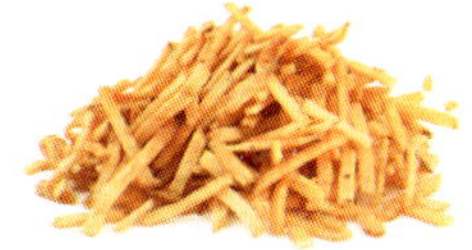

经常吃这些油炸膨化类的食物，会导致身体产生致癌物，易引起肺癌。

舌尖深度关注

Q 雾霾天气怎样饮食润肺？

A 雾霾天对呼吸系统影响最大，容易引起急性上呼吸道感染、肺炎等疾病。此时，饮食上要注意润肺。尽量以清淡饮食为主，不要吃葱、蒜、辣椒等辛辣刺激性食物。宜多吃一些富含维生素 C、维生素 E 的食物，有助于身体排出粉尘微粒，如柠檬、橙子、猕猴桃、青椒、菠菜、白菜、牛奶、鸡蛋、花生、核桃等。还可以喝些罗汉果茶，罗汉果茶可防治吸入污浊空气引起的咽部瘙痒，有良好的润肺功效，一个罗汉果一般可冲泡 4 ~ 5 次。

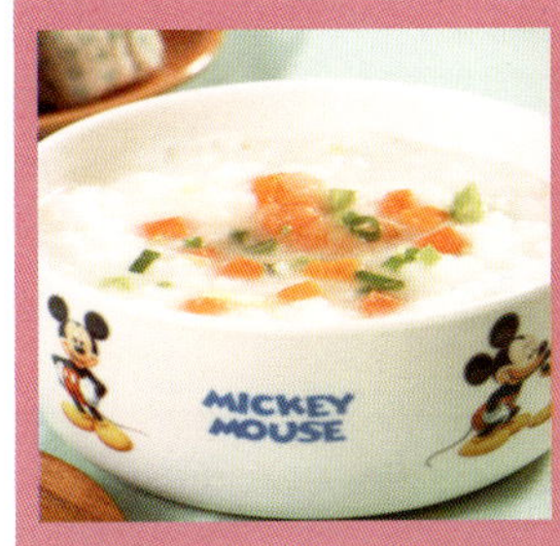

粥能养肺，煮粥时宜选用具有养阴生津功效的食物，如芝麻、蜂蜜、梨、银耳、萝卜、绿色蔬菜等。

润肺食谱推荐

菜名	食物搭配	营养功效
苹果银耳瘦肉汤	苹果+银耳+瘦肉+胡萝卜	养阴润燥、清心润肺
杏仁粥	杏仁+大米+冰糖	宣肺化痰、止咳定喘
蒜蓉南瓜	南瓜+大蒜	润肺、补中益气
莲子百合糖水	莲子+百合+冰糖	滋阴润肺、生津止渴
芹菜拌核桃仁	芹菜+核桃仁	补肺敛肺、润肠通便
木耳番茄鸡块	黑木耳+番茄+鸡肉	润肺补肺、清热解毒
菜心炒虾皮	白菜心+虾皮	开胃、润肺

祛火

多喝白开水、饮食清淡

适宜人群： 大便干燥√　小便发黄√　牙龈肿痛√　咽喉肿痛√　口舌生疮√

必需营养素： B族维生素√　维生素C√

饮食要点： 多喝白开水√　常吃新鲜水果和蔬菜√　饮食清淡√　饮酒×　吃辛辣食物×

舌尖上的健康经

1.多饮水，以补充身体因上火而消耗的水分，防止火气在体内越来越旺。或者选择喝柠檬水或者薄荷、苦丁、菊花等茶饮。

2.常食富含膳食纤维的食物。豆类、燕麦、玉米、小米等粗粮都是很好的选择，可以促进胃肠蠕动，预防便秘，防止上火。

3.少食易引起上火的食物，如荔枝、辣椒、油炸食物等。

4.可以选择一些中草药煎服，如金银花、蒲公英、菊花等。另外，“苦”是“火”的天敌，可以适当多食苦味的食物，像杏仁、苦菜、苦瓜等。

5.尽量少饮酒，因为酒精容易导致体内燥热加重，燥热体质的人尤其要注意。

宜吃的明星食物

食物	功效
梨	清热祛火，止咳润肺
苦瓜	清热利尿，适合心火旺盛者食用
莲子	改善心火亢盛引起的烦躁等症状
西瓜	清热祛火、利尿消肿
木瓜	清热、祛火、排毒
芦笋	祛火、排毒

其他宜吃食物

黑豆、薏米、糙米、黄瓜、苦苣、荸荠、猪血、鸭血、香菇、黑木耳、海带、紫菜、绿茶、蜂蜜、牛奶等。

忌吃食物

辣椒×	大蒜×

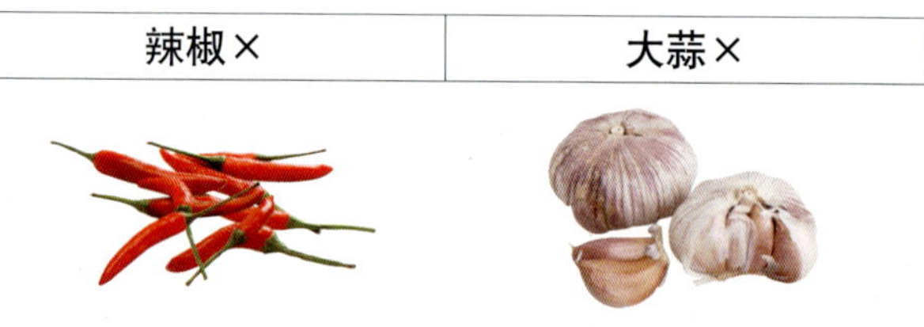

这些刺激性的食物会使得体内发热，多食易导致上火。

炸鸡×	烤鸭×

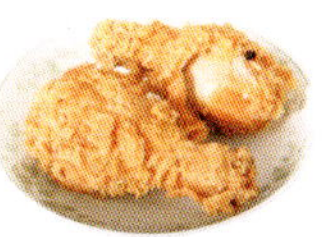

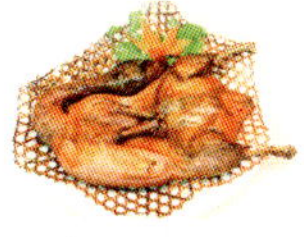

肉类本身能产生较高的热量，过度食肉会使血液酸化，减缓新陈代谢，加上烧烤、煎炸等，更增加了火气的来源。

荔枝×	榴莲×

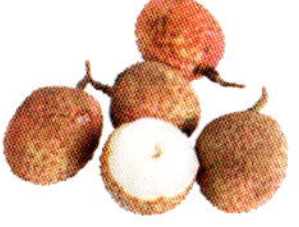

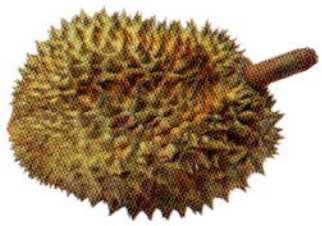

这类水果原本性热，容易引起体内上火。

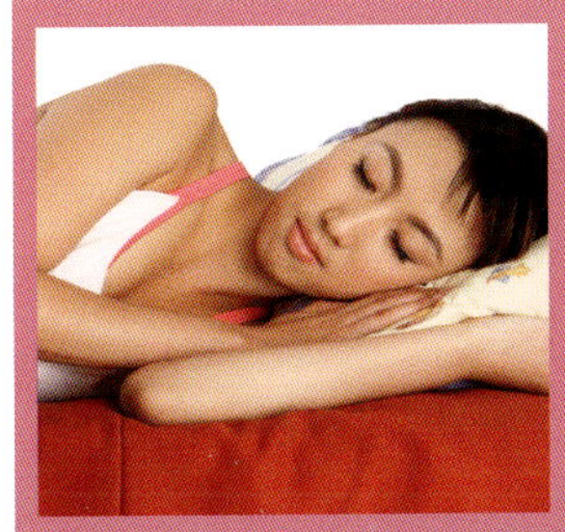

保证睡眠质量。睡眠就像机器关机休息，睡不好会造成身体过度疲劳，引起上火。

舌尖深度关注

Q 辣味食物怎么吃不上火?

A 辣味食物吃多了，会出现咽痛、便秘等不适感。那么，怎么吃辣才能不上火呢?

1.吃辣味食物时，主食最好选粗粮，因为粗粮所富含的膳食纤维，可预防由肠胃燥热引起的便秘。

2.吃辣味食物时要多喝水或汤。可起到生津润燥的效果。

3.吃辣味食物时可同时吃些鸭肉、苦瓜、黄瓜等凉性食物，可清热生津、滋阴降燥、泻火解毒，尤其适合胃热的人吃。

4.吃辣时餐后宜吃些葡萄、苹果等酸味水果。酸味的水果含鞣酸、膳食纤维等物质，能刺激消化液分泌，帮助吃辣的人祛火、滋阴润燥。

5.烹调时用鲜辣椒代替干辣椒调味，或加点醋调味，能预防上火。此外，喝杯酸奶或牛奶，不仅可以解辣，同时还有清热作用。

祛火食谱推荐

菜名	食物搭配	营养功效
凉拌苦瓜	苦瓜+大蒜	消炎、清热解毒
黄瓜炒黄花菜	黄瓜+黄花菜	解口干、咽痛等心火症状
冬瓜虾仁汤	冬瓜+虾仁	降胃火，养胃生津
芹菜炒肉	芹菜+猪瘦肉	改善肝火过旺
醋熘白菜	大白菜+米醋	缓解上火引起的便秘
番茄烧菜花	番茄+菜花	改善胃热口苦
绿豆海带汤	绿豆+海带	消暑止渴、清热解毒

补益气血

食物细软、少吃寒凉食物

适宜人群： 脑力工作者✓　孕产妇✓　气虚者✓　贫血者✓

必需营养素： 蛋白质✓　维生素C✓　维生素B_{12}✓　铁✓

饮食要点： 食物细软、易消化✓　适量吃鱼、肉、蛋、豆类食物✓　宜多食性平、味甘的温热食物✓　吃生冷寒凉食物×

舌尖上的健康经

1.常吃一些益气、补血、含铁丰富的食物。动物内脏、海带、紫菜、番茄、红枣，这些食物可以补充人体消耗的气血，恢复人体正常运转。

2.气血对女性朋友来说非常重要，所以女性平时应该注意要保持饮食规律，适量多吃些阿胶、大枣等补血的食物，或可适当地多吃一些黄豆或豆制品。

3.脾出了问题会导致气虚，健脾对补气很重要，因此可适量多吃一些能健脾的食物，如糯米、山药等。

4.忌食辛辣、生冷性寒和腌制的食品。

5.尽量不吃或少吃生萝卜、空心菜等耗气的食物。

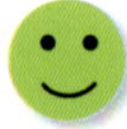

宜吃的明星食物

食物	功效
红枣	养血安神
糯米	补血补气
牛肉	补脾胃，益气血，尤其适合气血两亏者食用
黄芪	益气
人参	大补元气，可辅助治疗元气不足、血虚等症
菠菜	滋阴补血

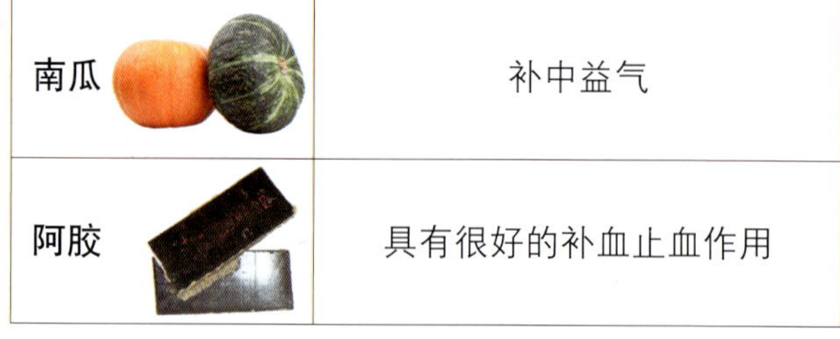

食物	功效
南瓜	补中益气
阿胶	具有很好的补血止血作用

其他宜吃食物

猪肝、猪血、羊肉、鸡肉、乌鸡、鹌鹑、鳝鱼、鲫鱼、鲤鱼、虾、黑米、山药、红豆、花生、黑芝麻、莲子、桂圆、红糖等。

忌吃食物

生萝卜×	空心菜×	山楂×

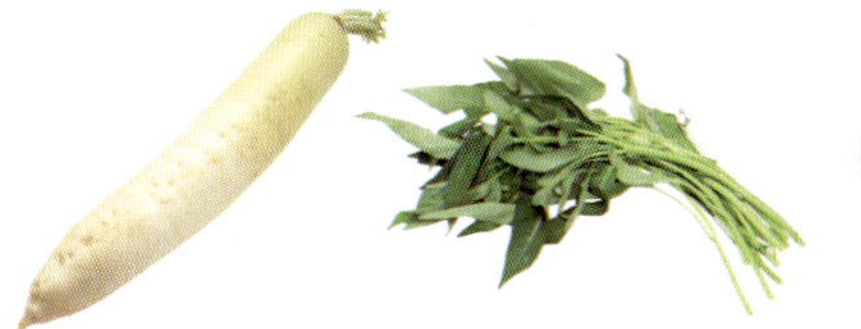

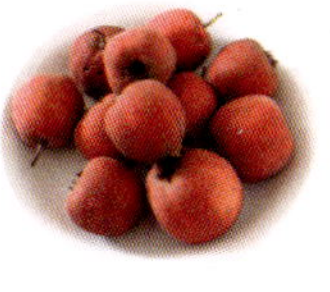

此类食物大量吃会导致气血消耗过大，对身体不利。

冰冻西瓜×	冰激凌×

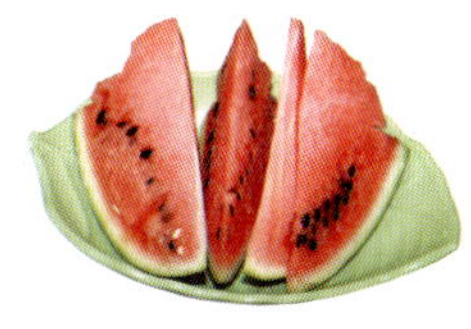

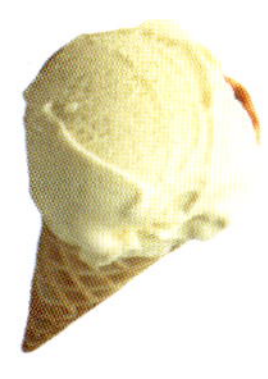

这些食物过于寒凉，多吃会增加胃肠负担，不利于气血的消化吸收。

舌尖深度关注

Q 越细碎的食物越补吗？

A 越细碎的食物越补血。营养学里有一种叫“要素饮食”的方法，是将各种营养食物打成粉状，进入消化道后，即使在没有消化液的情况下，也能直接吸收，这种方法是在不能吃饭的重症病人配鼻饲营养液时常用到的。由此看来，消化、吸收的关键与食物的形态有很大关系，液体的、糊状的食物因分子结构小，可以直接通过消化道的黏膜上皮细胞进入血液循环，从而滋养我们的身体。

所以，身体消瘦、贫血、气色暗淡的人所吃的食物不但要有营养，还要是糊状的、稀烂的、切碎的食物，这样有助于补血，找回好气色。

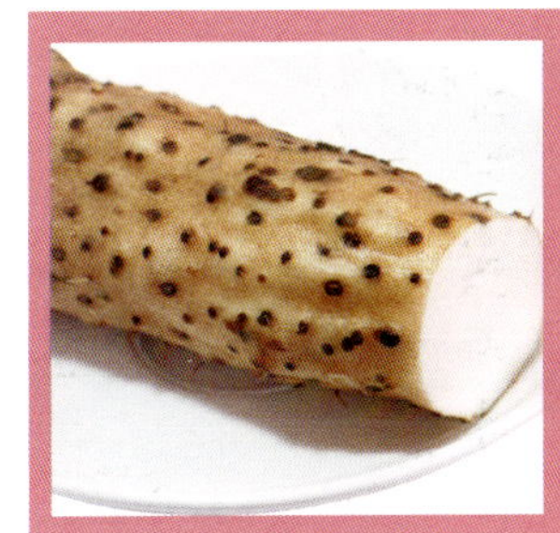

健脾对补气很重要，可以适量增加诸如糯米、山药等健脾的食物，对补气益血有很好的辅助疗效。

补益气血食谱推荐

菜名	食物搭配	营养功效
乌鸡白凤汤	乌鸡+凤尾菇	气血双补、滋补肝肾
当归杞子红枣骨汤	猪骨+当归+红枣+党参+枸杞	益气补血，养容颜
黑糯米补血粥	黑糯米+桂圆+红枣	补血气、促进血液循环
南瓜毛豆汤	南瓜+毛豆	补中益气、补血养颜、改善秋燥
咖喱牛肉汤	牛肉+土豆+咖喱	暖身补气、增进食欲
四红汤	红小豆+花生仁+红枣+红糖	补血养肝、健脾
肝片玉兰汤	猪肝+青笋+玉兰片	滋阴补血、润泽肌肤

缓解疲劳

少吃肉等酸性食物、常吃蔬果

适宜人群： 体力劳动者✓ 亚健康人群✓ 熬夜加班者✓

必需营养素： B族维生素✓ 维生素C✓ 钙✓ 铁✓

饮食要点： 食物易消化✓ 常吃新鲜的蔬菜水果✓
喜欢吃鸡鸭鱼肉等酸性食物× 不爱喝水×

舌尖上的健康经

1.饮食规律、营养均衡。每天都要进食一定量的奶制品、蔬果、肉类以及淀粉等。

2.每天摄入富含碳水化合物的食物。碳水化合物可长时间补充能量，常见的食物有面点、米饭、面包等。

3.多吃高蛋白质的食品或者喝茶，也是能有效消除疲劳的方法。高蛋白质食品能及时补充人体所消耗的热量，茶中含有丰富的生物碱及咖啡因、维生素C等，可提神、促进肾上腺素分泌，有助于解除疲劳。

4.平时我们在进行体力和脑力活动之后，可嚼些花生、杏仁、核桃仁等干果，对恢复体能有奇效。

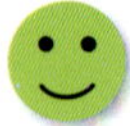

宜吃的明星食物

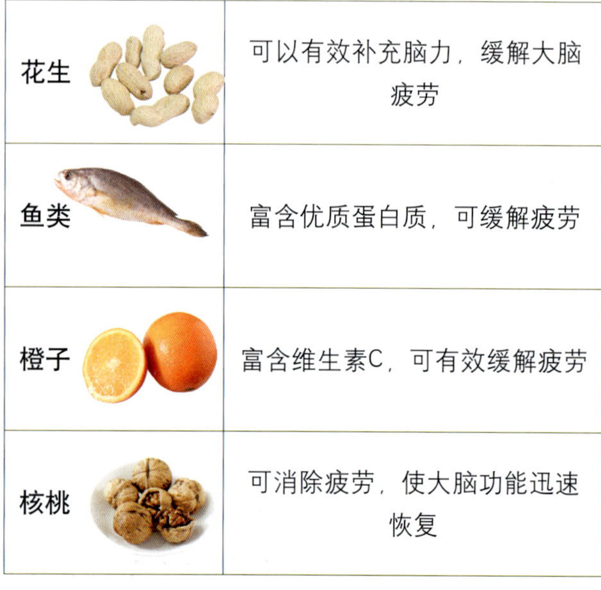

食物	功效
花生	可以有效补充脑力，缓解大脑疲劳
鱼类	富含优质蛋白质，可缓解疲劳
橙子	富含维生素C，可有效缓解疲劳
核桃	可消除疲劳，使大脑功能迅速恢复

食物	功效
杏仁 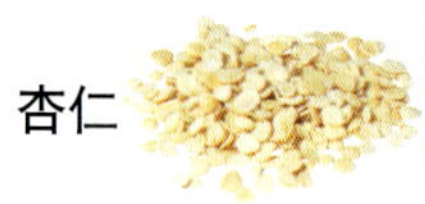	富含B族维生素，能舒缓和调节神经，防止疲劳

其他宜吃食物

豆腐、石榴、香芹、甜椒、猕猴桃、草莓等。

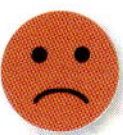

忌吃食物

花豆×	腐竹×

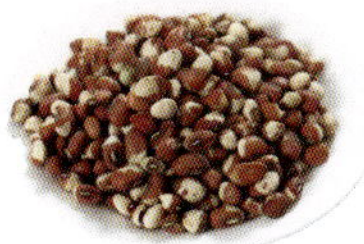

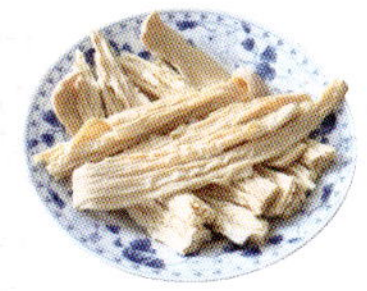

这类食物中含有的色氨酸较多，能促进血清素的分泌，抑制大脑思维活动，最终导致疲倦。

蜜饯×	冰激凌×	糖果×

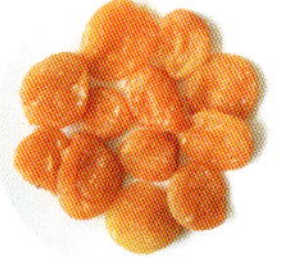

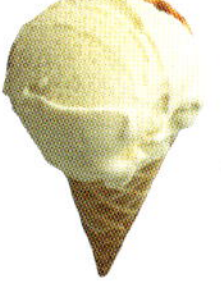

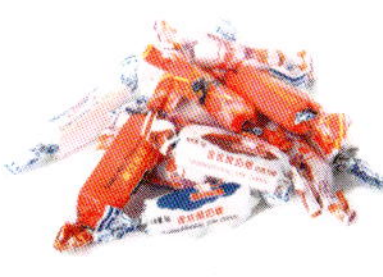

口味很甜的食物吃得过多会干扰大脑思考，引起疲劳。

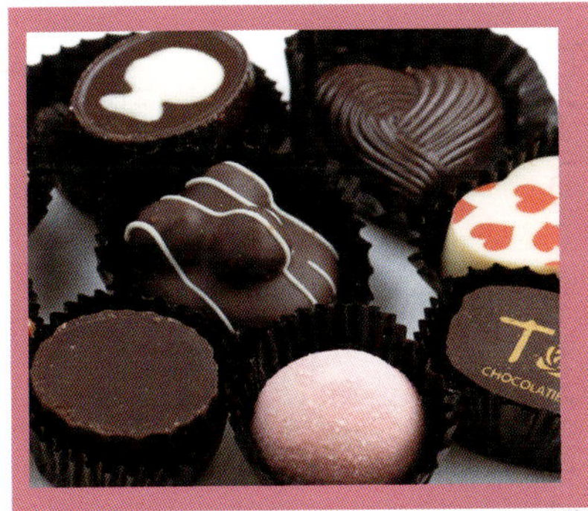

英国最新研究显示，黑巧克力内含有大量的“多酚”，有助改善脑内血清素的水平，舒缓慢性疲劳症。

舌尖深度关注

Q 常吃碱性食物可以抗疲劳吗？

A 研究表明，造成人们疲劳的因素来自于酸性食物，这些食物在体内呈酸性反应，凡酸性体质的人往往就易出现疲倦感。酸性食品有大米、面粉、肉类、鱼类、白糖等，如果吃得太多，会影响大脑和神经功能，引起疲劳。为了维持体液的酸碱平衡，可常吃些碱性食物。常见的碱性食物主要有蔬菜、水果、海藻类、坚果类等。

常见食物的酸碱性

①蔬菜：番茄（碱性）、韭菜（碱性）、笋（碱性）、芦笋（酸性）、大豆（碱性）、四季豆（碱性）、茄子（碱性）、圆白菜（碱性）。

②水果：西瓜（碱性）、橘子（碱性）、哈密瓜（碱性）、梨（碱性）、草莓（碱性）、苹果（碱性）、葡萄（碱性）、柿子（酸性）。

③肉类：猪肉（酸性）、鱼（酸性）、牛肉（酸性）、鸡肉（酸性）、鸭肉（酸性）、甲鱼（酸性）、带鱼（酸性）。

④其他：米饭（酸性）、面（酸性）、油（酸性）、糖（酸性）、海苔（碱性）、牛奶（碱性）、花生（酸性）、面包（酸性）。

缓解疲劳食谱推荐

菜名	食物搭配	营养功效
人参鸡	仔鸡+人参	缓解体力性疲劳
枣仁莲子粥	酸枣仁+莲子+枸杞+大米	缓解脑疲劳

健脑益智

常吃深海鱼、忌吃得过饱

适宜人群：脑力工作者✓ 儿童✓ 学生✓

必需营养素：蛋白质✓ 维生素E✓ 钙✓ 卵磷脂✓

饮食要点：不吃松花蛋、膨化食品等含铅食物✓ 常吃些深海鱼✓
少吃粉丝、少喝易拉罐饮料等含铝食物✓
吃得太咸× 吃得太甜× 吃得过饱×

舌尖上的健康经

1.多食含碳水化合物的大米、面食、玉米等食物。这些食物可以为大脑提供能量，对提高智力、增强记忆有很大帮助。

2.常食卵磷脂含量较高的食物，如鱼蛋类、坚果类，这类食物能活化脑细胞，提高注意力。

3.优质蛋白质和必需脂肪酸不可缺少，因此应进食诸如奶类、植物油等食物。

4.饮水充足。研究发现，饮水不足可以加快大脑衰老。青少年每天至少要饮用8杯水，以保证身体的需要。

5.忌食过咸的食物，含铅量高的食物和含铝的食物。这些食物可以损坏细胞或加速细胞衰老。

宜吃的明星食物

食物	功效
金针菇	增加大脑营养，提高智力
鱼类	富含DHA，可增强神经细胞的活力，提高学习和记忆能力
黄豆及豆制品	富含优质蛋白质和卵磷脂，可健脑
核桃	改善脑循环，防止脑细胞的衰退
蛋黄	有助于增强神经系统的功能

其他宜吃食物

谷类、瘦肉、动物肝脏、贝类（牡蛎、海螺、蛤蜊等）、牛奶、绿叶蔬菜、水果、坚果（杏仁、花生等）、芝麻、海带、紫菜等。

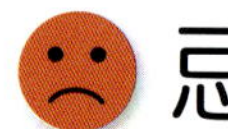

忌吃食物

咸菜×	腐乳×

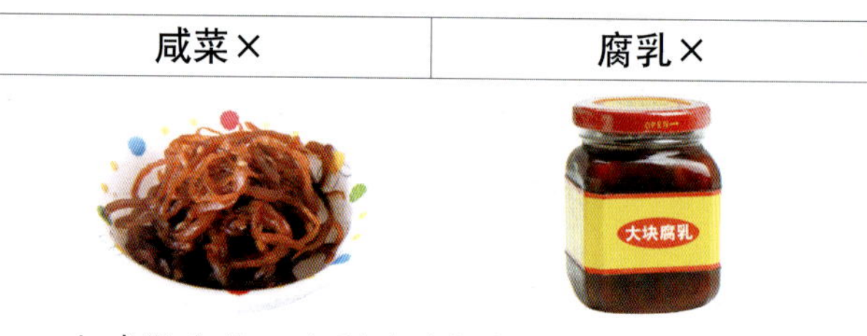

太咸的食物，会影响脑组织的血液供应，使脑细胞长期处于缺血、缺氧状态。

皮蛋×	爆米花×	马路边长的蔬菜×
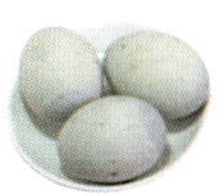	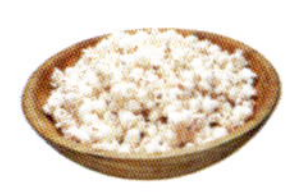	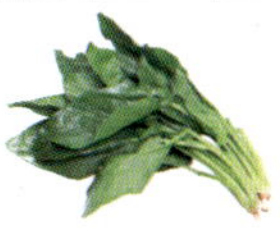

这些食物铅含量高，铅会使人智力减退、语言表达能力差、学习能力下降等。

油条×	粉丝×	凉粉×
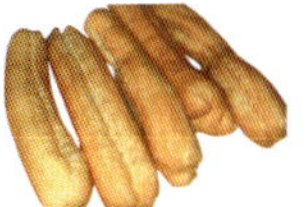	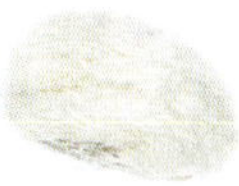	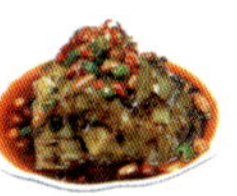

这些食物铝含量很高，铝摄入过多会导致记忆力下降、反应迟钝。

蜜饯×	糖果×	冰激凌×
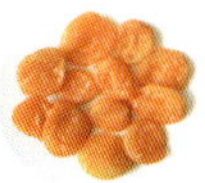	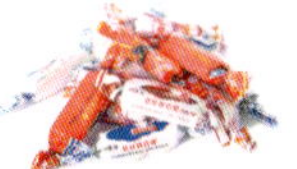	

这些食物口味很甜，吃过多太甜的食物会干扰大脑思考。

舌尖深度关注

Q 吃得过饱容易变笨吗？

A 吃得过饱，食物产生的热量就会大大超过身体消耗的热量，使热能转变成脂肪在体内蓄积。如果脑组织的脂肪过多，就会引起“肥胖脑”。人的智力与大脑沟回皱褶多少有关，大脑的沟回越明显，皱褶越多越聪明。而肥胖脑使沟回紧紧靠在一起，皱褶消失，大脑皮层呈平滑样，而且神经网络的发育也会变差，进而智力水平就会降低。

Q 太甜的食物会干扰大脑思考吗？

A 太甜的食物会干扰大脑思考。爱吃甜食的人，当心吃太多可能会变笨！吃过多太甜的食物会干扰脑部思考和产生情绪的过程，且长期摄取高糖分饮食，会让人记忆力、学习能力变差，建议应远离甜点、碳酸饮料等高糖分饮食。

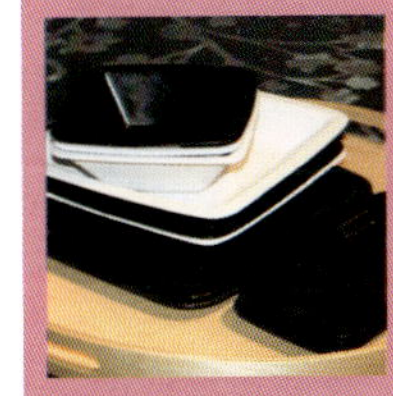

老年人应尽量不使用铝或铝合金餐具，特别不要用铝制餐具长时间存放咸、酸、碱性食物，以预防老年痴呆症的发生。

健脑益智食谱推荐

菜名	食物搭配	营养功效
大豆杏仁核桃露	黄豆+杏仁+核桃	补脑益智
西蓝花炒虾仁	西蓝花+虾仁	补脑、健肾
肉末豌豆	豌豆+肉末	益智健脑、润泽肌肤
桂圆花生红枣汤	桂圆+花生+红枣	促进脑发育、提高记忆力
白果扒香菇	白果+香菇	增强抵抗力、改善大脑功能
金针菇豆腐汤	金针菇+豆腐	健脑益智
芝麻花生粥	芝麻+花生+大米	健脑益智、延缓衰老

排毒

不吃油炸、烧烤食物，常吃新鲜蔬果

适宜人群：便秘者√ 经常接触粉尘的人√ 纺织工√ 皮肤粗糙者√

必需营养素：膳食纤维√ 维生素C√ 水√

饮食要点：常吃新鲜的蔬菜水果√ 不吃深度油炸食品√ 粗细粮搭配√ 常吃烧烤× 不爱喝水×

舌尖上的健康经

1.多喝水，尤其是凉开水，可加速机体代谢，促进毒素排出体外。

2.经常吃水果和蔬菜。水果蔬菜大都含有丰富的膳食纤维，能够有利于加速肠道蠕动，促进排便，防止毒物在体内聚集。

3.少吃辛辣食物。这类食物容易导致上火，不利于毒素排泄。

4.不吃油炸、油煎食物。这些食物本身就含有毒素，食用后更增加了人体的蓄积。

5.适量多食些对肝肾有利的食物，增强机体自身的解毒、排毒功能。

宜吃的明星食物

食物	功效
葡萄	清除体内垃圾，使毒素排出体外
猪血	排出人体内的粉尘、有害金属
黑木耳	清除体内杂质，帮助肠道消化
绿豆	清热解毒
海带	促进有害物质的排泄
白菜	帮助消化，防止便秘，促进排毒

其他宜吃食物

蜂蜜、草莓、樱桃、卷心菜、黄瓜、胡萝卜、苦瓜、南瓜、红薯、糙米、魔芋等。

忌吃食物

香肠×	火腿×	松花蛋×
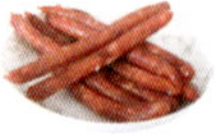	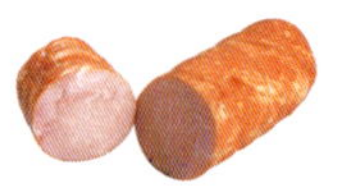	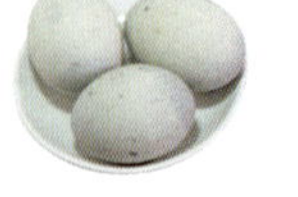

这些加工食物含有很多添加剂，如防腐剂和色素等，对机体而言，超过一定量就是一种有毒物质。

咸菜×	罐头×	泡菜×

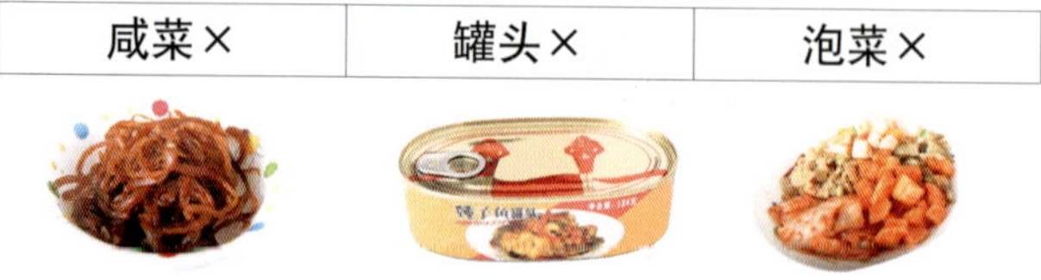

这些腌制的食品，很容易产生亚硝酸盐，作为一种致癌物，其危害不言而喻。

舌尖深度关注

Q 如何饮食能排铅？

A 1. 隔夜后第一段自来水不宜饮用，因为这段水含铅量较高。

2.少吃含铅高的食物，如皮蛋、爆米花、膨化食品等。

3.不宜摄入过多的脂肪，不然会导致小肠对铅的吸收量增加。

4.多吃食物果实少吃根部。因为农作物生长时主要从根部吸收营养，通常食物的根部含铅量要高于果实。

5.不吃生长在路边上的蔬菜。生长在路边的蔬菜，它们的含铅量比远离路边的作物高得多，因为路边接触汽车尾气比较多，汽车尾气中含有大量的铅。

6.不要用印刷品包食物。生活里，不少人贪图方便，常用旧杂志、报纸包装熟食、生蔬菜等，其实这种做法很不卫生，因为印刷品在印制过程中会有铅元素残留在纸上。

Q 厨房中有哪些藏毒隐患？

A 1. 腌渍食品。腌制类食品加工过程中会加入很多盐，盐中含有亚硝酸盐、硝酸盐等物质，常吃对身体不利，可诱发癌症。

2.水垢。杯子、暖壶或水壶用久以后会产生水垢，水垢中含有较多的有害金属元素如镉、汞、砷、铝等。如果不及时将这些水垢清除干净，会引起消化、神经、泌尿、造血、循环等系统的病变而加快衰老。

3.烹调油烟。烹调产生的油烟被人体吸入后会使呼吸道黏膜损伤，并降低人体免疫功能，诱发肺癌和心血管疾病。

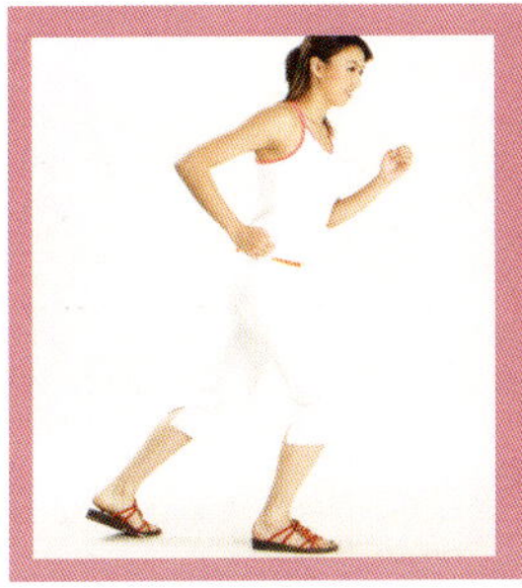

运动可促进排毒。因为运动后大量出汗，使得许多身体代谢的垃圾通过皮肤排除，是排毒的一个不错的途径。

排毒食谱推荐

菜名	食物搭配	营养功效
黄瓜炒猪肝	黄瓜+猪肝	排毒、防癌
肉末海带	海带+猪肉	清除体内毒素
番茄开心果	番茄+甜玉米粒+开心果	润肠通便、排毒养颜
绿豆南瓜汤	绿豆+南瓜	缓解乏力，清热解毒
糙米山药粥	糙米+山药	整肠利便助排毒
胡萝卜柠檬蜜汁	胡萝卜+柠檬+蜂蜜	清热排毒，润肠通便
苦瓜番茄汤	苦瓜+番茄+洋葱+胡萝卜	排毒养颜、美容祛斑

抗衰老

每周吃2～3次鱼、忌暴饮暴食

适宜人群： 体弱多病者√　中老年人√

必需营养素： 维生素A√　维生素C√　维生素E√　胶原蛋白√

饮食要点： 吃新鲜和天然的食物√　少吃深度加工的食品√　多吃全谷类食物√　每周吃2～3次鱼√　暴饮暴食×

舌尖上的健康经

1.适当补充胶原蛋白含量较丰富的食物。猪蹄、鸡爪、海参等都是不错的选择。

2.维生素是抵抗人体衰老的功臣，应常吃富含维生素的食物。维生素A、维生素C、维生素E等都能延缓细胞衰老。

3.多补充含核酸、不饱和脂肪酸的食物，以抵抗衰老的提前到来。

4.每天有充足的饮水量。水是构成人体最重要的物质之一，缺乏水分，会影响细胞代谢，加速其老化衰亡。

5.忌烟限酒，少食糖类，避免使肌肤晦暗、苍老。

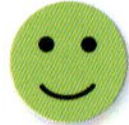 宜吃的明星食物

食物	功效
松子	滋补健身，延缓衰老
莲藕	补益气血，增强免疫力
山楂	抗氧化，预防衰老
黄豆及豆制品	含有大豆异黄酮，有效延缓衰老
核桃	含有抗氧化剂维生素E，可抗氧化、抗衰老
番茄	保持皮肤年轻、白皙

其他宜吃食物

西蓝花、菜花、洋葱、菠菜、胡萝卜、南瓜、卷心菜、青椒、菠菜、猕猴桃、橙子、橘子、香蕉、杏、香菇、金针菇、黑木耳、海带、紫菜、花生、黑芝麻、金枪鱼、鲑鱼、海参、甲鱼等。

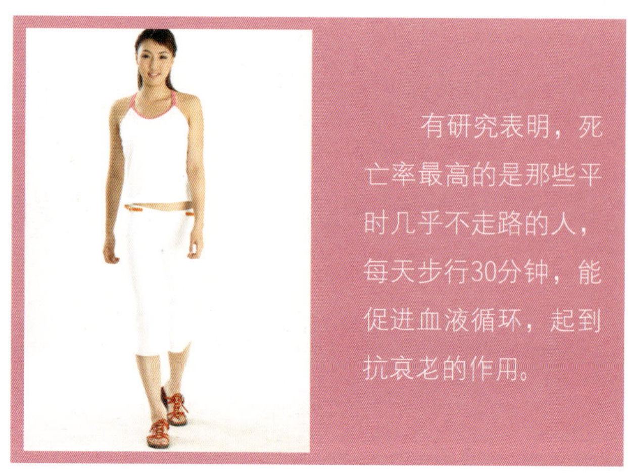

有研究表明，死亡率最高的是那些平时几乎不走路的人，每天步行30分钟，能促进血液循环，起到抗衰老的作用。

忌吃食物

糕点×	奶油×

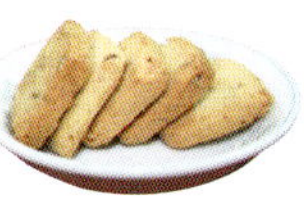
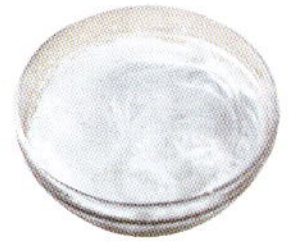

高糖类的食品含有大量的速溶糖类，可导致血糖短时间急速增高，长期下去会导致糖尿病发生，而糖尿病会加速人的衰老，使其他器官出现问题。

炸鱼×	鱼干×	腌肉×

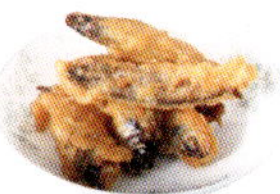
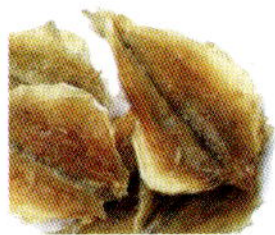
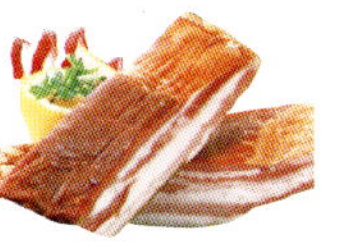

这些食物容易产生过氧化脂质，使人体产生较多的自由基，加速人体的衰老。

咸菜×	腐乳×

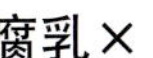
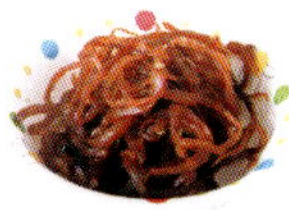
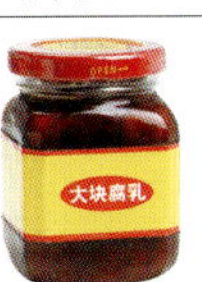

太咸的食物，会影响脑组织的血液供应，使脑细胞长期处于缺血、缺氧状态，加速大脑衰老。

舌尖深度关注

Q 哪些饮食习惯会加速衰老?

A 1. 不吃早餐。不吃早餐，人体只能动用体内储存的糖原和蛋白质，时间长了会导致皮肤干燥、起皱和贫血，加速衰老。

2.总是吃得过饱。吃太饱、吃撑了非常不利于身体健康，还容易诱发肠胃疾病、代谢综合征，而且吃太撑了还会加速衰老。稍微有些饥饿感比饱食终日更有利于延缓衰老。

3.过分节食。美国研究人员发现，节食也许能让你保持苗条的身材，但会让你看起来更老。因为节食的人脸会变瘦，面部脂肪越多，尤其是在脸颊处，就越容易保持年轻时的面部比例。

4.喜欢吃油炸食品。油炸食品富含油脂，这些油脂会在体内变成过氧化脂质，形成自由基，它能损害机体组织和细胞，引起衰老效应。长期食用油炸食品，体内毒素会增加，衰老会加快。

抗衰老食谱推荐

菜名	食物搭配	营养功效
山药玉竹鸽肉汤	玉竹+山药+乳鸽	强心、抗氧化、抗衰老
洋葱汤	清汤+洋葱+辣椒	防癌、抗衰老
姜汁菠菜	菠菜+姜	增强活力、抵抗衰老
丹参红花粥	大米+丹参+红花+白糖	抗衰老、帮助记忆
葡萄猕猴桃饮	葡萄+猕猴桃+柠檬	抗自由基、防老化
西蓝花豆酥鳕鱼	西蓝花+鳕鱼	抗癌防衰
番茄炒牛肉	番茄+牛肉	延缓衰老，补充营养

减肥瘦身

低脂饮食、细嚼慢咽

适宜人群： 身体肥胖者✓　“三高”患者✓　想保持身材者✓

必需营养素： 膳食纤维✓　维生素B_2✓　钾✓

饮食要点： 低脂饮食✓　多吃新鲜蔬菜水果✓　晚餐早吃少吃✓　细嚼慢咽✓　选择体积大、热量少的食物✓　不吃早餐×

舌尖上的健康经

1.限制食物摄入量，避免引起肥胖。

2.合理分配饮食。“早餐好，午餐饱、晚餐少”，早餐营养要充足，午餐尽量种类多，食量充足，晚餐以清淡为好。

3.可选择饱腹感较强的食物，以减少食物的摄入量，如蔬菜类、苹果等水果。

4.少吃让人食欲大开的食物，比如辣椒、芥末等辛辣刺激的食物。

5.少食脂肪含量高的食物，如奶油类、糕点类、肥肉，以及油炸类食品。

6.三餐以外，尽量少食零食、少加餐。

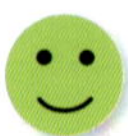 宜吃的明星食物

红薯 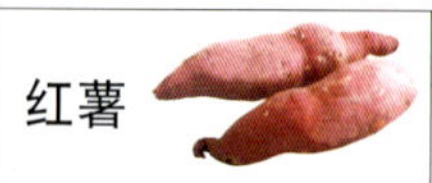	增强肠道蠕动，有利于减肥
冬瓜 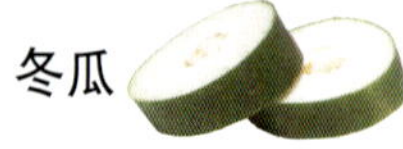	抑制脂肪的转化，防止人体发胖

 忌吃食物

汉堡×	炸薯条×	炸鸡翅×
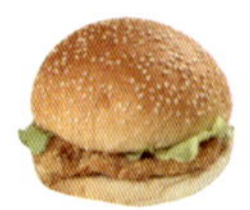	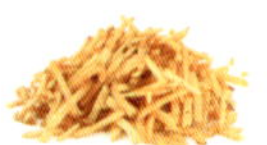	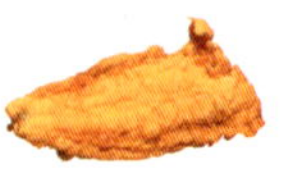

这类食物含有大量的脂肪，极易导致脂肪的过多摄入，导致肥胖。

减肥瘦身食谱推荐

菜名	食物搭配	营养功效
牛奶番茄汤	牛奶+番茄	减肥降脂
冬瓜参芪鸡丝汤	冬瓜+鸡脯肉+党参+黄芪	健脾益气、利尿轻身
木瓜银耳薏米羹	木瓜+银耳+薏米	消肿祛湿、美容瘦身
银耳百合粥	银耳+百合+香蕉+枸杞	瘦身美容
陈皮红豆沙	红豆+糖+陈皮	防便秘、促排便，减肥瘦身

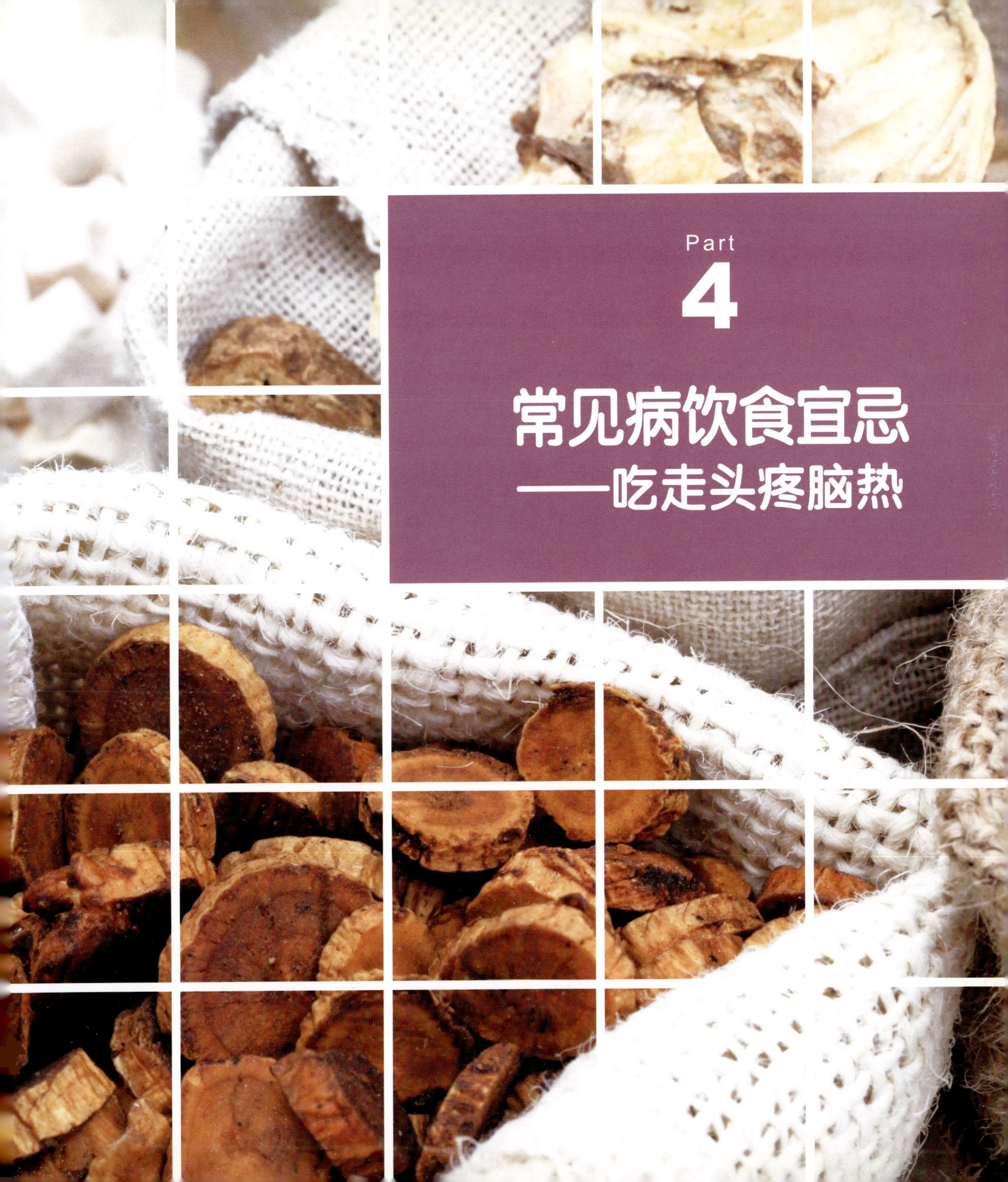

Part 4 常见病饮食宜忌——吃走头疼脑热

高血压

低盐饮食、少喝酒

主要症状：头晕✓ 头痛✓ 心悸✓ 胸闷✓

必需营养素：钾✓ 钙✓ 镁✓ 膳食纤维✓

饮食要点：低盐低钠饮食✓ 多吃新鲜蔬菜水果✓ 适量饮水✓
喜欢吃动物内脏× 过量饮酒× 高糖饮食×

舌尖上的健康经

1.饮食以低热量、低脂肪、低胆固醇、低盐为宜。食用油宜选择植物油。

2.适当限制饮食中蛋白质的供应量，每天每千克体重蛋白质的供应量应在1克以内。

3.饮食清淡较好，多食膳食纤维和维生素含量较多的食物，可适量饮用茶饮，但忌饮浓茶、浓咖啡。

4.忌食烈性的、辛辣刺激的食物，如辣椒、芥末等最好不吃。

5.少吃甜食，以很好地控制体重，防止肥胖。

6.多喝水，白开水较佳，并养成少量多次的习惯。

7.主食中宜多吃杂粮、粗粮，少吃精制面粉和精制米。

8.膳食中适当增加钾的摄入。

9.提倡高钙饮食。高血压患者每天补充1000毫克的钙，坚持8周，就可使血压明显降低。

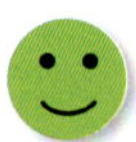

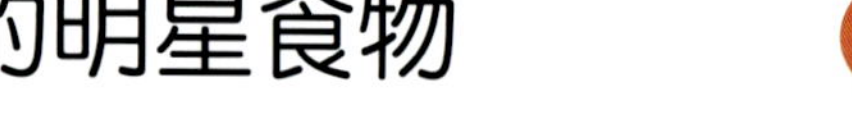

香蕉✓	土豆✓	木耳✓
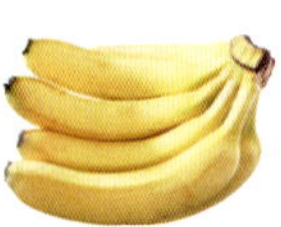	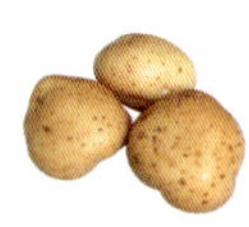	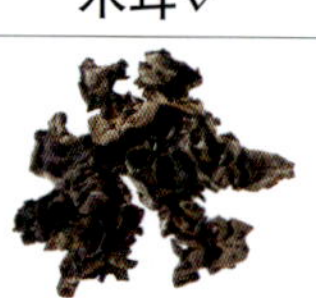

这些食物富含钾，可促进体内升高血压物质钠的排泄。

猕猴桃✓	鲜枣✓	草莓✓

这些食物富含维生素C，维生素C有利于血管扩张，可以降低血压。

忌吃食物

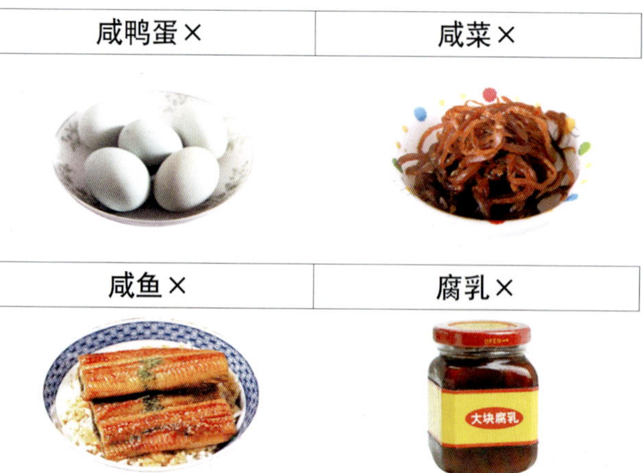

这些食物中钠含量过高，使血压不降反升。

舌尖深度关注

Q 为什么高血压患者家中应备小盐匙？

A 如今不少家庭使用的盐勺都相当大，有的用普通的汤匙，炒菜时一挖就是小半勺；或者是干脆把盐袋剪开口后直接往锅里倒，这样放盐至少有5～6克，一餐做上一碗汤、3个菜，20克盐就放进去了。建议高血压患者家中都备一把“小盐匙”，能够帮助高血压患者更好地限盐。有一种小盐匙，平平的一勺就是2克，高血压患者放盐时心里就有谱了。如要连续放上几勺，对掌勺的人来说，也有“提醒”作用。

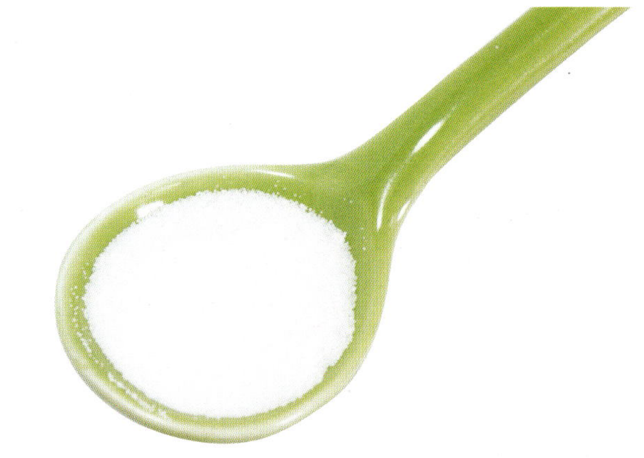

高血压患者每天盐的摄入总量应控制在5克以下。

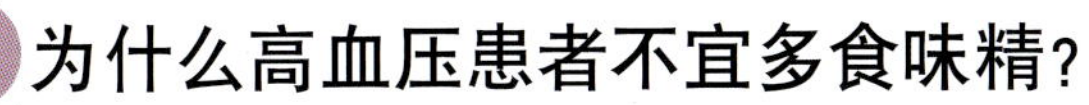

Q 为什么高血压患者不宜多食味精？

A 许多高血压患者都知道，少吃盐对高血压的治疗具有非常重要的意义。不过，有些高血压患者为控制食盐的摄入而改用味精来提味，这同样不利于血压的稳定和病情的控制。

食盐的成分是氯化钠，食盐过多，钠在人体内可以引起体液，特别是血容量增加，从而导致血压升高，心脏负担加重。而味精的主要成分是谷氨酸钠，在人体内会分解形成谷氨酸和钠离子，相当于另一种形式的“盐”，所以味精吃多了同样会加重高血压。

因此，为了从根本上使血压得到控制，应从忌口开始做起，少吃盐和味精，慢慢纠正不健康的饮食习惯。

降压食谱推荐

菜名	食物搭配	营养功效
龙眼肉核桃粥	大米＋龙眼肉＋核桃仁	补血、养心、安神
鲤鱼红豆粥	鲤鱼＋赤小豆＋大米	健脾和胃
肉丝荠菜	猪瘦肉＋荠菜＋香菜＋胡萝卜	补肝、降压
莲子龙须猪肉汤	莲子＋猪瘦肉＋腐竹＋龙须菜	清热化痰、降压降脂
狗肉枸杞山药粥	狗肉＋山药＋枸杞＋清鸡汤	育阴助阳
菊槐鲫鱼汤	鲫鱼＋槐花＋菊花	平肝泻火、降压潜阳
素烧双耳	黑木耳＋银耳	降低血压

高血脂

低脂饮食、戒烟限酒

主要症状： 血胆固醇高✓　甘油三酯高✓　低密度脂蛋白胆固醇增高✓　高密度脂蛋白胆固醇降低✓

必需营养素： 胡萝卜素✓　B族维生素✓　维生素C✓　膳食纤维✓

饮食要点： 植物性食物为主✓　少吃坚果✓　低盐低脂✓　戒烟限酒✓　完全素食×　偏食、挑食×

舌尖上的健康经

1.坚持低脂饮食，适当增加不饱和脂肪酸含量丰富的食物，例如豆油、核桃油、坚果等。

2.限制胆固醇的摄入。每日胆固醇摄入不超过300毫克，相当于一个鸡蛋黄的量。

3.增加优质蛋白质食物，可选择豆腐、干豆等，可以有效地阻止肠道对食物中胆固醇的吸收，一举两得。

4.饮食宜清淡。每日脂肪摄入不超过总能量的30%。

5.新鲜蔬果适量多食。因为这类食物含有丰富的降血脂物质，如维生素C、大量水分、膳食纤维。

6.戒酒、不喝含咖啡因的饮料，适量饮茶。

7.低糖饮食。少吃甜食、少喝含高糖分的饮料，严格控制对糖分的摄取，因为高糖饮食会加重血脂异常。

宜吃的明星食物

香菇✓	黑木耳✓	玉米✓

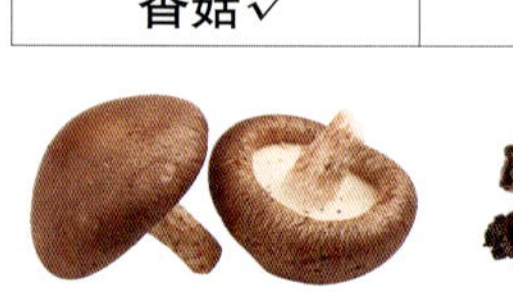
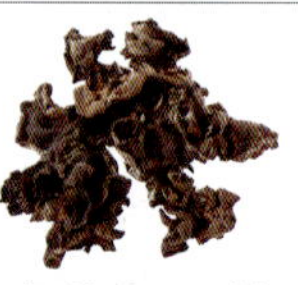
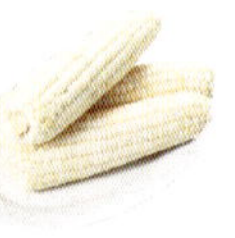

这些食物含有丰富的钙、镁、硒等物质，以及卵磷脂、亚油酸、维生素E，有降低血清胆固醇的作用。

胡萝卜✓	甜椒✓	菠菜✓	南瓜✓

这些食物富含的胡萝卜素能改善人体的血脂水平，可预防动脉硬化、冠心病、脑卒中等血脂异常并发症。

燕麦✓	海带✓	芹菜✓

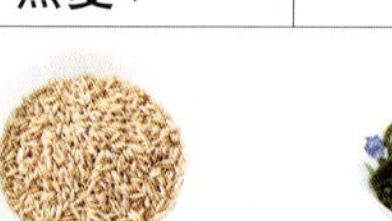
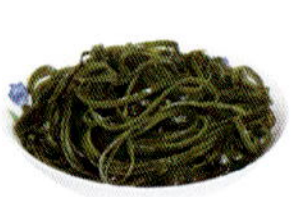
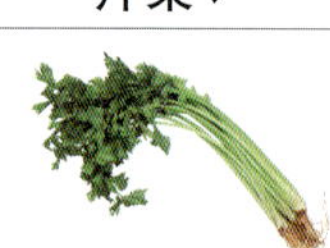

这些食物含多种微量元素和膳食纤维，降低血液胆固醇，从而达到降低血脂的效果。

油菜✓	白菜✓	猕猴桃✓	草莓✓

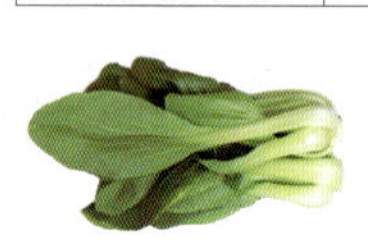
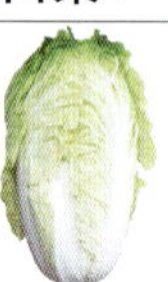
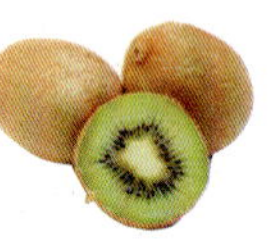
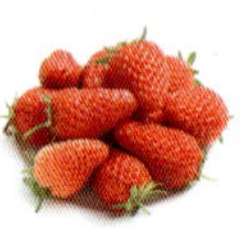

这些蔬菜和水果富含的维生素C可有效降低胆固醇水平，对血脂水平有较好的改善作用。

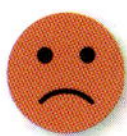

忌吃食物

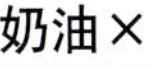

黄油×	奶油×	肥肉×

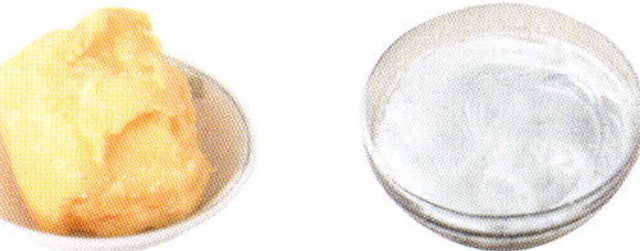

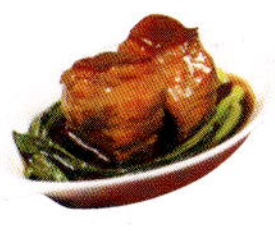

这些食物富含饱和脂肪酸，增加血液黏稠度，升高血脂。

动物内脏×	蛋黄×

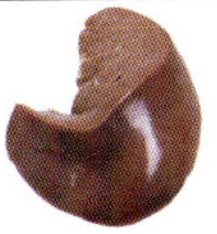

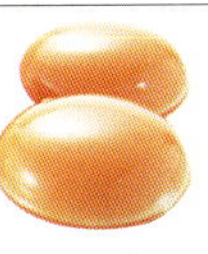

这些食物胆固醇含量较高，易造成血脂异常。

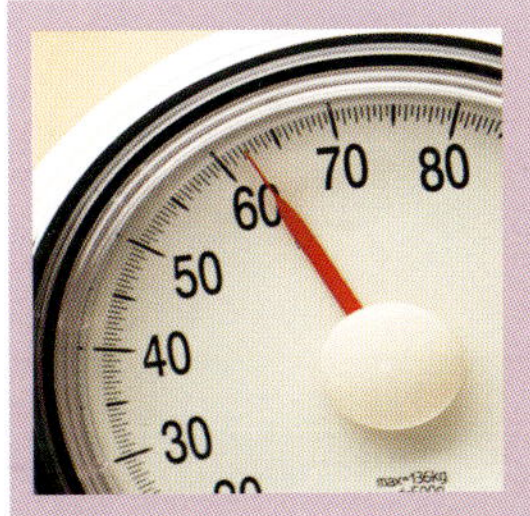

保持理想体重，限制总热量摄入。体重超重或肥胖者，应通过限制主食摄入的办法来达到减肥目的。

舌尖深度关注

Q 如何减少脂肪的摄入量?

A 1.不用油煎或油炸的方法烹调食物。

2.多用炖、煮、汆、拌、蒸、卤等少油的做法烹调食物。

3.烹调时仅放少量的植物油，不吃动物油。

4.用各种调味品来代替油脂，既能品尝到好滋味，又能赢得健康。

5.做汤或砂锅炖菜时，如果放肉的话肉不用过油，可直接放到锅中。尽量选择瘦肉。吃鸭肉、鸡肉时，要去除外皮和脂肪。吃烤肉时将油脂滴完再吃。

6.尽量食用低脂或脱脂的奶制品。尽量不吃奶酪或黄油。少吃奶油类食物。

7.少吃方便面。

8.少吃坚果类食物。

降血脂食谱推荐

菜名	食物搭配	营养功效
香菇炒芹菜	芹菜＋香菇	降低血清胆固醇
菠菜拌胡萝卜	菠菜＋胡萝卜	清脂
白菜粉丝汤	白菜＋粉丝	改善血脂水平
肉末粉丝白菜	肉末＋粉丝＋小白菜	改善脂代谢、防止血管硬化
番茄蜂蜜汁	番茄＋冰水＋蜂蜜	促进胆固醇分解
黄豆芽紫菜汤	黄豆芽＋紫菜	降低血脂浓度
扁豆鸡丁	扁豆＋鸡胸肉	降低不良胆固醇

糖尿病

低糖饮食、少量多餐

主要症状：多饮√　多尿√　多食√　体重减轻√

必需营养素：膳食纤维√　维生素A√　B族维生素√　维生素C√　钙√　锌√　铬√

饮食要点：清淡饮食√　常吃些粗粮、蔬菜√　少量多餐√　适量蛋白质√　三餐不定时定量×　高脂肪饮食×

舌尖上的健康经

1.平衡膳食，饮食多样化，各类食物合理搭配。

2.饮食少量多次，最好每天饮食分成5~6次，对稳定血糖大有裨益。

3.少食或不食单糖及双糖含量多的食物。这类食物可迅速使得血糖升高，增加糖尿病患者的病情，如常见的面包、点心、饼干等。

4.限制脂肪摄入，防止体内胰岛素活性下降。

5.改变用餐的顺序和用餐种类，不失为一种良好的方法。饭前先吃些番茄、黄瓜或先喝点汤，再吃主食等。

6.膳食纤维含量多的食物应该适量增加。

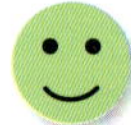

宜吃的明星食物

魔芋√	芹菜√	燕麦√

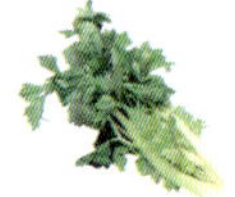
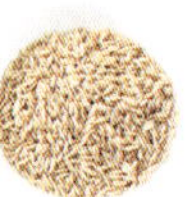

这些食物热量低，且能增加饱腹感，能减慢餐后血糖上升的速度。

糙米√	海带√	洋葱√	大白菜√

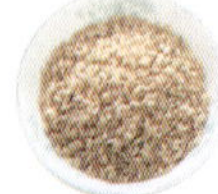
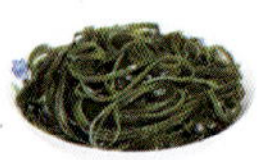
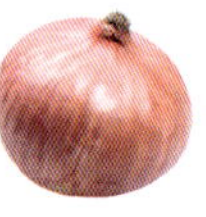
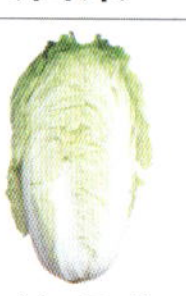

这些食物富含膳食纤维，可降低葡萄糖的吸收速度，维持血糖平衡，有利于糖尿病病情的改善。

忌吃食物

糖×	甜饮料×	糖制糕点×

这些食物含糖量很高，使血糖迅速升高，恶化病情。

土豆×	红薯×	芋头×

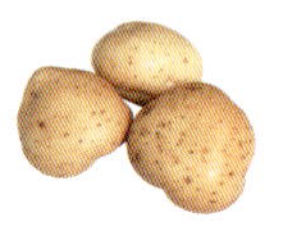
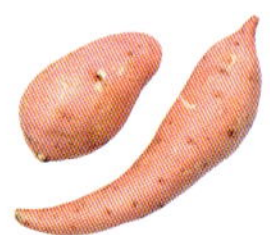
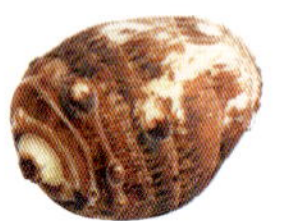

这些食物含淀粉较多，经消化后会变为葡萄糖，升高糖尿病患者的血糖水平。

舌尖深度关注

“无糖食品”真的不含糖吗？

“无糖食品”正确的名称应当是“未加蔗糖的食品”，因为目前市场上出售的“无糖食品”中食材原有的糖类成分依然存在。比如“无糖汤圆”“无糖蛋糕”也只是没有放入蔗糖的汤圆和蛋糕而已，做汤圆和蛋糕的面粉经人体消化后，依然会分解成葡萄糖。又如“无糖奶粉”，只是未混有蔗糖，而奶粉中原有的乳糖并没有减少，乳糖经胃肠消化后仍可分解成半乳糖和葡萄糖。所以说，糖尿病患者不要一看到“无糖”二字就认为是无糖食品，应当仔细看看食物外包装上的成分介绍。因为食物中的淀粉、奶中的乳糖，最终都将转变成葡萄糖，所以“无糖食品”同样是含糖的。

糖尿病患者过节时如何饮食？

1.不管吃什么，饮食总量一定要严格控制，每样都可以少吃点儿，但摄入食物所产生的总热量要在平时要求控制的范围之内，这样对血糖的影响就不大。

2.节日走亲访友，千万不要因为忙于应酬而打乱进餐时间的规律。正在进行药物治疗的患者，不能忘了按时服药或打胰岛素。

3.忌烟少酒，不喝含糖饮料。一天之中饮白酒（35度）不超过20毫升，葡萄酒不超过100毫升，啤酒应少于200毫升，坚决不饮烈性酒。

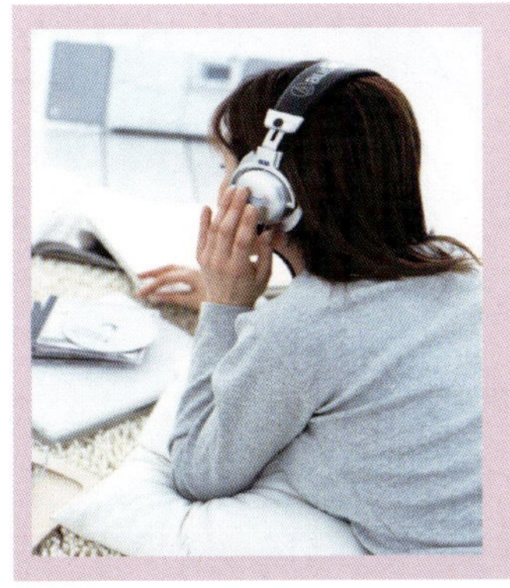

自我放松与情绪调节放松，比如做深呼吸、配合着轻松舒缓的音乐来松弛肌肉等，这些可以帮助缓解压力，使降糖效果更有效。

降糖食谱推荐

菜名	食物搭配	营养功效
五彩米饭	糯米＋小米＋黑米＋绿豆＋红豆	清热解渴、健胃除湿，降糖利尿
素馅蒸饺	荞麦粉＋鸡蛋＋韭菜＋虾仁	降血糖、抗血栓
洋葱炒土豆片	洋葱＋土豆	刺激胰岛素合成与分泌
西葫芦炒鸡蛋	西葫芦＋鸡蛋	增强胰岛素作用
苦瓜鸡肉片	苦瓜＋鸡胸肉	增强体力，滋补
带鱼扒白菜	带鱼＋大白菜	降糖、降脂、护心
石榴开胃饮品	石榴＋生姜＋茶叶	增加胰岛素、稳定血糖

脂肪肝

低糖、低脂饮食，少吃高胆固醇食物

主要症状：恶心欲呕√　厌油√　上腹饱胀√　食欲不振√　疲倦乏力√

必需营养素：蛋白质√　膳食纤维√　叶酸√　水√

饮食要点：低糖、低脂饮食√　少吃动物油，多吃植物油√

少吃零食、夜宵√　高胆固醇饮食×　长期大量饮酒×

舌尖上的健康经

1.胆固醇含量较高的食物尽量少吃，如动物油、动物内脏、蟹黄等。

2.饮食清淡，少盐饮食。

3.保证充足蛋白质的摄入，经常吃些鱼类、瘦肉、海米等。

4.含维生素、纤维素多的蔬菜、水果、粗粮等应适当多食。

5.刺激性食物，如葱、姜、蒜、辣椒、胡椒等，不宜多食。

6.晚餐避免过饱，睡前不要加餐。

7.多饮水，适当喝些绿茶、花茶等，要慢慢地小口喝；禁酒。

宜吃的明星食物

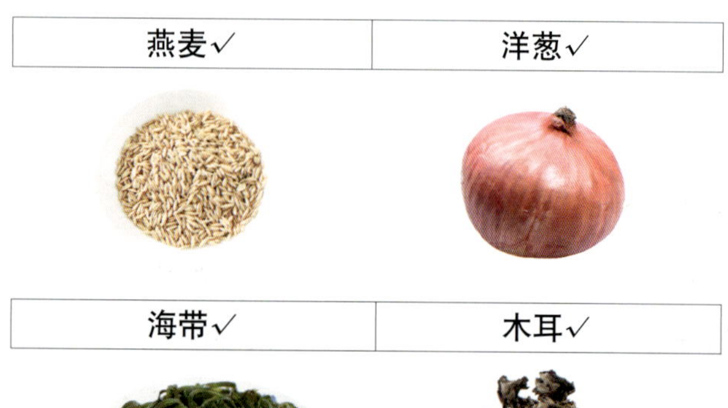

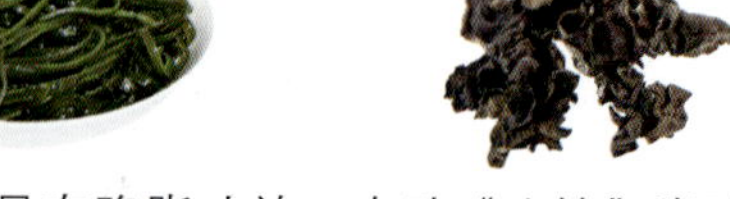

这些食物具有降脂功效，有助“吃掉”脂肪肝。

忌吃食物

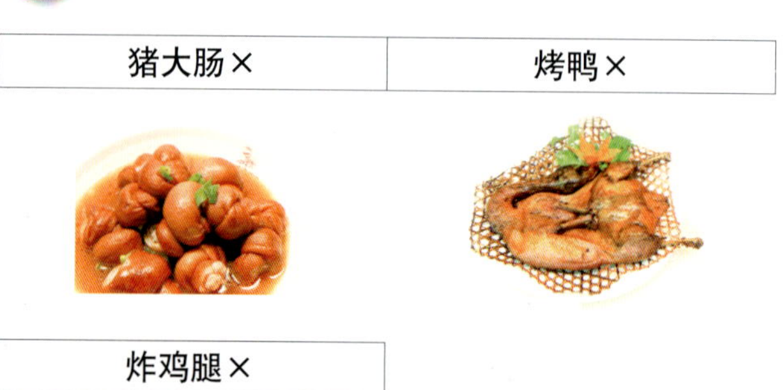

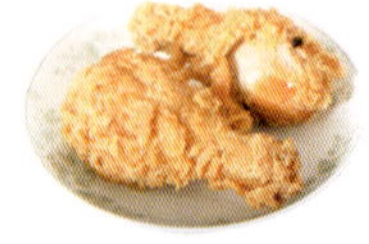

这些食品脂肪含量高，不易消耗，容易在体内积聚，会加重病情。

舌尖深度关注

患有糖尿病的脂肪肝患者如何饮食？

A 1.适量多吃副食，限制主食，且主食不可太精太细，宜粗细搭配，可适量多吃燕麦、玉米等粗粮。

2.不吃或少吃动物内脏、油炸食品、甜食以及肉汤、鸡汤等高糖、高能量、高脂肪的食物。此外，还要戒烟限酒。

3.摄入充足的蛋白质能清除肝内脂肪，如果总热量足够而蛋白质摄入不足，可促使继续形成脂肪肝。每天蛋白质的摄入量以80~100克为宜。

4.常吃些大蒜、芹菜、洋葱、香菇、木耳等有助于降低血脂的食物。

5.增加大白菜、海带等富含膳食纤维食物的摄入量，膳食纤维可减慢胃排空时间，延缓肠道对糖类的吸收速度，有利于减轻脂肪肝患者餐后血糖升高，并能改善糖耐量，降低血脂和胆固醇，还能增加饱腹感使患者能够耐受饮食控制。

Q 吃夜宵容易引发脂肪肝吗？

A 吃夜宵不是患上脂肪肝的“罪魁祸首”。单独以一餐或者加餐来突出吃夜宵对脂肪肝的危害是不科学的。当然，如果一日三餐已摄入足够的热量，那么再吃夜宵全天摄入的总热量肯定是超标的。所以，合理控制好总热能量的摄入，就算是分成多餐都没问题，两次夜宵也不会对增加体重有过多的风险。

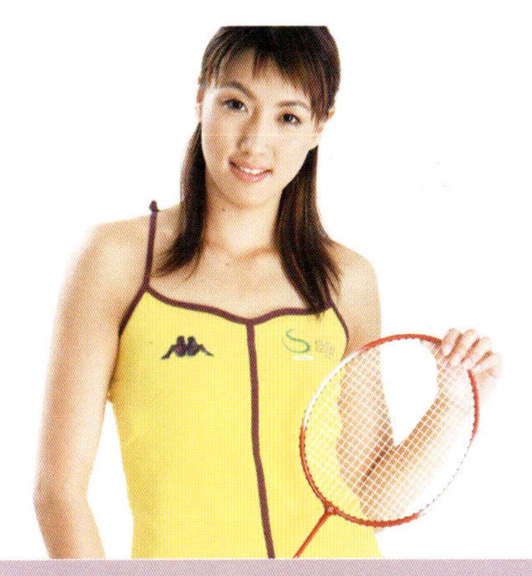

脂肪肝患者心情要开朗，不暴怒，少气恼，注意劳逸结合。

脂肪肝食谱推荐

菜名	食物搭配	营养功效
红花山楂橘皮茶	红花＋山楂＋橘皮	清热利尿，降脂
玉米须冬葵子赤豆汤	玉米须＋冬葵子＋赤小豆	降低血脂
蜜枣银心	红枣＋糯米＋蜂蜜	补血行气、预防脂肪肝
白菜腐皮卷	豆腐皮＋白菜＋豆腐干＋香菇	润肠通便、益气养血
蹄筋花生汤	牛蹄筋＋花生仁＋高汤	促进肝脏内胆固醇分解
三彩菠菜	菠菜＋鸡蛋＋海米＋粉丝	保护肝脏

胃溃疡

食物易消化、三餐定时定量

主要症状：餐后半小时至 2 小时出现持续 1 ～ 2 小时的胃痛✓　泛酸✓　恶心✓　胃有灼热感✓

必需营养素：维生素 A ✓　B 族维生素✓　维生素 C ✓

饮食要点：食物易消化✓　少吃膳食纤维多的食物✓　细嚼慢咽✓　少吃过酸、过甜、过于辛辣的食物✓　三餐不定时定量 ×　长期过量饮酒 ×

舌尖上的健康经

1.饮食规律，定时定量，细嚼慢咽，吃饭时要少说话。

2.加强营养，热量充足。可选用易消化、热量充分、蛋白质和维生素丰富的食物。

3.可适量多喝酸奶。酸奶可以保护胃黏膜、平衡胃内的菌群。

4.适量增加摄入高脂食物，有利溃疡愈合。

5.忌食油腻、韧性较大的食物，这类食物不易消化，更加重胃的负担。

6.辛辣刺激的食物不吃，如咖喱、茴香、辣椒等。

7.忌酒、咖啡等对胃黏膜有刺激性的饮料，减少胃酸分泌。

宜吃的明星食物

牛奶✓	豆浆✓	米汤✓	果汁✓

这些食物营养价值高，细软易于消化，有利于溃疡面愈合。

圆白菜✓	生菜✓	猕猴桃✓	草莓✓

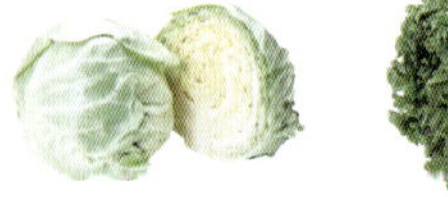
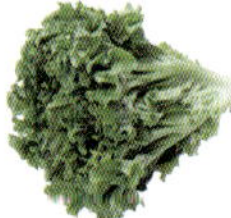
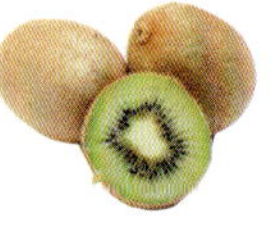
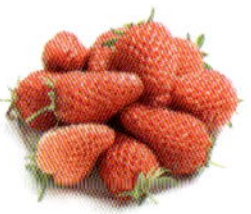

这些食物所富含的维生素C是促进溃疡面愈合的必需营养素。

山药✓	冬瓜✓	茄子✓

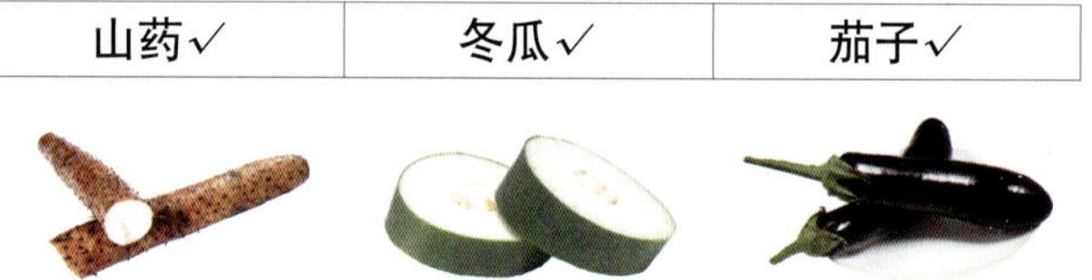

消化道溃疡患者宜吃这些少渣的蔬菜，可减少对溃疡面的刺激。

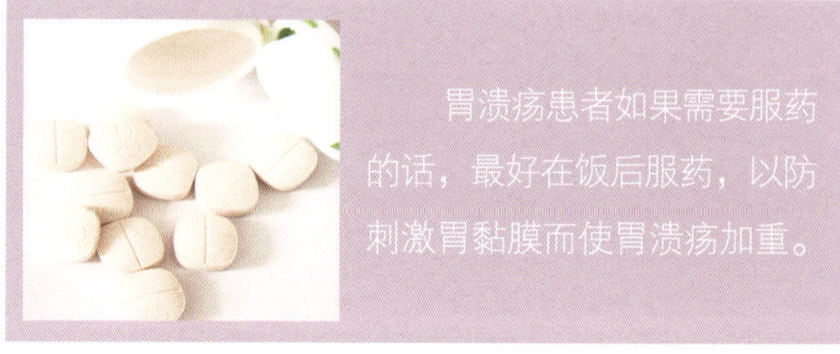

胃溃疡患者如果需要服药的话，最好在饭后服药，以防刺激胃黏膜而使胃溃疡加重。

忌吃食物

浓肉汤×	咖啡×	浓茶×	巧克力×
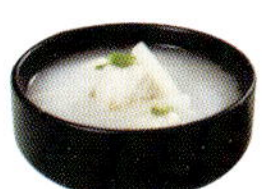	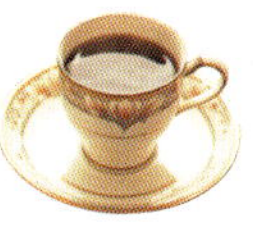	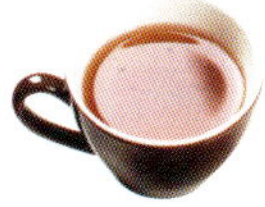	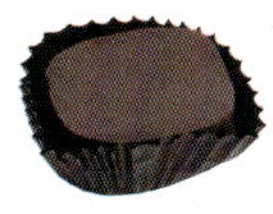

这些食物会刺激消化液大量分泌，从而影响溃疡面的愈合。

辣椒×	大蒜×	芥末×
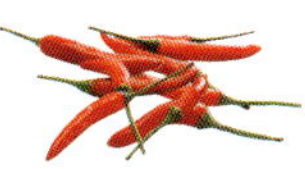	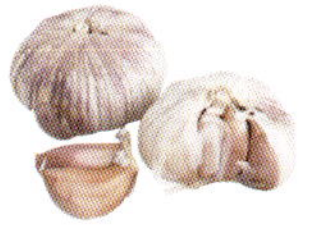	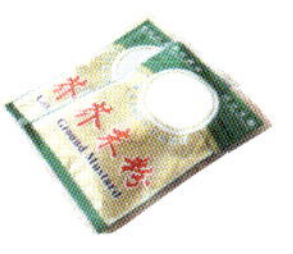

这些食物辛辣，对消化道具有较强的刺激性，会加重消化道溃疡。

舌尖深度关注

避免胃酸过多应如何饮食？

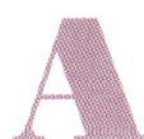

胃酸的功能是帮助食物的消化，但胃酸过多会损伤胃，对胃溃疡不利。那平时应该如何饮食，以避免胃酸过多呢？

饮食不能吃得过饱，以免增加胃的负担，导致胃酸分泌增多；多食含蛋白质丰富的食物，对胃壁有保护作用，豆腐、牛奶都是不错的选择；需要注意的是，豆类虽然富含蛋白质，但不易消化，要煮软后再食用。酒、咖啡、浓茶、汽水、辣椒等刺激的食物，以及冰冷性凉的食物，如雪糕、冰激凌、冷饮等，都会伤害胃，应忌食。水果的选择应避免酸性较高的，如梅子、李子、柠檬、梨等，葡萄、香蕉、苹果则属于碱性水果，可适量多食。

Q 胃溃疡患者家庭最好采用分餐制吗？

A 胃溃疡多半是由幽门螺旋菌引起的，由于幽门螺旋菌具有传染性，且经口感染，若家庭成员之间共用饭碗、筷子和菜盘等，进餐时，唾液里的细菌可通过饭碗、筷子等餐具互相交叉传染、传播，这样就使得胃溃疡在家庭成员之间极易发生交叉感染。一旦家庭中一人患有胃病，那么其他成员很容易逐渐患上胃病。所以，患者在与家人共同吃饭时，最好采用分餐制，避免共用餐具，个人专碗专筷，以便有效地防治幽门螺旋菌交叉感染胃溃疡。

胃溃疡食谱推荐

菜名	食物搭配	营养功效
仙人掌炒牛肉	仙人掌＋嫩牛肉	活血化瘀、行气止痛
桃仁猪肚粥	桃仁＋生地＋猪肚片＋大米	益气活血、化瘀止痛
南瓜陈皮排骨汤	猪排骨＋南瓜＋陈皮	保护胃黏膜、助消化
黑木耳煲红枣	黑木耳＋红枣	调理气血
蜂蜜水	蜂蜜＋红花＋红糖	和胃利肠、止痛去疡
砂仁淮山乳鸽汤	砂仁＋淮山药＋乳鸽	温中健脾、和胃止呕
圆白菜炒豆干	圆白菜＋豆腐干	加速溃疡面愈合

感冒

食物清淡稀软、多喝开水

主要症状：风寒感冒✓ 发热✓ 怕冷✓ 咽痒✓ 咳嗽痰稀✓
风热感冒✓ 头痛✓ 发热✓ 怕风✓ 微出汗✓

必需营养素：维生素 C ✓ 维生素 A ✓ 铁✓ 锌✓

饮食要点：食物清淡稀软✓ 多喝开水✓ 多吃新鲜水果蔬菜✓ 不饮酒✓
不喝浓茶✓

舌尖上的健康经

1.感冒起始应多喝白开水或淡的绿茶，后期应适量增加新鲜水果的摄入。

2.饮食宜清淡、易消化，满足营养需要的同时，还可以增进食欲。

3.红枣汁、鲜橙汁、西瓜汁等酸性果汁可以促进胃液分泌，增进食欲，抵抗感冒。

4.富含维生素C和维生素E的食物应该适量多食，能够很好地预防感冒。

5.刺激性强的调味品如咖喱粉、胡椒粉、鲜辣粉等，会导致呼吸道黏膜干燥、痉挛，引起鼻塞、呛咳等，加重病人的症状，感冒患者勿食。

6.对风寒引起的感冒，生冷性凉的瓜果应忌食。

7.忌吃一切滋补、油腻、酸涩食物。

8.宜少盐少糖，不宜吃咸鱼、咸肉等重盐食物和糖果等甜食。

宜吃的明星食物

番茄✓	猕猴桃✓	草莓✓	橙子✓

这些食物富含维生素C，可增强人体的免疫力，防治感冒。

菠菜✓	胡萝卜✓	南瓜✓

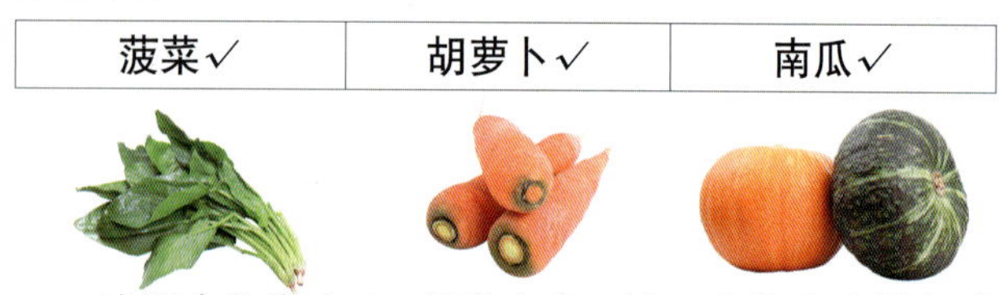

这些食物富含β-胡萝卜素，进入人体内会转变成维生素A，能提高呼吸道黏膜的抵抗力，对抗感冒病毒。

忌吃食物

辣椒×	狗肉×

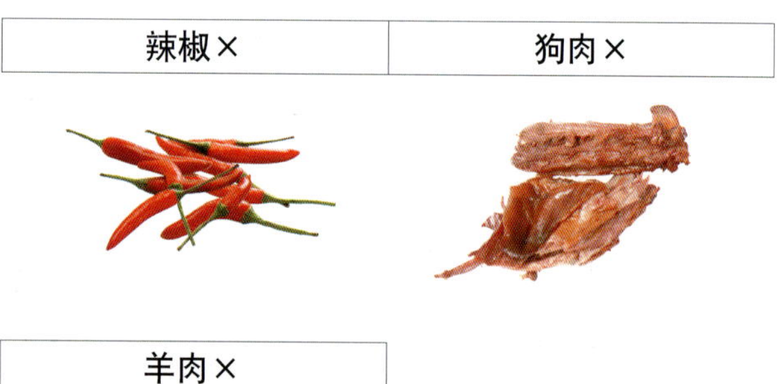

羊肉×

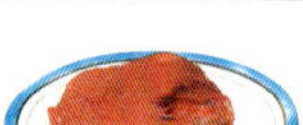

感冒发热期间不宜吃这些食物，因为这些食物性热，会使身体内的热量增加，如同“火上浇油”，会烧得更厉害。

舌尖深度关注

风寒感冒如何饮食？

风寒感冒主要表现为发热头痛、全身疼痛、咳嗽痰白、口不渴等症状。此类感冒的患者总的饮食宜清淡，选择吃一些性温或性平的食物，常见的如大米、柠檬、洋葱、南瓜、红小豆、杏子、樱桃、山楂等。感冒时可适当喝些热茶，但避免太浓；生姜汤、牛奶、米汤也可以适量多喝一些。另外，新鲜蔬菜和水果都是不能缺少的。但是忌吃寒凉性冷的食品，如柿子、豆腐、绿豆芽、生萝卜、生梨、薄荷、金银花、胖大海等。另外，生冷的零食、冷饮等，如冰棒、冰啤酒、可乐以及凉菜等也应该少吃或不吃。滋补、油腻、酸涩的食物，如猪肉、鸭肉、羊肉以及各种黏糯的甜点食品，在感冒期间都应忌食。

风热感冒如何饮食？

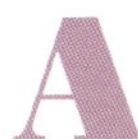

与风寒感冒不同的是，风热感冒患者多表现为发热咽痛、头胀痛、咳嗽痰黄、口渴等症状。风热感冒的患者平时要多喝水，宜食用疏风清热、利咽性寒的食物，绿豆、苹果、枇杷、柑橙、草莓、豆腐、绿豆芽、柿子、香蕉等都是不错的选择。忌吃滋补、油腻、酸涩的食物，如禽畜肉类、人参、阿胶、海鲜以及黏糯的甜点食品。另外，风热感冒者忌食生姜、桂皮、丁香、白酒、冬虫夏草等，还要忌饮酒、咖啡、浓茶等兴奋性饮品，以利于病情的治愈。

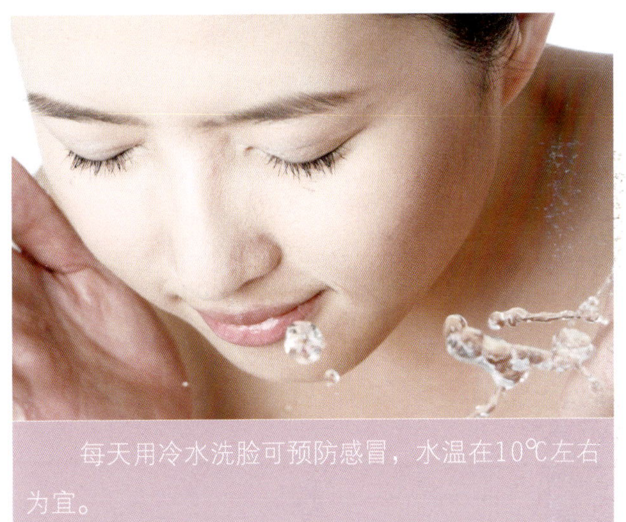

每天用冷水洗脸可预防感冒，水温在10℃左右为宜。

感冒食谱推荐

菜名	食物搭配	营养功效
葱豉豆腐汤	豆腐＋豆豉	发散风寒
红糖生姜茶	红糖＋生姜	防治风寒引起的感冒
白萝卜梨汤	白萝卜＋雪梨	提高免疫力
苦瓜山药	淮山药＋苦瓜	清热祛火、解毒抗菌
芹菜虾仁木瓜	芹菜＋虾仁＋木瓜	健脾消食、镇静安神
菊花芦根茶	菊花＋芦根	清热解毒
藿香粥	藿香＋大米	发散表邪、芳香化湿

咳嗽

吃化痰止咳食物、少吃酸辣刺激性食物

主要症状： 风寒咳嗽√ 舌苔发白√ 痰稀√ 风热咳嗽√ 舌苔发红或发黄√ 痰质黄稠√

必需营养素： 维生素A√ 维生素C√

饮食要点： 风寒咳嗽吃些温热、化痰的食物√ 风热咳嗽吃些清肺热、化痰止咳的食物√ 吃冷、酸、辣、煎炸食物× 吃鱼虾蟹× 多盐多糖×

舌尖上的健康经

1.饮食宜清淡，选择容易消化的流质饮食，如汤类、稀粥、蛋羹、牛奶等。

2.适当进食养阴生津的食物，如百合、蜂蜜、梨、银耳及各种新鲜蔬果等。

3.忌食油脂较多的食物，如花生、巧克力、瓜子，这些食物易滋生痰液，使咳嗽加重。

4.多喝水。充足的水分可帮助稀释痰液，帮助痰液咳出；同时可增加尿量，促进有害物质的排泄。

5.少食或不食油煎炸食物。油炸食品可加重胃肠负担，助湿助热，滋生痰液，使咳嗽难以痊愈。

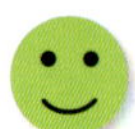

宜吃的明星食物

梨√	白萝卜√	大枣√

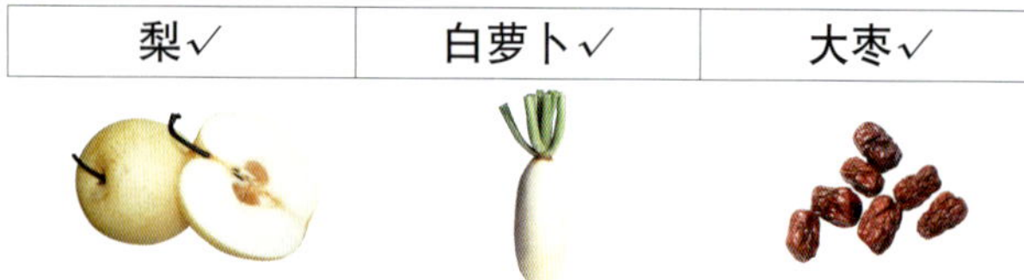

这些食物有润肺的功效，利肺气，具有止咳的作用。

百合√	银耳√	山药√

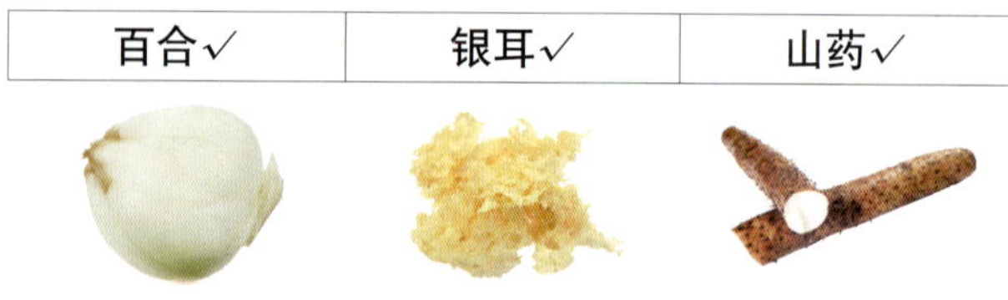

这些食物有润滑和滋润呼吸道的作用，止咳效果好。

动物肝脏√	鸡蛋√	牛奶√

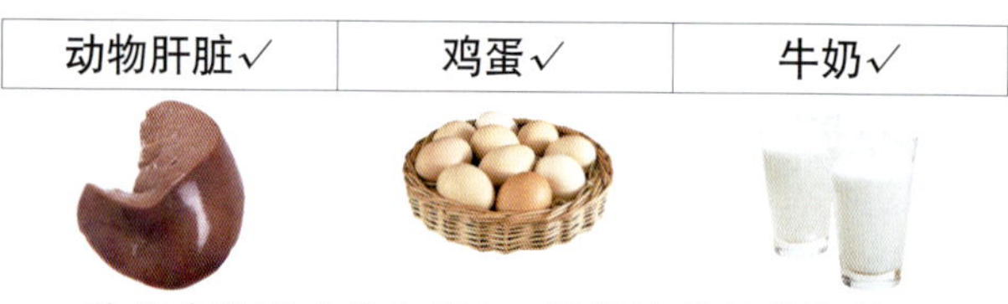

这些食物富含维生素A，能保护呼吸道黏膜。

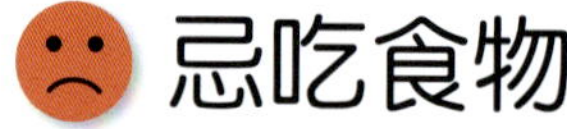

忌吃食物

带鱼×	螃蟹×	虾×

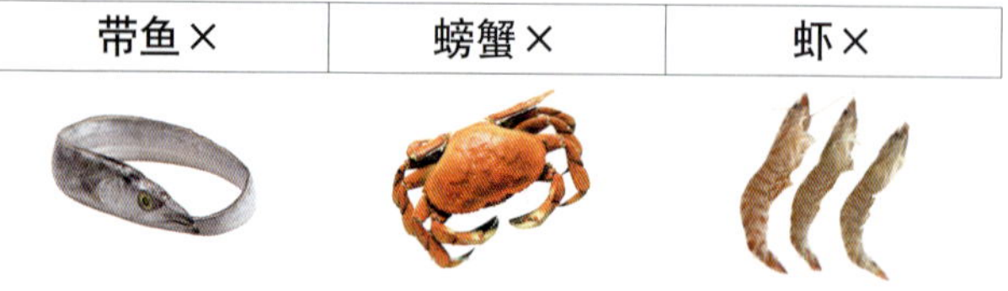

这些海鲜类产品是最主要的异性蛋白过敏源，可引起过敏性咳嗽。

舌尖深度关注

风寒咳嗽如何饮食？

风寒咳嗽的症状主要有发热、惧冷、无汗、咽喉发痒、声音重、鼻塞流清涕、痰稀白等。患者在饮食上应该进食一些能够疏风散寒、发汗解表、止咳定喘的食物，如糯米、豆腐、黑木耳、冬笋、胡萝卜等。另外，一些化痰止咳、开胃健脾的食物也可适量食用，常见的如芥菜、紫苏、生姜等。一些寒性的食物，如绿豆、螃蟹、柿子、柚子、香蕉、猕猴桃、西瓜、苦瓜、海带、生萝卜、冬瓜、地瓜等，应少吃或不吃，尤其是风寒感冒的小孩，这些食物最好不要食用。

风热咳嗽如何饮食？

风热咳嗽的患者主要表现有咳嗽、痰色黄稠，不易咳出，咽干疼痛，口渴，常伴有发热、头痛头晕、舌头红、舌苔薄且发黄等。可伴有恶寒无汗、发热头痛、塞鼻不通等症状。

对于风热咳嗽的患者，饮食宜选择具有疏风清热、宣肺止咳作用的清淡饮食，如柿子能清热、消痰、止咳，梨子能清热化痰，冬瓜能消痰、清热等，这类食物可适量进食；其他如丝瓜、薄荷、冬瓜等也有助于风热咳嗽的缓解和治愈。若同时伴有发热的症状，要多喝水，帮助排毒解热。咳嗽期间应忌食辣椒、芥末等辛辣刺激食物，同时少吃或不吃含糖量和油脂较多的食物，如花生、瓜子、巧克力等。

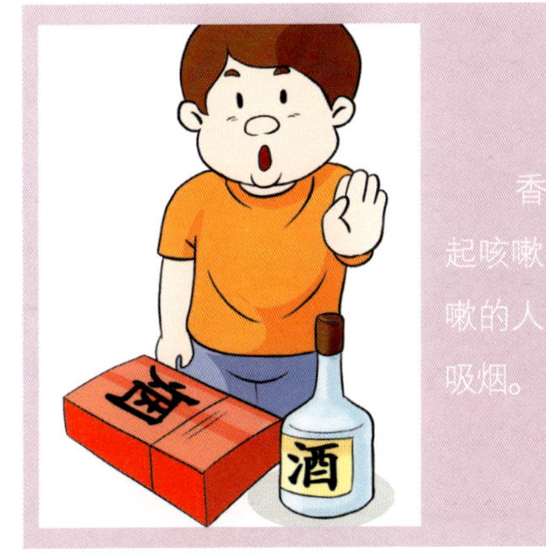

香烟的味道会引起咳嗽，家里如果有咳嗽的人，室内应该严禁吸烟。

咳嗽食谱推荐

菜名	食物搭配	营养功效
川贝雪梨猪肺汤	川贝＋雪梨＋猪肺＋枸杞	补肺气
芒果鸡柳	芒果＋鸡里脊＋青椒＋红椒	祛痰止咳
丝瓜粥	丝瓜＋大米＋虾米	化痰止咳、清热和胃
苦瓜山药	淮山药＋苦瓜	清热祛火、解毒抗菌
芹菜虾仁木瓜	芹菜＋虾仁＋木瓜	健脾消食、镇静安神
菊花芦根茶	菊花＋芦根	清热解毒
藿香粥	藿香＋大米	发散表邪、芳香化湿

便秘

常吃粗粮和新鲜蔬果

主要症状： 排便费力√ 大便干结√ 便量减少√ 排便次数减少√

必需营养素： B族维生素√ 膳食纤维√ 叶酸√ 水√

饮食要点： 多吃新鲜蔬菜水果√ 适量多吃些粗粮√ 吃些易产气的食物√ 进食刺激性食物×

舌尖上的健康经

1.多饮水，每天保证足够的饮水量，以利于肠道内大便的软化。

2.多吃富含膳食纤维和淀粉的食物，不宜摄入太多的蛋白质。

3.适量补充B族维生素含量多的食物，如豆类。

4.辣椒、浓茶、酒类等刺激性食物或饮料不利于大便的排泄，不宜食用。

5.洋葱、萝卜、蒜苗等食物属于易产气的食物，宜适当增加进食，能够促进肠道的蠕动，从而有利于排便。

6.红薯和熟香蕉是最佳的调养便秘食物。

宜吃的明星食物

芹菜√	韭菜√	糙米√	燕麦√

这些食物含纤维较多，能促进胃肠蠕动，加速排便。

芝麻√	核桃仁√	杏仁√

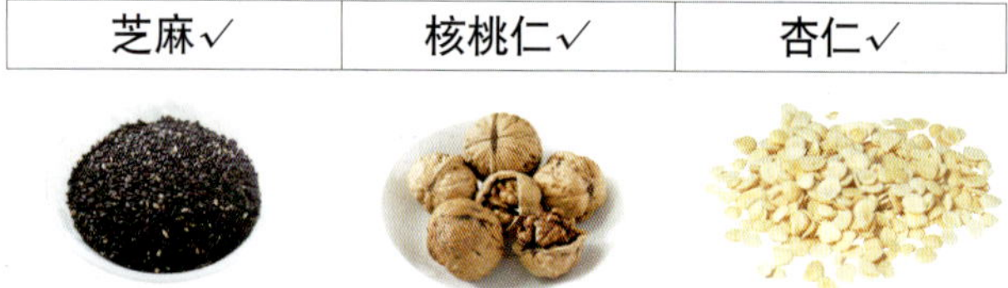

这些食物含油脂较多，有润肠作用，帮助排便，防治便秘。

豆类√	绿叶蔬菜√

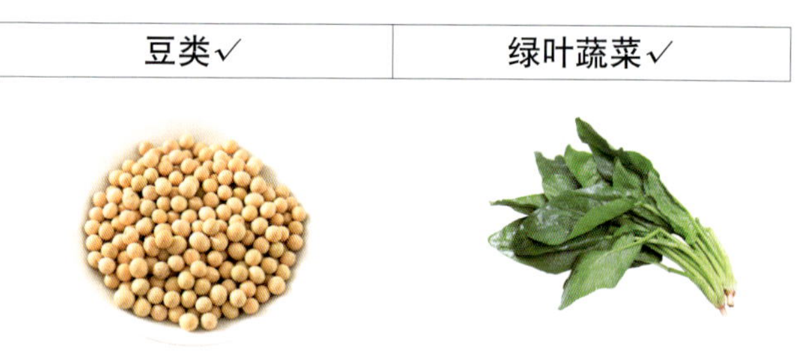

牛奶√

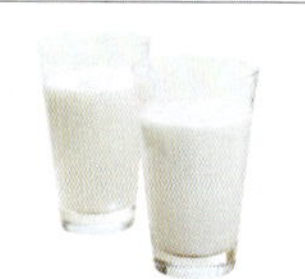

这些食物富含B族维生素，可促进肠道肌肉张力的恢复，对通便很有帮助。

忌吃食物

柿子×	石榴×	莲子×

这些食物收敛固涩，食用后可使肠蠕动减弱，大便难以排出。

辣椒×	芥末×	酒×

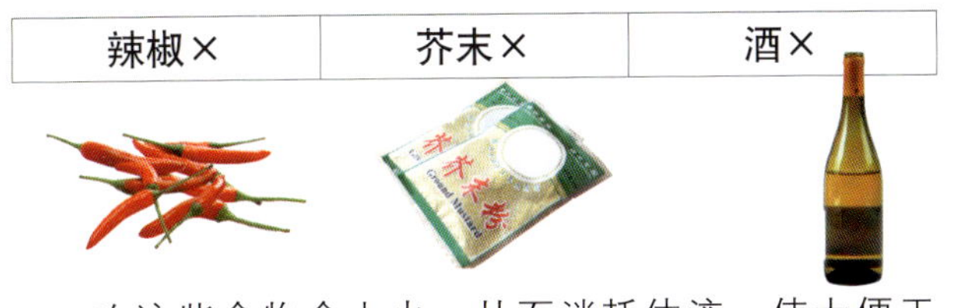

吃这些食物会上火，从而消耗体液，使大便干硬，加重便秘。

柠檬×	话梅×	山楂×

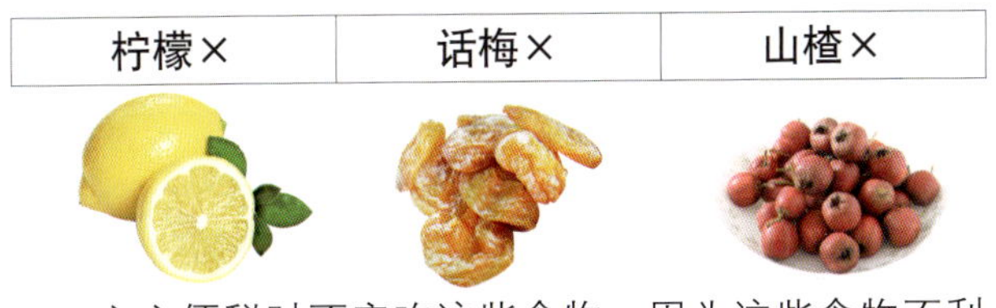

宝宝便秘时不宜吃这些食物，因为这些食物不利于排便。

舌尖深度关注

孕妇便秘如何进行饮食调养？

A 女性在怀孕后，由于子宫膨大，会导致直肠受到压迫，再加上此时体内产生了大量孕激素，使得胃肠的平滑肌张力降低而变得松弛，胃肠蠕动减弱，再加上孕妇的活动较少也会使得胃肠蠕动减慢，导致粪便在肠道内滞留时间过长，水分被过度吸收而变得干燥，因此很容易发生便秘。

孕妇发生便秘后要多饮水，每天早上起床，喝一杯凉开水后，再吃早餐；多吃富含粗纤维的食物，如粗粮、香蕉、菠菜、海带等，因为粗纤维不被消化，能增加食物残渣，从而刺激肠壁，促使肠道蠕动，利于粪便排出。适当食用些蜂蜜水、香油及黑芝麻，可以帮助通便。富含维生素B_1的食物，如麦麸、豆类、瘦肉，有保护胃肠神经和促进肠蠕动的功能，可适量多食。孕妇还应多吃些含油脂和脂肪酸的食物，前者可润肠，如花生油，后者促进肠蠕动，有利于排便通畅。另外，果汁及果酱等食物含有糖及有机酸，也有助于肠蠕动。

便秘食谱推荐

菜名	食物搭配	营养功效
三丝芹菜汤	芹菜＋冬笋＋胡萝卜＋香菇	清肠纤体
鸭丝绿豆芽	鸭脯肉＋绿豆芽	防治便秘
莴笋橘子汁	莴笋＋橘子＋西芹＋白菜	刺激胃肠消化
芹菜炒香干	芹菜＋香干	恢复肠道肌张力
红薯粥	红薯＋大米	促进肠道蠕动
银芽鸡丝	绿豆芽＋鸡胸肉＋青椒	通便，降压
海米冬瓜汤	冬瓜＋海米＋香菜	促进胃肠蠕动，润肠通便

腹泻

清淡流质饮食、脱水时注意补充水分

主要症状：大便次数明显增多√ 排便时有腹痛、下坠、里急后重感√ 粪便稀，气味酸臭√ 发热或呕吐√

必需营养素：B族维生素√ 维生素C 维生素E√ 不饱和脂肪酸√ 钙√ 镁√

饮食要点：清淡流质饮食√ 食物易消化√ 补充水分√ 不吃生冷食物√ 不吃油腻、刺激性食物√ 饮酒×

舌尖上的健康经

1.适量多喝水，补充身体丢失的水分。

2.多吃温性食物，忌食寒凉性食物，以免导致病情加重。

3.少吃含纤维较多的水果和蔬菜，可缓解腹泻症状。B族维生素、维生素C含量丰富的水果和蔬菜，能补充维生素和止泻，可适量进食，如茄子、柑橘等。

4.少吃多餐，饮食宜由少到多、由稀到浓。

5.忌食肥腻的食物和坚果之类较硬的食物。

6.马齿苋是湿热型腹泻的最佳调养食物。

宜吃的明星食物

葡萄√	石榴√	苹果√

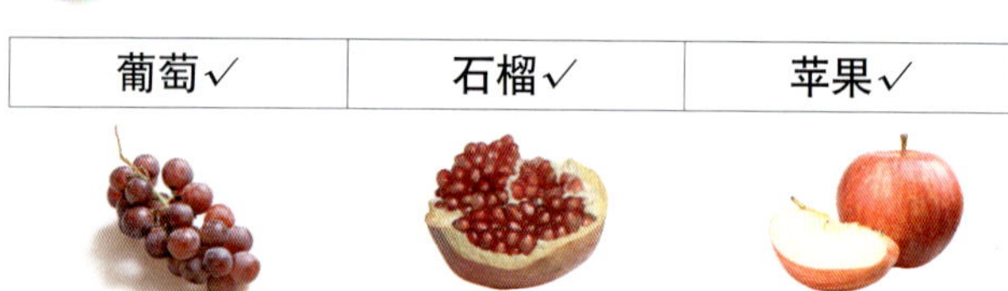

这些食物有收敛作用，止泻效果佳。

蔬菜√	水果√	猪瘦肉√

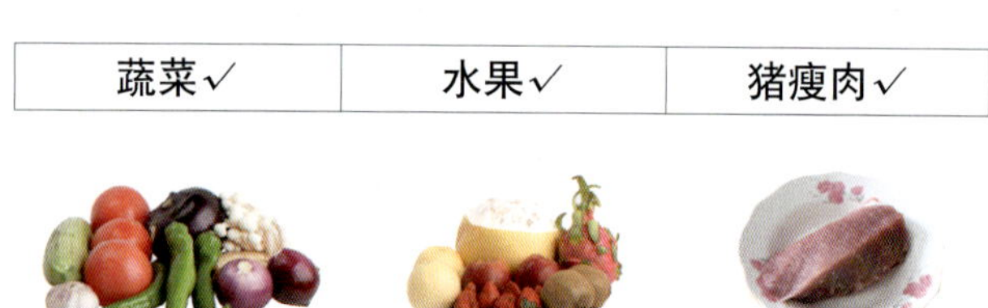

这些食物富含B族维生素、维生素C和铁，能补充因腹泻所流失的营养。

大米粥√	藕粉√

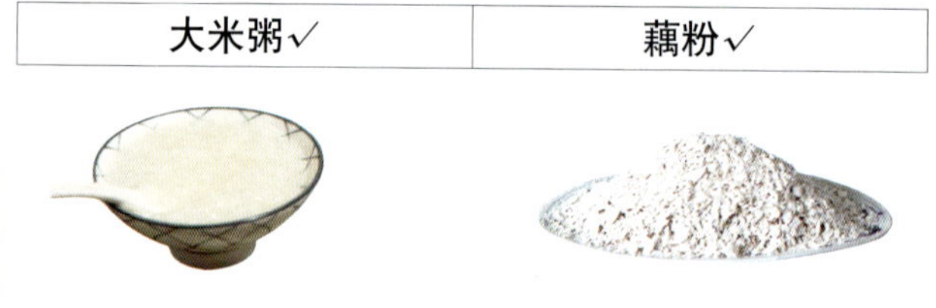

果汁√

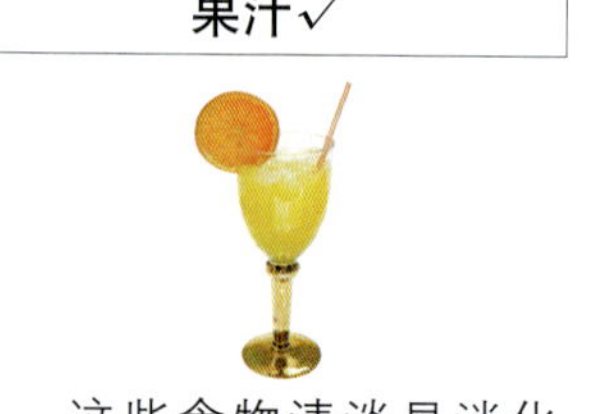

这些食物清淡易消化，既能为腹泻患者增加能量，又能补充因腹泻而流失的营养。

忌吃食物

韭菜×	芹菜×	糙米×
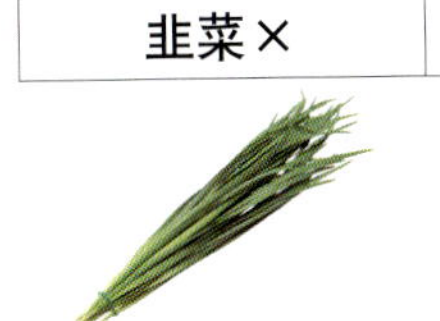	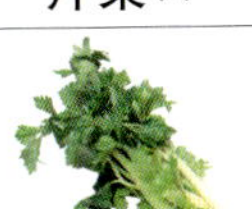	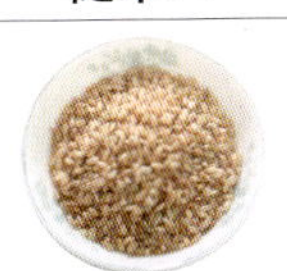

这些食物含粗纤维较多，刺激肠蠕动，加剧腹泻病情。

辣椒×	大蒜×	冷饮×
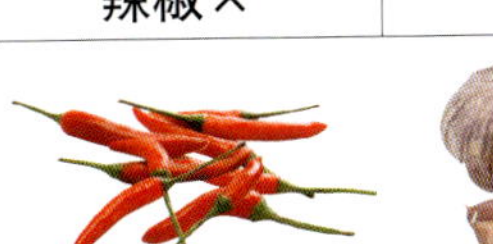	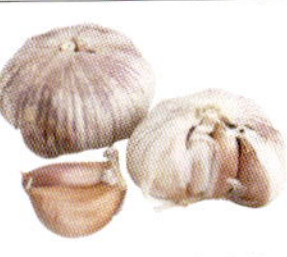	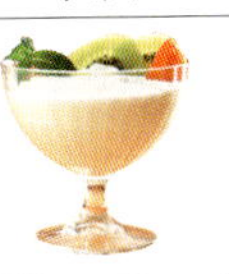

这些食物带有辛辣性和凉性，会刺激肠壁，加剧腹泻。

豆浆×	牛奶×	鸡蛋×
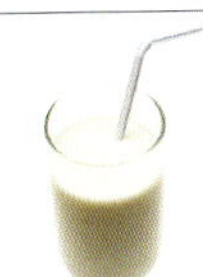	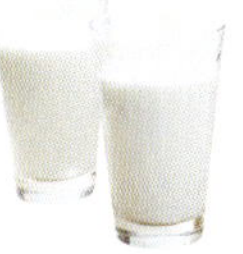	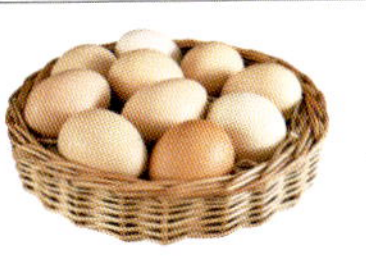

这些食物会使肠内胀气，加重腹泻。

舌尖深度关注

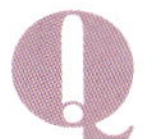

Q 经期拉肚子吃什么好?

A 要杜绝性冷的食物，控制寒性食物的摄取。如冷饮、雪糕等，它们会刺激肠胃，使腹部容易受冷，这对经期的女性来说是雪上加霜。女性在经期期间容易缺血，因此需要补血，红枣、桂圆、红糖水等都具有补血养血、增强身体抵抗力的作用。

Q 腹泻时补水会更厉害吗?

A 通常消化道里的大部分水分会被大肠黏膜吸收，消化后的食物残渣变成粪便排出体外。人每天除了正常进食之外，需要1200~1600毫升水分供给机体的需要。当病人出现腹泻时，大肠黏膜已遭到破坏，对水分的吸收功能大大减弱，导致体内大量水分被排出，这很容易发生脱水，从而出现口渴、呼吸急促、头晕目眩等症状。因此，腹泻期间补液是非常重要的，它绝不是单纯地喝水那么简单——单纯的饮用纯净水，不但水分不容易吸收，还可能发生水中毒，造成水肿。喝一些富含电解质的水或者淡盐水，则有利于加速体内水分的吸收。

腹泻食谱推荐

菜名	食物搭配	营养功效
苹果山药汤	苹果＋山药＋麦芽	益脾胃、助消化、止腹泻
荔枝炒牛肉	牛肉＋荔枝＋青椒	止呃逆腹泻、开胃健脾
蒜薹木耳炒蛋	蒜薹＋黑木耳＋鸡蛋	杀菌、治疗腹痛腹泻
红枣苹果汁	苹果＋红枣	收敛、止泻
马齿苋粥	鲜马齿苋＋大米	清热解毒、健脾养胃
带鱼南瓜汤	带鱼＋南瓜＋青椒＋红椒	补益内脏
胡萝卜烧豆角	豆角＋胡萝卜	健脾利胃，利于腹泻后恢复

口腔溃疡

食物稀软、少吃容易上火的食物

主要症状： 溃疡面被黄白色纤维性渗出物覆盖√　如遇冷、热、酸、咸等刺激有烧灼样疼痛√

必需营养素： 维生素 B_2 √　维生素 C √　锌√

饮食要点： 食物清淡、稀软、易消化√　多喝开水√　多吃新鲜蔬菜水果√　辛辣及易导致上火的食物 ×　抽烟，饮用酒、咖啡及刺激性饮料 ×

舌尖上的健康经

1.主食粗细粮合理搭配，菜肴荤素合理选择。

2.饮食宜清淡，多食温热稀软的食物，如粥、汤等。

3.多饮水，每天至少2000毫升。

4.多食维生素B_2和维生素C含量多的食物，如绿豆芽、番茄、猕猴桃等，这类食材可以保护黏膜组织，促进溃疡面的愈合。

5.刺激性食物、粗糙坚硬的食物以及油炸类食物，会增加患者的痛苦，而且不利于创面的愈合，口腔溃疡期间尽量不食。

6.柑橘类含酸多的食物避免食用。

宜吃的明星食物

菜花√	番茄√	青椒√	猕猴桃√
			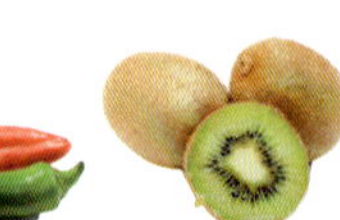

这些食物富含维生素C，可保护黏膜组织，增强机体免疫力，防止溃疡复发。

绿豆芽√	黄豆芽√	豌豆苗√
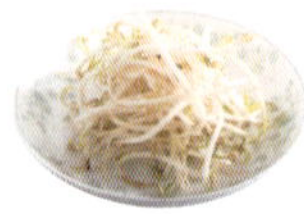	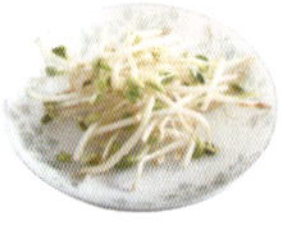	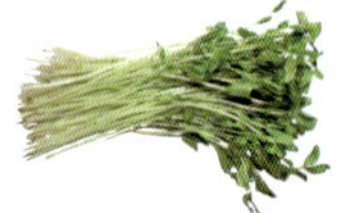

这些由豆类发芽的食物富含维生素B_2，具有促进溃疡面愈合的作用。

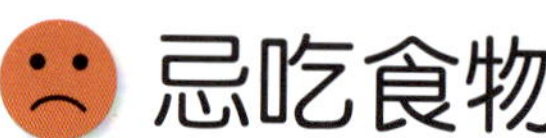

忌吃食物

辣椒×	芥末×

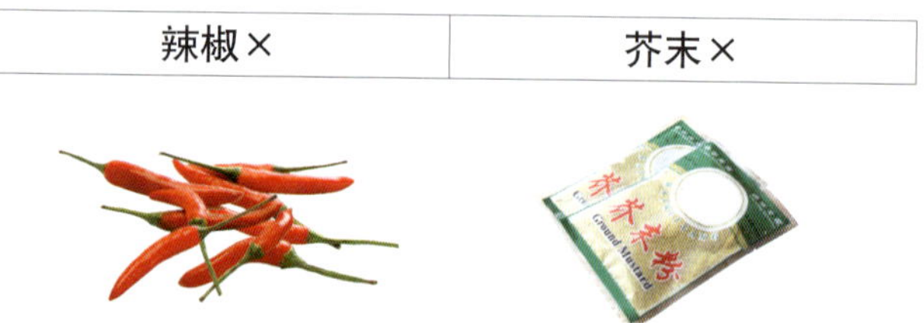

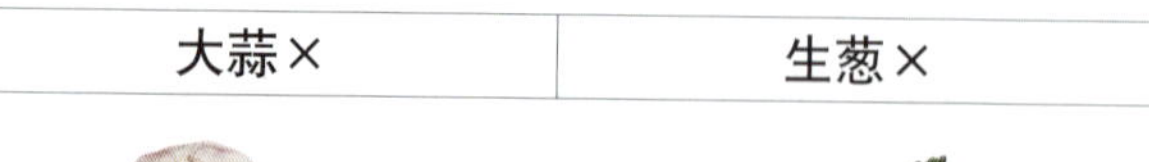

大蒜×	生葱×
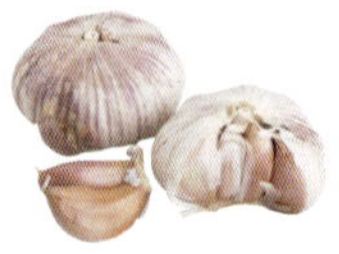	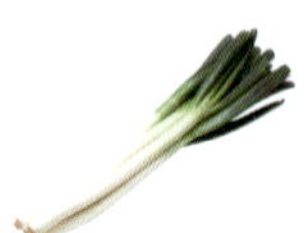

这些食物辛辣、香燥，生热化火，灼伤口腔黏膜，加重口腔溃疡。

舌尖深度关注

Q 易患口腔溃疡为什么要多吃黄色食物？

A 目前，人们的生活、工作压力大，若饮食中缺乏B族维生素和核黄素等物质，可导致机体的免疫功能下降，从而引起口腔溃疡的发生，甚至反复出现。要改善这种情况，平时应该多吃些健脾利湿的食物，尤其是含B族维生素和核黄素丰富的食物，其中以黄色食物较好，如胡萝卜、黄色彩椒、南瓜等，这些食物含有较其他类食物含量高的B族维生素及核黄素，对预防和治疗口腔溃疡有很好的作用。

另外患者还可以多吃些绿叶蔬菜和五谷杂粮，这些食物都富含B族维生素，如玉米、莲子、山药、红豆等，将其做成粥食用，或是用冬瓜做汤，都有非常好的健脾利湿效果。对于火气较大的人，喝些淡竹叶茶、菊花茶、莲子茶等也不错。

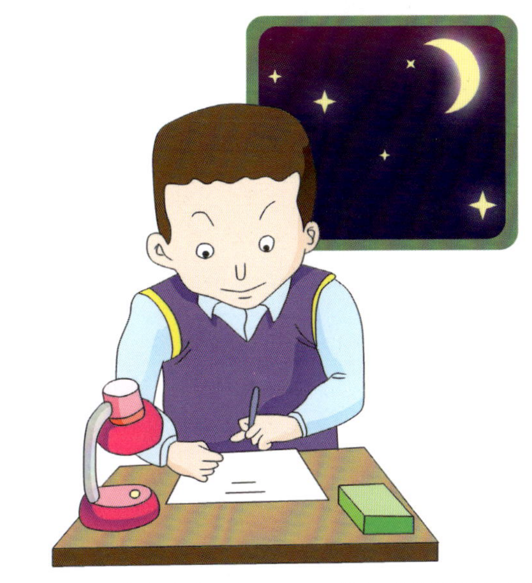

不要过度劳累。工作劳累，睡眠不足，身体疲倦或精力不足时，都会让我们的免疫功能下降，这时口腔溃疡往往随之而来。

口腔溃疡食谱推荐

菜名	食物搭配	营养功效
木耳圆白菜	黑木耳＋圆白菜	杀菌消炎
银耳莲子粥	银耳＋莲子＋大米	清胃降火
乌梅生地绿豆糕	乌梅＋生地＋绿豆＋豆沙	清热祛火
陈皮莲肉煲水鸭汤	陈皮＋莲子＋薏米＋淮山药＋水鸭肉	补脾健胃，口腔溃疡良方
黄芪党参粥	黄芪＋党参＋薏米＋大米＋扁豆＋红枣	补中益气，健脾祛湿
莲子甘草茶	莲子＋甘草＋绿茶	滋阴、清热、解毒
莴笋拌绿豆芽	莴笋＋绿豆芽	促进创面愈合

缺铁性贫血

常吃含铁食物、不偏食不挑食

主要症状：乏力√　头晕眼花√　心悸气短√　面色苍白√　脱发√

必需营养素：铁√　维生素C√

饮食要点：多吃动物肝脏、蛋类等含铁食物√　常吃新鲜蔬菜水果√　菠菜等含草酸的蔬菜吃前焯水√　喝茶×　偏食×

舌尖上的健康经

1.适量增加含铁量丰富的食物摄入，如动物的肝脏、猪血、蛋黄等。

2.多摄入一些优质蛋白质，帮助促进铁的吸收。

3.素食和偏食不可取。

4.少吃含草酸的食物，坚果、菠菜、巧克力属于此类，这类食物会干扰人体对铁的吸收。

5.碳酸饮料和啤酒等饮品对铁的吸收也不利，少饮为宜。

6.女性要多食些补血、补铁的食物，尤其是在经期和孕产期。较常见的食物如猪肉、牛肉、鸡肉等。

宜吃的明星食物

猪肝√	猪瘦肉√	蛋黄√	海带√	木耳√

这些食物含大量的铁，能够提高血色素，预防缺铁性贫血。

菠萝√	草莓√	油菜√

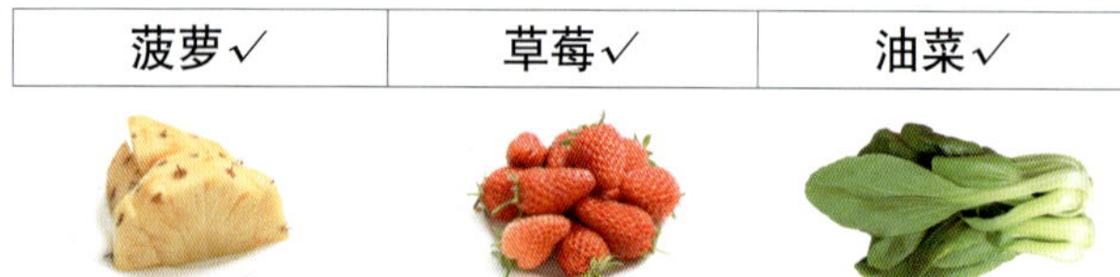

这些食物富含维生素C，能够促进铁的吸收，防治贫血。

肉类√	鱼类√	蛋类√

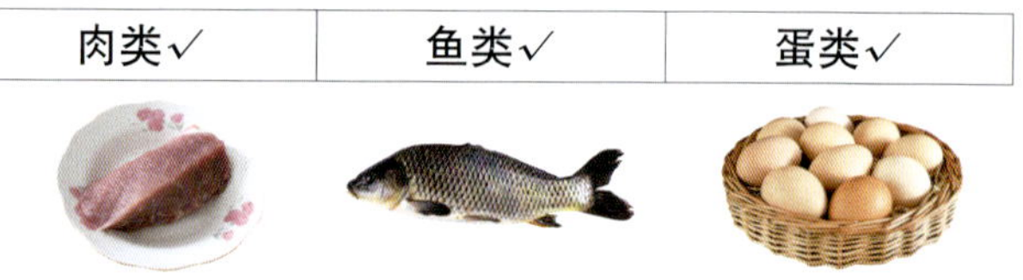

这些食物富含优质蛋白质，能满足合成血红蛋白及产生红细胞的需要。

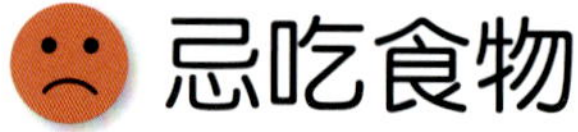

忌吃食物

啤酒×	可乐×	咖啡×	茶×	巧克力×

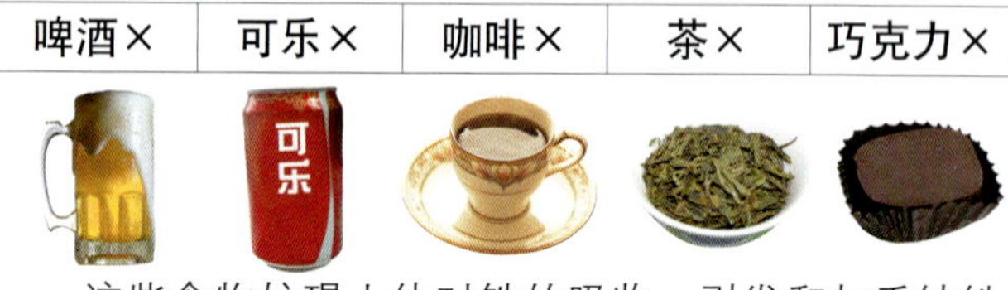

这些食物妨碍人体对铁的吸收，引发和加重缺铁性贫血。

舌尖深度关注

为什么荤素搭配补铁效果好？

动物心脏、动物肝脏、动物肾脏、瘦肉、鸡肉、蛋黄、黑鲤鱼、虾、海带、紫菜、蛤蜊肉、南瓜子、芝麻、红枣、黑木耳、红糖、扁豆、黄豆以及菠菜等都是含铁较多的食物来源。

其中肉类及猪肝内的铁较易被吸收，蔬菜中的铁较难吸收。但动、植物食品混合吃，铁的吸收率可以增加1倍，因为植物食品含有维生素C，能促进铁的吸收。

补铁为什么要远离含草酸食物?

虽然菠菜含铁量较高，但其所含的铁很难被小肠吸收，而且菠菜中还含有一种叫草酸的物质，很容易与铁作用形成沉淀，使铁不能被人体所利用，从而失去补血的作用。菠菜中的草酸还易与钙结合成不易溶解的草酸钙，影响钙质的吸收。

如果无法避免，需要尽可能与海带、蔬菜、水果等碱性食物一同食用，可促使草酸钙溶解排出，防止结石。补血最好选择含铁丰富的动物性食物，如瘦肉、动物血、动物肝泥等。

除了菠菜，其他含有草酸的常见食物有：苋菜、空心菜、芥菜、韭菜、竹笋、橘子、番茄、芦笋、油菜、草莓、核桃、杏仁、腰果、汽水等。

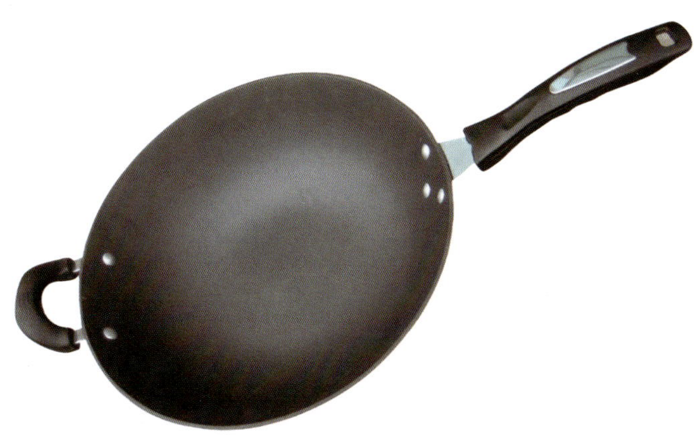

用铁制炊具烹调食物，对预防和治疗缺铁性贫血有很大作用。

缺铁性贫血食谱推荐

菜名	食物搭配	营养功效
莲子桂圆羹	莲子＋桂圆＋红枣	滋养脾胃、补血养颜
百合红枣牛肉汤	百合＋红枣＋牛肉＋白果	补血益气、驻颜护肤
木耳炒肉末	黑木耳＋猪肉末	补充铁质，促进血红蛋白合成
黑米面馒头	面粉＋黑米	补血养颜
荷叶消暑粥	荷叶＋糯米＋花生＋黄豆＋绿豆＋冬瓜	清热解毒、补血养颜
百合南瓜	南瓜＋百合	补血、润肺
番茄酸奶	番茄＋酸奶	促进铁吸收、有效补血

失眠

晚餐不过饱、过饥，忌吃刺激性食物

主要症状：早醒√ 睡眠中易醒√ 入睡困难√ 多梦√

必需营养素：B族维生素√ 钙√ 铁√ 锌√ 镁√

饮食要点：晚餐不宜过饱或过饥√ 忌食刺激性食物√ 饮食清淡而富有营养√ 睡前吃太咸或太辣的食物× 睡前吃过于油腻的食物×

舌尖上的健康经

1.钙质和纤维素丰富的食物可适量增加，如奶类、蔬菜类。

2.多食色氨酸较多的食物。色氨酸不但能增强困倦感，更重要的是它改善睡眠质量，对失眠有很大好处，常见的食物如牛奶、桂圆、小米等。

3.适当补充蛋白质以及微量元素，有助于缓解神经的紧张感，促进睡眠。

4.忌食辛辣刺激、带有兴奋性的物质。

5.饮食有节制，睡前尽量避免吃太多食物，影响睡眠。

6.油炸、肥腻等不易消化的食物应忌食。

宜吃的明星食物

小米√	牛奶√	桂圆√

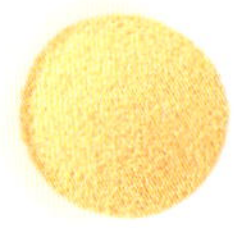
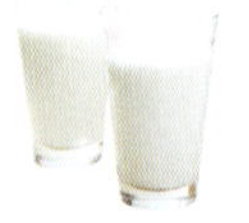
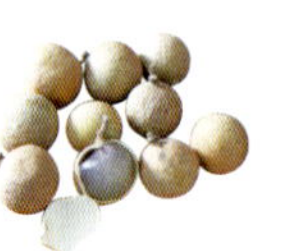

这些食物富含色氨酸，能增强困倦感，改善睡眠质量。

花生√	核桃√	鸡蛋√

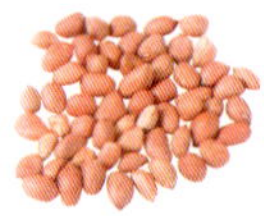
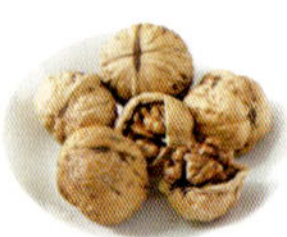
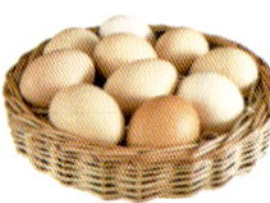

这些食物含有B族维生素，能够稳定情绪，减少夜里醒来的次数。

牛奶√	虾皮√

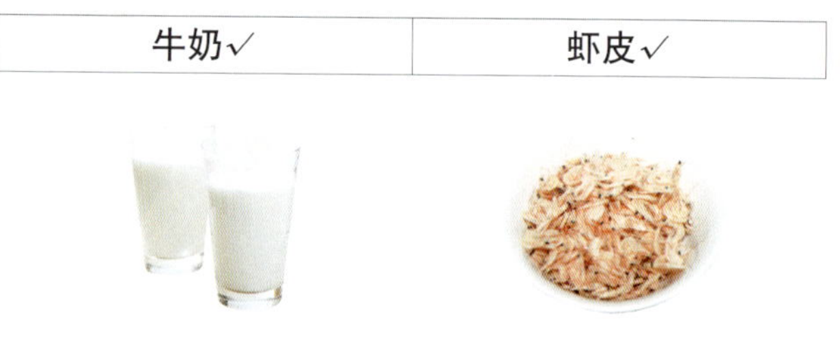

紫菜√	绿叶蔬菜√

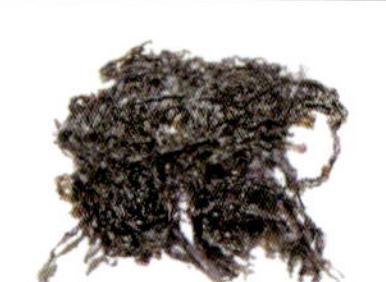
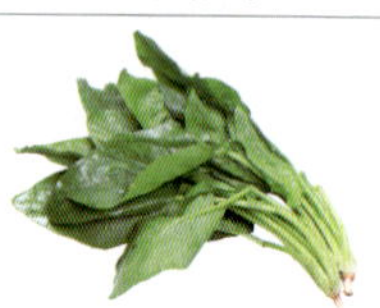

牛奶、虾皮富含的钙和紫菜、绿叶蔬菜富含的镁是天然的放松剂和镇静剂，有助于缓解失眠，促进良好睡眠。

忌吃食物

辣椒×	大蒜×	洋葱×

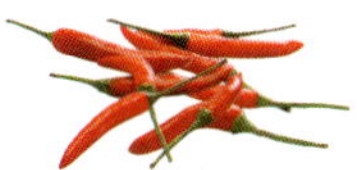
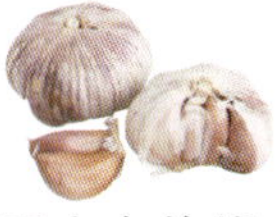
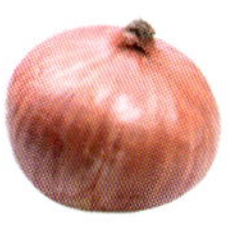

这些食物会造成胃中有灼烧感和消化不良，进而影响睡眠。

浓茶×	咖啡×	酒×

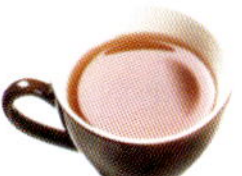
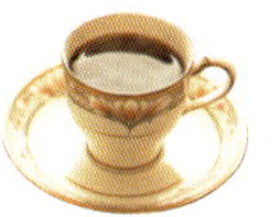
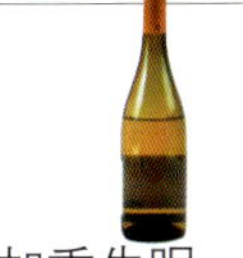

这些饮品为兴奋性饮品，可刺激神经，加重失眠。

舌尖深度关注

失眠引起的抑郁症应如何饮食？

A 失眠抑郁症患者的自主神经调节发生了紊乱，或者神经衰弱，因此患者平时要避免咖啡、可乐、酒以及巧克力等食物或饮料，这些食材会影响神经正常运作，或者增加大脑的兴奋性，不仅不利于患者健康的恢复，甚至导致病情加重。其次，患者应该选择清淡饮食，少吃辛辣、油炸等食物，多食蔬果和纤维素含量丰富的食物，有助于改善患者的消化功能并增进食欲，增加营养吸收，有助于病情的稳定与治愈。另外，适当多食一些含色氨酸较多的食物，它能够使人产生疲倦，从而使人进入睡眠状态。

Q 青少年失眠如何饮食调理？

A 平时可选择多吃一些营养丰富或者有助于睡眠的食物，常见的如小米粥、淡菊花茶、土豆、核桃、燕麦片等。其次，青少年饮食要清淡，注意养成良好的饮食习惯，如睡前不大吃大喝，晚饭吃七分饱等。

牛奶富含色氨酸，对睡眠有帮助作用，在睡前喝一杯牛奶加适量的蜂蜜，可以使体内的血糖平稳，避免出现早醒。而培根、热狗、乳酪等含有酪胺的食物则不利于睡眠，睡前尽量少食。另外，青少年最好不食刺激类食物，如辣椒、芥末等，同时远离咖啡，咖啡中含有能够引起神经兴奋的物质——咖啡因，容易引起失眠。

失眠食谱推荐

菜名	食物搭配	营养功效
香蕉菠萝苹果汁	香蕉＋菠萝＋苹果＋蜂蜜	缓解疲劳、镇静神经
鸡蛋红糖小米粥	小米＋红糖＋鸡蛋	和胃安眠
百合莲子粥	百合＋莲子＋大米	滋补强肾、治疗失眠
桂圆花生红枣汤	桂圆＋花生＋红枣	稳定情绪、帮助睡眠
莲藕排骨汤	猪排骨＋莲藕	清热消痰、补血养颜
香蕉百合银耳汤	香蕉＋百合＋银耳＋枸杞	镇静助眠
天麻什锦饭	粳米＋鸡肉＋竹笋＋胡萝卜＋香菇＋芋头＋天麻	健脑强身、镇静安眠

骨质疏松

常吃牛奶等高钙食物、不饮浓茶

主要症状：腰背痛√　身高缩短、驼背√　易骨折√　胸闷气短√

必需营养素：钙√　镁√　维生素D√

饮食要点：常吃牛奶等高钙食物√　常吃新鲜蔬菜水果等碱性食物√　少吃肉类等酸性食物√　不能吃得过咸√　不能多吃糖√　饮浓茶×

舌尖上的健康经

1.营养要全面，饮食尽量清淡、多样化。

2.多吃钙、磷和蛋白质含量多的食物。

3.镁元素对保护骨骼、牙齿健康有很大功劳，适量多食含镁丰富的食物，还可以帮助改善消化不良的症状。

4.更年期女性和老年人更容易发生钙质和营养的流失，因此应保证摄入充足的蛋白质、维生素D、钙等。

5.可以根据个人不同的体质选择合适的中药进行调理。

6.酒、咖啡、浓茶应避免饮用。

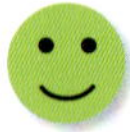

宜吃的明星食物

海带√	虾皮√	牛奶√	豆浆√
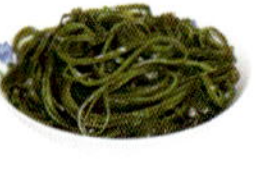	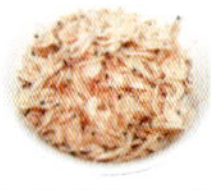	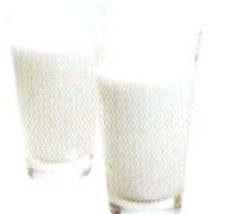	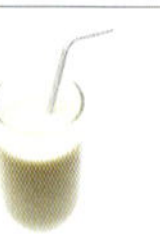

这些食物富含钙，能够强健骨骼，预防和延缓骨质疏松症的发生。

紫菜√	绿叶蔬菜√	虾米√	干蘑菇√
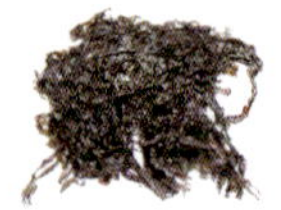	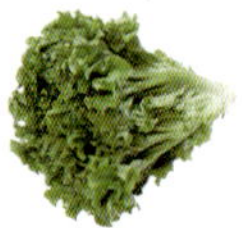	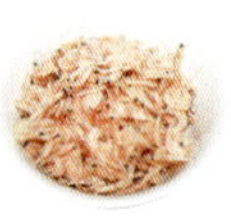	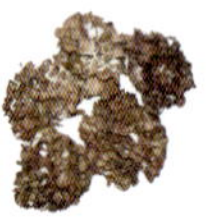

吃富含钙质的食物时宜同时吃这些富含镁的食物，能促进钙的吸收。

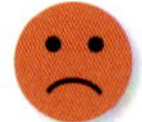

忌吃食物

菠菜×	莴笋×
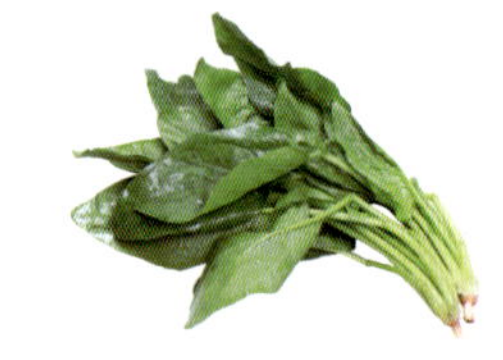	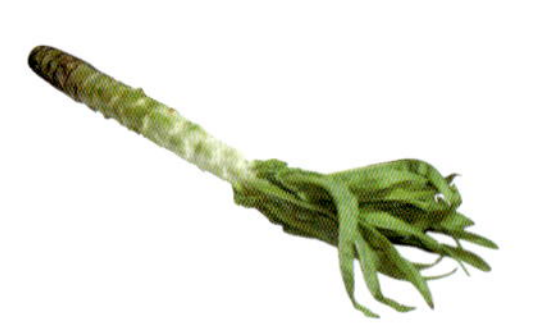

苋菜×	苦瓜×
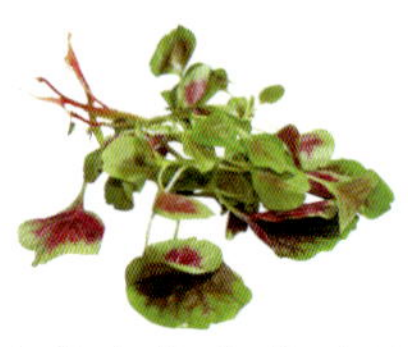	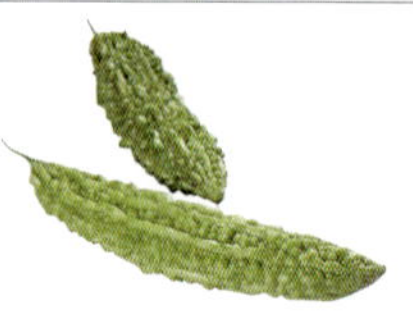

这些食物含草酸较多，影响钙的吸收，致骨质疏松患者病情迁延。

舌尖深度关注

膳食如何搭配能促进钙吸收？

A 过多地摄入酸性食物，易导致人们产生酸性体质，当人体无法承受血液中酸碱度激烈的变化，就会动用碱性物质和钙来中和，严重的会导致钙的大量流失。因此，平时的饮食要注意荤素搭配，最好吃一些促进钙质吸收的食品，如含维生素C丰富的食物，能促进钙的吸收，如脐橙、柚子、橘子、柠檬等食物都能促进小肠对钙质的吸收。

另外，荤素平衡地搭配也可以提高机体对钙的利用率，如鱼肉中含维生素D，豆腐含钙丰富，两者搭配，维生素D可促进钙的吸收和利用。主食谷豆混食也能使氨基酸达到理想的互补，从而促进钙的吸收。

过量饮酒会导致骨质疏松吗？

A 酒精会抑制骨细胞的正常代谢和成骨细胞的生成，对骨骼产生不利影响。若饮酒过量，人体内大量的酒精会引起骨质的破坏增多，当破坏的骨质多于机体新形成的骨质时，骨质就会开始流失，达到一定程度，就会形成骨质疏松。而且，过量饮酒者的骨细胞活动受抑制后，会妨碍机体对钙、镁元素的吸收和利用，也会诱发和加重骨质疏松的发生与恶化。

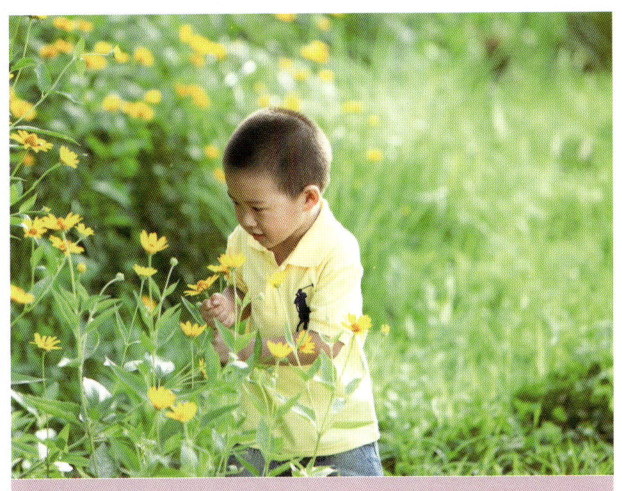

多晒太阳能增进体内维生素D的合成，可帮助身体中钙的吸收，强化骨质。

骨质疏松食谱推荐

菜名	食物搭配	营养功效
核桃仁肉丁	猪瘦肉＋核桃仁＋鸡蛋	增加骨密度、延缓骨质衰老
麻酱拌菠菜	菠菜＋麻酱	高铁、高钙、高蛋白质、高亚油酸食物
蒜蓉西蓝花	西蓝花＋蒜蓉	强健骨骼、帮助吸收钙质
茄子虾皮饼	茄子＋虾皮＋面粉＋鸡蛋	活血、止痛、补钙
鸡丝香菇芋头粑	芋头＋鸡肉＋香菇	增强免疫
肉丝金针	猪外脊肉＋金针菇	延缓骨质疏松
海带豆苗汤	豆苗＋竹笋＋海带＋胡萝卜＋猪肉	补充营养，预防骨质疏松

痛经

吃些活血化瘀食物、不吃生冷食物

主要症状： 痉挛性、阵发性小腹绞痛√ 恶心、呕吐√ 头痛√ 腹泻√ 出冷汗、全身无力√

必需营养素： 维生素B_6√ 镁√

饮食要点： 多吃羊肉、韭菜等温热性食物√ 吃些藕等活血化瘀食物√ 吃些红枣等含铁食物√ 吃辛辣油腻食物× 吃生冷、冰冻食物×

舌尖上的健康经

1.钙质补充要充足。缺钙可能引起宫缩强烈，严重可导致痉挛继而引发痛经症状。

2.蛋白质、亚麻酸、B族维生素、维生素C、维生素D、维生素E和泛酸不能少，时常应进食富含这类物质的食物，适量地补充雌激素。

3.饮食宜清淡、易消化。

4.多食富含纤维素的食物，避免发生便秘，预防因便秘导致痛经。

5.忌食生冷和辛辣刺激性的食物。

6.经期血不多的情况下，适量的葡萄酒可以通经活络，扩张血管，使平滑肌松弛，有预防和治疗痛经的作用。

宜吃的明星食物

山楂√	酸菜√	柠檬√	醋√

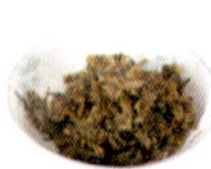

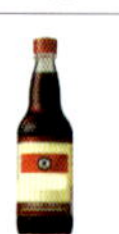

经期适量食用这些口味较酸的食物有缓解疼痛的作用。

蜂蜜√	香蕉√	芹菜√	红薯√

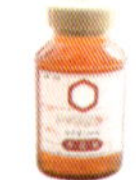
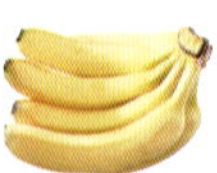
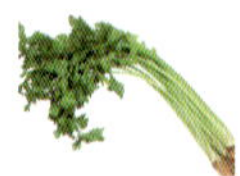
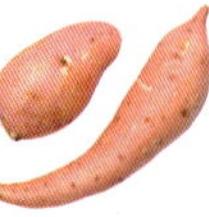

这些食物可预防便秘，因为经期便秘可诱发痛经和增加疼痛感。

红糖√	姜√	红枣√

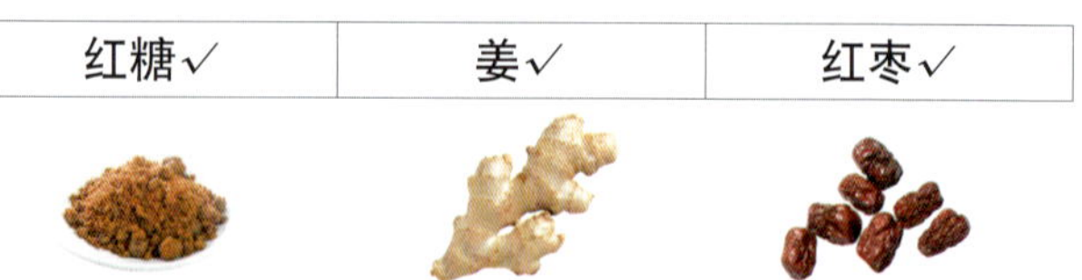

这些食物可补血散瘀，暖中止痛，疏通经络，缓解痛经。

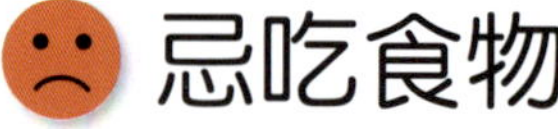

忌吃食物

梨×	西瓜×	黄瓜×	绿豆×

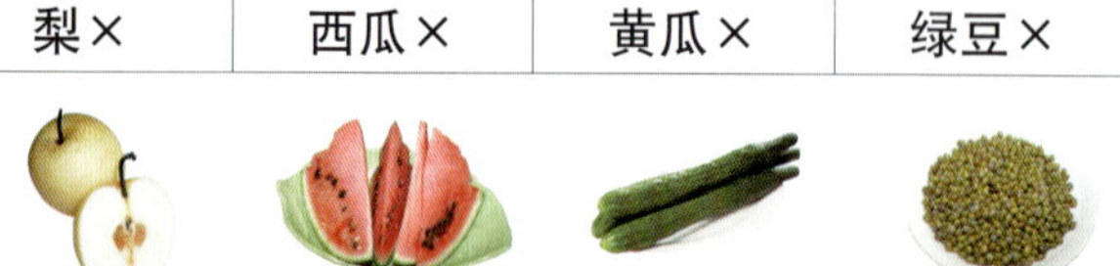

这些食物性寒凉，可使经血运行不畅，加重痛经。

舌尖深度关注

宫寒引起的痛经如何饮食？

A 宫寒引起的痛经很常见，痛经的女性每次来月经的时候会感到下腹疼痛不已，严重的可能伴有胸部胀痛、肛门坠胀等症，对身体伤害很大。通过饮食的调理，可以缓解痛经所带来的一些痛苦。

月经前后应以清淡、易消化食物为宜，忌食生冷、辛辣刺激性食物。痛经期间，可以多喝热牛奶加蜂蜜，能够起到缓解痛经的作用。尽量不要喝冷饮，可适当喝一些热的红糖姜水，能收到良好的效果。

Q 气滞血瘀引起的痛经如何饮食？

A 气滞血瘀引起的痛经是女性月经不调最常见的一种，表现为经前或经前一两日，小腹胀痛拒按，或伴有胸胁乳房的胀痛，经血量少且不通畅，血色成紫黑色，有血块，血块排出后疼痛减轻，月经过后，疼痛消失。另外，患者舌头呈暗紫色，可能出现瘀点等。

对于气滞血瘀引起的痛经，经后应该多食些养血活血的食物，如红花、益母草、玫瑰花、山楂、白萝卜、佛手、桃仁等，合理搭配，都能起到活血养血的效果，缓解痛经带来的疼痛，但必须在医生的指导下服用。

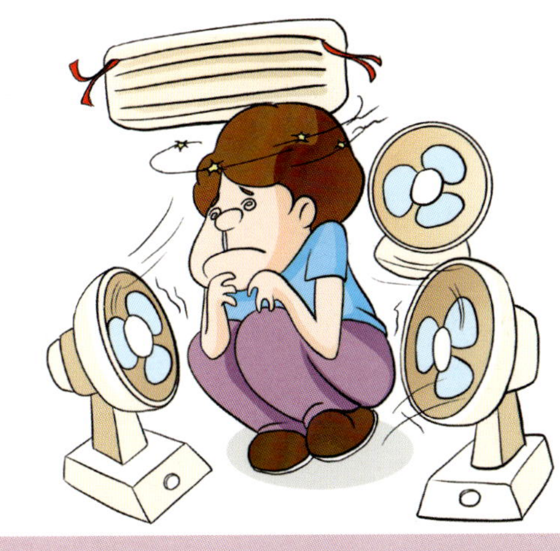

痛经的女性要注意保暖，要特别注意腰膝、腹部、脚部的保暖，尽量少用空调，随天气的变化增减衣服，多晒太阳。

痛经食谱推荐

菜名	食物搭配	营养功效
黑米红枣粥	黑豆＋糯米＋红枣	辅助治疗月经不调、痛经等症
韭菜炒羊肝	韭菜＋羊肝	补肝、益肾、调经
乌鸡果皮汤	乌鸡＋苹果＋陈皮	温中健脾、补益气血
姜枣红糖水	干姜＋红枣＋红糖	暖宫散寒
牛奶麦片粥	燕麦片＋大米＋鲜牛奶	理气活血
红糖姜汁蛋包汤	红糖＋姜＋鸡蛋	补血散瘀、暖中止痛
益母草鸡肉汤	益母草＋鸡肉＋香附	疏经活络、缓解痛经

乳腺增生

低脂饮食、避免含激素食物

主要症状： 乳房胀痛或刺痛√ 乳头有淡黄色或淡乳白色溢液√ 乳房有肿块√

必需营养素： B族维生素√ 膳食纤维√

饮食要点： 常吃白菜等十字花科蔬菜√ 常吃木耳、海带等菌藻类食物√ 避免含激素的食物√ 少吃甜食和补品√ 高脂肪饮食 ×

舌尖上的健康经

1.每日食用两份低脂乳制品，能够降低乳腺疾病的患病概率。

2.豆类及豆制品含有植物异黄酮，可以防止乳腺癌的发生，每天都应适量摄入。

3.饮食宜清淡，粗细搭配合理，营养搭配均衡。

4.忌咖啡、快餐以及辛辣刺激性的食物。

5.油炸食物和糖类等热量高的食物应少食，以免加速雌激素的生成，加重病情。

6.海带是乳腺增生的最佳调养食物，保证每周食用一次。

宜吃的明星食物

白菜√	芦笋√	猕猴桃√

这些食物富含膳食纤维，能减少人体对脂肪的吸收，降低激素水平，有利于乳腺增生患者康复。

豆浆√	豆腐√	豆腐干√

这些豆类饮品及豆制品中所含的大豆异黄酮对雌激素具有双向调节作用，可有效预防乳腺增生以及乳腺癌的发生。

海带√	紫菜√	干贝√

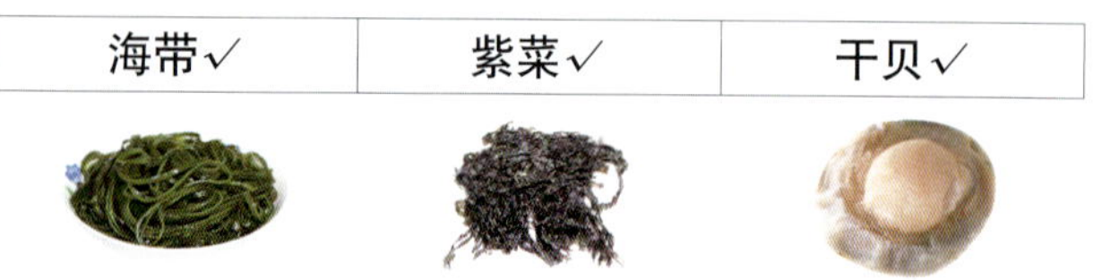

这些食物富含碘，有降低雌激素水平、防治乳腺增生的功效。

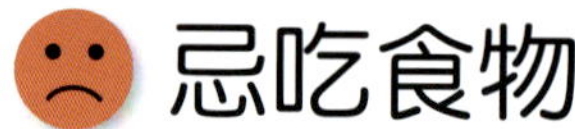

忌吃食物

咖啡√	可乐√	巧克力√

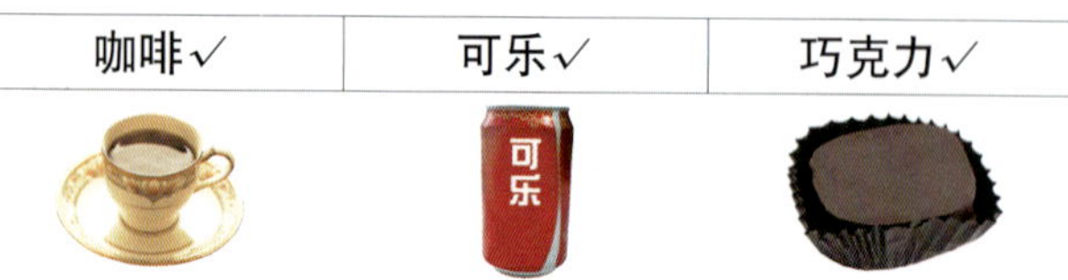

这些食物富含咖啡因，有刺激性，会加重乳腺增生患者的乳房胀痛。

舌尖深度关注

Q 常吃含激素的保健品容易患乳腺增生吗？

A 某项调查发现，在被查出的150例乳腺增生患者中，各个年龄段都有，她们都常年服用各类含雌激素的保健品。虽然目前还不能确定雌激素类的保健品与乳腺增生的关系，但是，女性在吃各类保健品前，最好到正规的医院测试一下自己体内的雌激素水平，如果水平较高，就不要再吃这类保健品，以免食用过量，导致雌激素超标，可能引发乳腺增生。

若要食用可能富含雌激素的保健品，更年期的女性必须在医生的指导下服用。预备受孕的女性、孕妇、哺乳期妇女和乳腺癌、乳腺增生、子宫癌患者都要慎用。需要提醒的是，年轻女性不可乱服，未成年女孩最好不要吃这些保健品，以免给身体带来不利的后果。

Q 常吃含碘的食物能预防乳腺增生吗？

A 研究发现，食物中的碘对女性有很大帮助，它可以帮助女性促使卵巢滤泡黄体化，从而降低体内雌激素水平，这样可以降低或消除乳腺增生的发病率。因此，女性在平时应适量进食一些含碘的食物，最常见的便是海带，具有软坚散结、消除疼痛、缩小肿块的作用。其他含碘的食物还有紫菜、海蜇、玉米等。

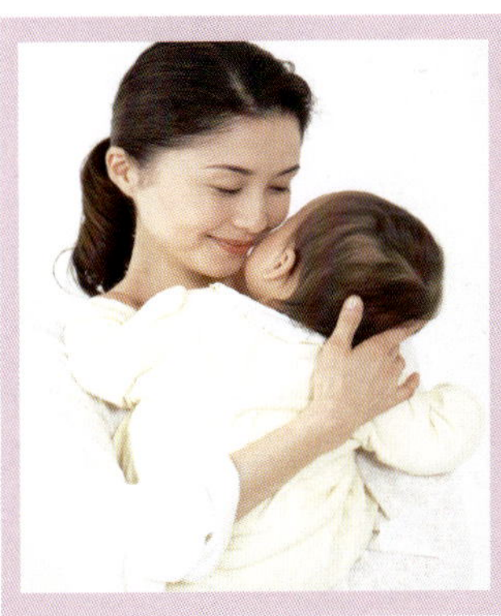

选择母乳喂养婴儿，不但对婴儿生长发育很有利，而且还能使乳腺充分发育，不易出现乳腺增生。

乳腺增生食谱推荐

菜名	食物搭配	营养功效
白萝卜拌海蜇皮	白萝卜＋海蜇皮	疏肝理气、解郁散结
海带鳖甲猪肉汤	海带＋鳖甲＋猪瘦肉	调理内分泌失调、补益气血
丝瓜炒蛋	丝瓜＋鸡蛋	凉血解毒、通经活络
艾叶煮鸡蛋	艾叶＋鸡蛋	疏肝理气、化瘀软坚
玉米丝瓜络羹	玉米＋丝瓜络＋橘核＋鸡蛋	清热散结
蜜汁无花果饮	无花果＋山楂＋蜜糖	通络解毒、清肝散结
香菇豆腐	香菇＋豆腐	双向调节雌激素

更年期综合征

常吃新鲜蔬果，少饮酒、浓茶、咖啡

主要症状： 月经紊乱✓　阵发性潮热、出汗✓　头晕、心悸、胸闷✓　爱发脾气✓　失眠、多虑✓

必需营养素： 维生素B1✓　维生素E✓　大豆异黄酮✓　钙✓

饮食要点： 低脂饮食✓　常吃新鲜蔬菜水果✓　控制食盐，少吃甜食✓　适量多吃些鱼✓　饮酒、浓茶、咖啡×

舌尖上的健康经

1.选择优质蛋白质饮食，补充蛋白质消耗，避免缺乏。
2.补充钙质，多食牛奶、豆类、黑木耳等食物；多食粗粮可保证B族维生素的摄入。
3.三餐饮食定时定量，不可暴饮暴食。
4.少食动物油及肥肉，可用植物油代替。
5.多吃含膳食纤维高的蔬菜和水果，比如芹菜、大白菜、苹果、橘子等。
6.不宜饮酒过多。

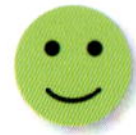

宜吃的明星食物

牛奶✓	海带✓	豆制品✓
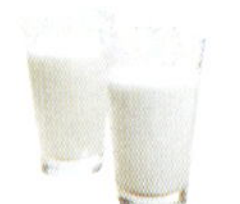	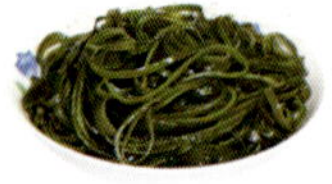	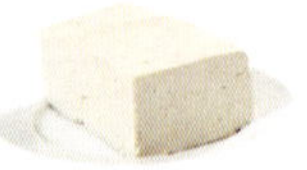

处于更年期的中年人常吃这些食物，对降低胆固醇、预防骨质疏松有益。

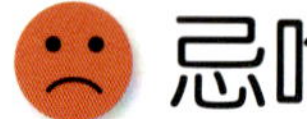

忌吃食物

浓茶×	咖啡×	可乐×	白酒×
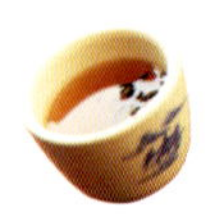	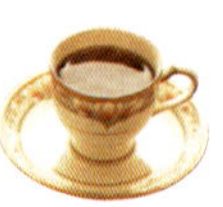	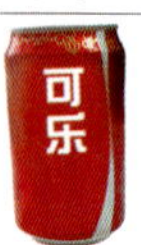	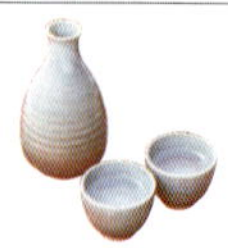

这些饮品为刺激性饮料，会使神经处于极度兴奋状态，加重更年期失眠、烦躁等症状。

更年期综合征食谱推荐

菜名	食物搭配	营养功效
双耳牡蛎汤	黑木耳＋银耳＋牡蛎	预防绝经期妇女钙质流失
小米山药粥	小米＋山药＋枸杞	缓解疲劳、预防失眠
玉米油菜	玉米粒＋油菜＋火腿	缓解更年期症状
赤豆薏米红枣粥	赤小豆＋薏米＋大米＋红枣	消肿止痛，紧致皮肤
黑豆糯米粥	黑豆＋糯米	改善潮热出汗

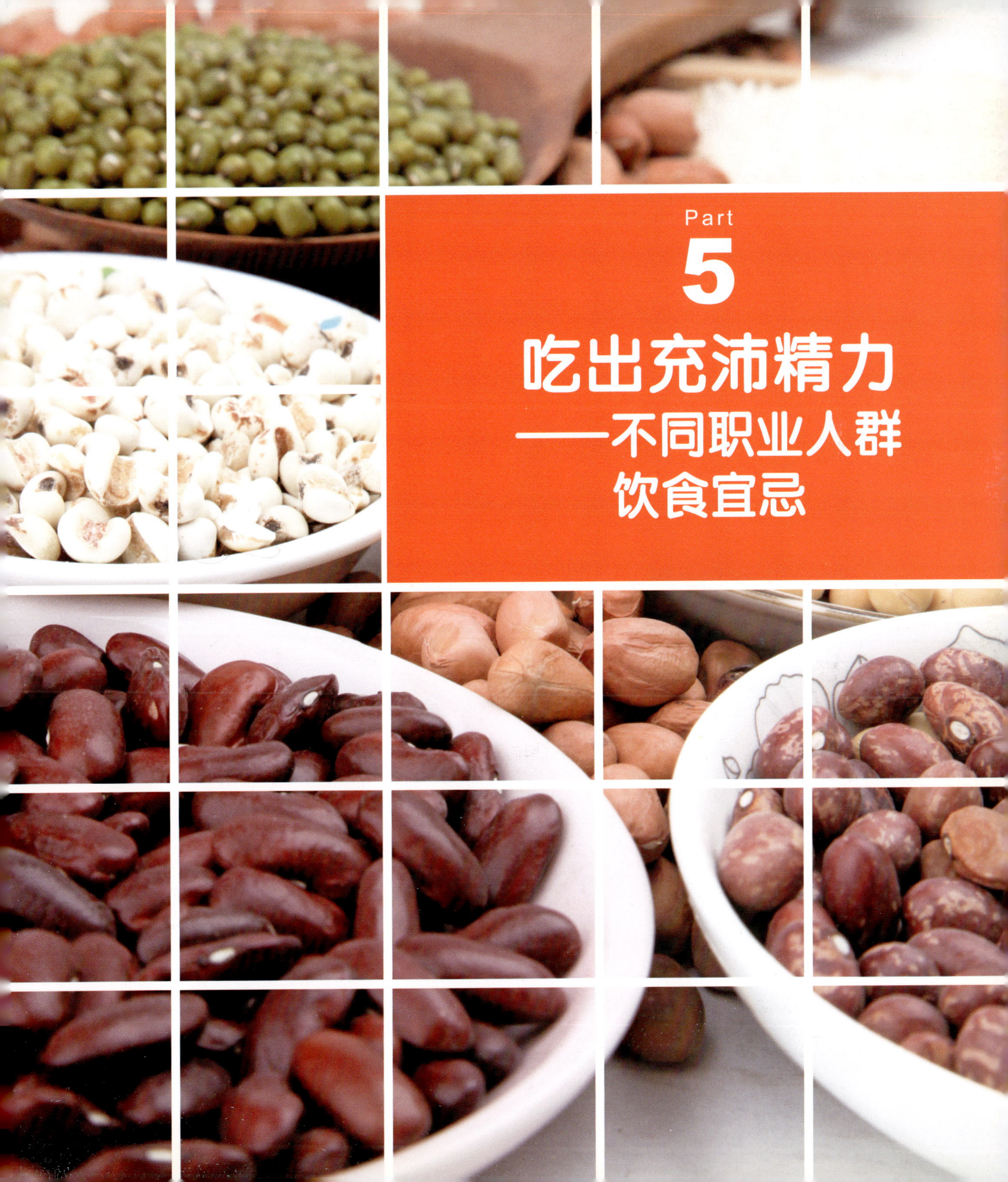

Part

5

吃出充沛精力
——不同职业人群饮食宜忌

电脑族

常吃防辐射、健脑食物

必需营养素： 蛋白质✓ 钙✓ 胡萝卜素✓ 维生素A✓ 维生素E✓

饮食要点： 常吃防辐射食物✓ 饮食尽量多样化✓ 常吃些坚果✓ 常吃健脑食物✓ 喜吃辛辣食物×

舌尖上的健康经

1.多食含维生素A或β-胡萝卜素丰富的食物，以避免眼睛干涩受损，常见的此类食物有胡萝卜、肝脏、鸡蛋、红薯等。

2.维生素、膳食纤维和水分不能缺。

3.经常喝些绿茶、菊花茶等，此类饮品有防辐射的功能。

4.忌食高糖、高脂的食物，饮食也不要过饱。

5.主食避免过于精细，精制的米面会破坏血液中的酸碱平衡，消耗大量维生素，引起疲劳、健忘、焦躁等不良症状。

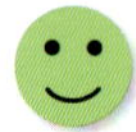

宜吃的明星食物

胡萝卜✓	猪肝✓	菠菜✓

这些食物富含维生素A或胡萝卜素，有助于提高视力，保护眼睛，减少电脑对眼睛的损害。

鸡蛋✓	鱼类✓	鸡肉✓

这些食物富含优质蛋白质，能减少电脑辐射对身体的伤害。

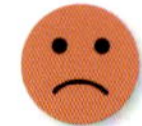

忌吃食物

大蒜×	胡椒×

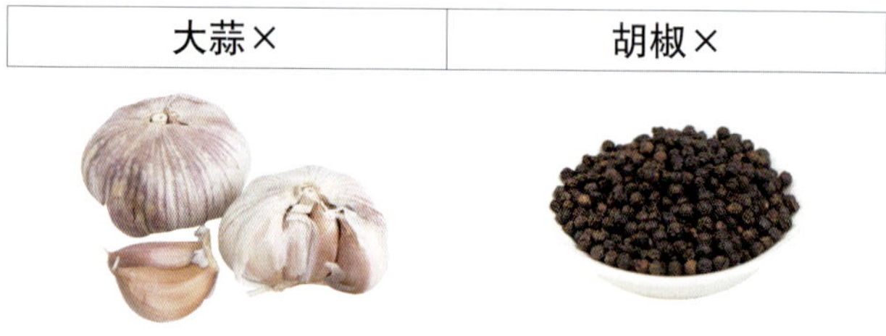

辣椒×	咖喱×

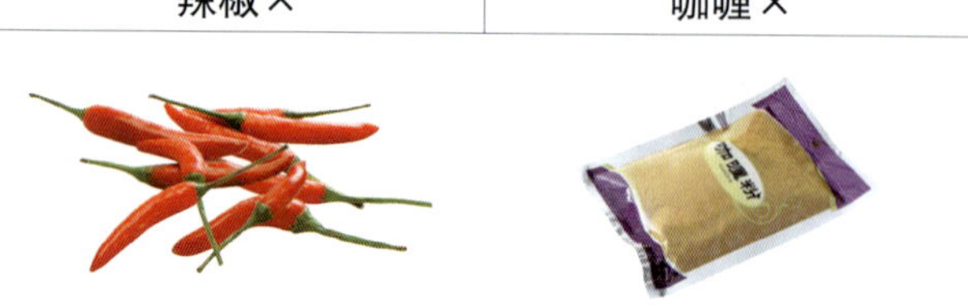

这些食物刺激性大，热性大，容易伤害视神经，加重眼睛的损伤。

舌尖深度关注

电脑族如何饮食能抗疲劳？

A 多喝水，充足的水分有助于提神。可在早晨喝上一大杯水，或者果汁、橙汁、柠檬汁等。摄入富含镁的食物，保持能量。坚果和种子，甜菜和菠菜等绿叶蔬菜都富含镁，豆腐含镁也很丰富。尽量选择全谷类食品，有助于保持情绪稳定。碳水化合物是大脑能量的来源，它们不但可以维持血糖含量，还有助于保持情绪稳定和睡眠，因此宜多食地瓜和燕麦片等食物。另外，不能错过某一餐，尤其一定要吃早餐，它能为身体补充足够的能量，防止疲劳。高蛋白质食物、维生素含量丰富的食物以及碱性食物也都能够起到抵抗疲劳的作用，久坐电脑前的人应该适量多食。

电脑族如何饮食能抗便秘？

A 首先，每日喝水不少于3000毫升。可在起床后喝杯温水，三餐前适量喝些温水或汤。少吃精致的糖，多吃五谷杂粮，尤其是粗粮含有丰富的纤维素，有助于排泄。碱性食物可以中和体内酸性物质的蓄积，帮助排除体内毒素，也应多食。日常可多喝酸奶、蛋白质粉液等，以补充充足的蛋白质，增加胃肠动力，促进排泄。另外，适当多食纤维素含量丰富的新鲜蔬果，并进食一定量的油脂，油脂能减少粪便与肠道的摩擦力，保护肠道，如红烧肉。

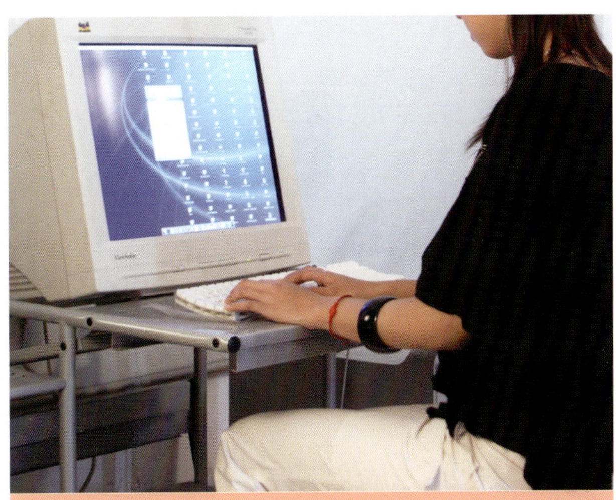

使用一小时电脑要休息15分钟左右，让眼睛和身体得到放松，以消除疲劳。

电脑族食谱推荐

菜名	食物搭配	营养功效
熘肝尖	鲜猪肝＋木耳＋黄瓜	保护视力、防止疲劳
木耳清蒸鲫鱼	木耳＋香菇＋鲫鱼	滋补、护眼
番茄炒西蓝花	番茄＋西蓝花	抗辐射、美容
樱桃苹果汁	樱桃＋苹果	养颜
皮蛋苋菜汤	苋菜＋皮蛋	提高免疫、排毒
黑芝麻拌海带	黑芝麻＋海带	排毒、通便
紫菜番茄蛋花汤	紫菜＋番茄＋鸡蛋	补充营养，防辐射

夜班工作者

食物种类多样、富含营养

必需营养素：蛋白质✓ 维生素A、维生素B_{12}、维生素B_1、维生素C✓ 钙✓

饮食要点：食物易消化✓ 吃些营养丰富的食物✓ 食物种类多样✓ 常吃甜食× 喜吃辛辣食物×

舌尖上的健康经

1.多食含维生素A丰富的食物。夜间光线不如白天充足，对眼睛健康不利，多食含维生素A的食物，能够保护眼睛视力，缓解眼睛疲劳。

2.经常食用富含B族维生素、铁、钙的食物，这些食物都有利于体能的恢复。

3.午夜前后多食用些瘦肉、鸡蛋、豆腐等蛋白质丰富的食物，补充脑蛋白质。

4.少喝咖啡、浓茶等，否则容易造成恶性循环，影响机体健康。

5.忌食垃圾食品，油炸食品、快餐食品等，容易加重胃肠负担。

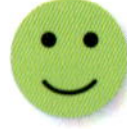

宜吃的明星食物

核桃✓	花生✓	芝麻✓

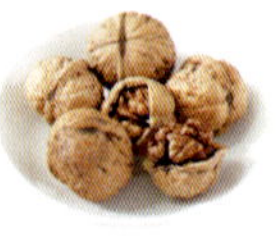

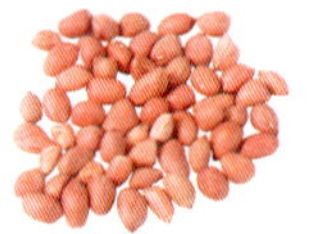

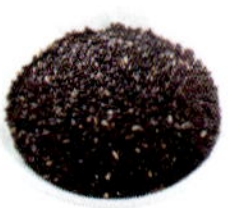

这些食物富含B族维生素，能消除疲劳，补充体力。

鸡蛋✓	猪瘦肉✓	鱼类✓	牛奶✓

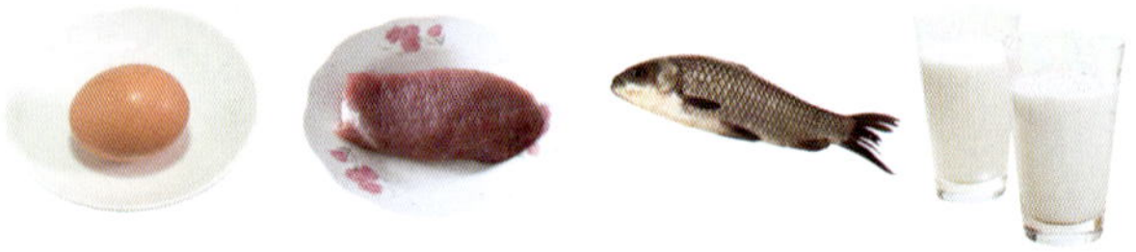

这些食物富含优质蛋白质，能减少熬夜对身体的损耗。

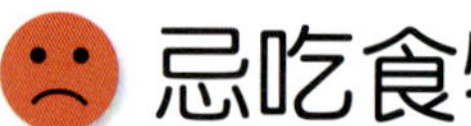

忌吃食物

咖啡×	浓茶×

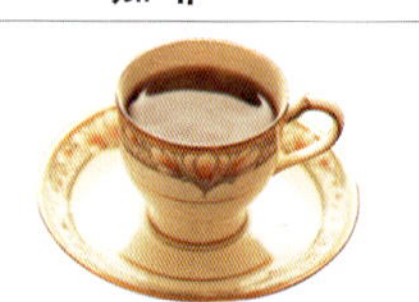

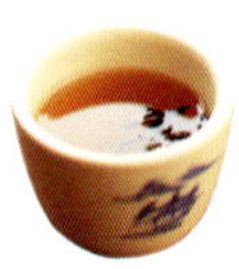

这些饮品所含的咖啡因虽有提神功效，但会消耗体内与神经、肌肉协调有关的B族维生素，加重疲劳感。

舌尖深度关注

Q 夜班族怎么吃夜宵?

A 晚餐后4~5小时仍继续工作而未就寝，应进餐一次，以保证夜班工作的体力，次日白天三餐不可缺少。生物钟紊乱会导致人体对热量、蛋白质和维生素的需求增大，所以，夜间吃的食物应富含维生素与蛋白质，以适量、易消化为原则。夜班族饮食宜清淡忌油腻，半流质为主。经常上夜班的人，平时要特别注意补充维生素；维生素A可提高夜间工作者对昏暗光线的适应力，防止视觉疲劳，动物肝脏、奶类、蛋类和有色蔬菜含量较多。维生素C可缓解身体疲劳，增强机体抵抗力，可多吃新鲜的蔬果。另外，夜班人员比较缺乏日照，还应补充维生素D，多吃些鸡蛋、鱼类和奶类。

夜班工作者睡前1小时内则不宜进食，否则会影响睡眠。临睡前摄入过多肉类，容易使热量超标，增加胃肠负担，影响睡眠质量，不利于体力的恢复，甚至导致肥胖、胆结石等疾病。

Q 夜班族怎样合理地安排用餐时间?

A 夜班族在子夜，如凌晨1点之前应该进餐一次，补充身体消耗的能量。夜班结束大约在次日早上6点或7点，下班后1个小时之内应该适量进食一次，中午在午睡之前不能忘记进食，晚餐可选择在傍晚6点左右——保证白天的一日三餐。可根据自己具体情况，合理分配自己的一日三餐及夜宵，不能忽略。

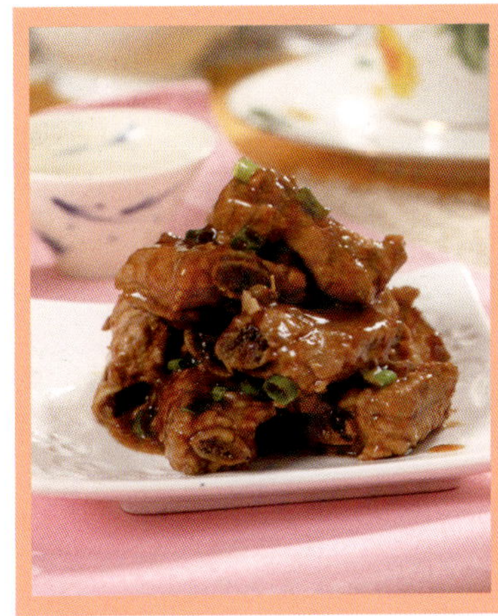

上夜班后，不少人食欲不振，吃饭不香，时间长了影响营养供给。因此，在饮食安排上要增加一些营养丰富、可口的饭菜。

夜班工作者食谱推荐

菜名	食物搭配	营养功效
糙米花生杏仁糊	糙米＋花生仁＋杏仁	恢复体力、补充能量
香蕉苹果牛奶饮	香蕉＋苹果＋牛奶＋蜂蜜	防止视觉疲劳
香菇排骨	香菇＋仔排	提高机体适应力
花生梨米糊	梨＋大米＋花生	防治便秘
荔枝炒牛肉	荔枝＋牛肉＋青椒	增加机体抗病能力
海带三丝	海带＋胡萝卜＋香菜	补肝明目、健脾消食
香油拌双耳	木耳＋银耳＋香油	降脂减压、美容养颜

体力劳动者

热量摄入充足、食物营养丰富

必需营养素：蛋白质√ 水分√ 无机盐√ B族维生素√

饮食要点：摄入的热量充足√ 多吃新鲜蔬菜水果√ 按时就餐√ 食物营养丰富√ 主食粗细搭配√ 食物种类单一× 暴饮暴食×

舌尖上的健康经

1.保证充足的热量摄入。每天进食量要充足，多吃一些热能高的食物，如各种肉类、蛋类和糖类等。主食宜粗细搭配，满足机体对热量的需要。

2.适当增加蛋白质的进食量，在满足人体需要的同时，还能增强抵抗力。

3.多食蔬菜和水果，保证维生素、无机盐等物质的补给。

4.多喝水，轻体力劳动者每天饮水量应不少于1 200毫升，重体力劳动者还应适度增加。

5.三餐进食要按部就班，不要暴饮暴食或饥饿时劳动，以免影响肠胃功能。

6.少吃刺激性强的食物，以免导致人体钙质流失，引起骨质疏松。

宜吃的明星食物

包子√	馒头√	面条√	米饭√
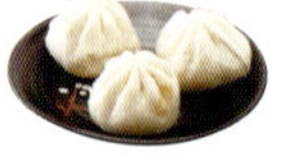	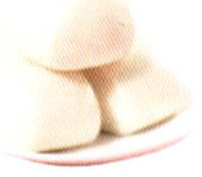	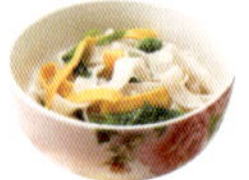	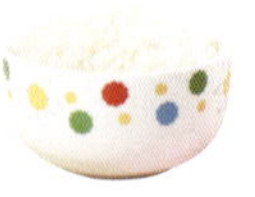

这些食物富含碳水化合物，能补充体力劳动时人体对能量的迫切需求。

鸡蛋√	猪瘦肉√	牛奶√	黄豆√
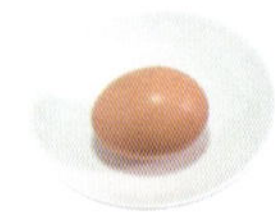	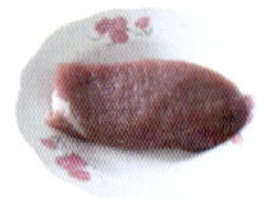	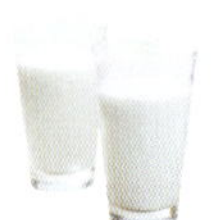	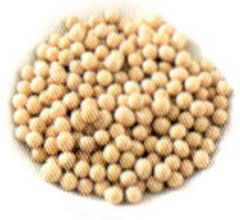

这些食物富含蛋白质，能补充体力，提高劳动效率。

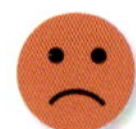

忌吃食物

咖啡×	浓茶×
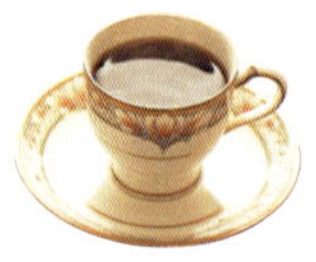	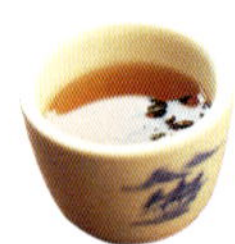

这些兴奋性饮品会使神经系统兴奋，消耗体内的B族维生素，加重疲劳感。

舌尖深度关注

Q 接触汞的体力劳动者如何饮食？

A 接触汞的体力劳动者应多吃富含蛋白质的食物，帮助身体抵抗汞的毒害。每天适量多吃些豆腐等豆制品，每天吃一两个鸡蛋，再适当吃些肉、鱼、牛奶等。另外，常吃些黑木耳、猪血、绿豆、蜂蜜等具有解毒功效的食物。

高温作业的体力劳动者如何饮食？

A 从事高温作业的体力劳动者出汗较多，容易丢失体内的B族维生素、维生素C以及钾和钠等，造成营养比例失调。因此，应该多吃些新鲜蔬菜和水果，以补充流失的营养物质。

接触铅的体力劳动者如何饮食？

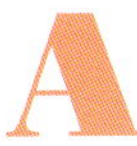

接触铅的体力劳动者，为了防止铅中毒，每天需要补充150毫克左右的维生素C。还应增加新鲜蔬菜、水果的摄入量，同时供给低钙、正常磷的膳食，以减少铅在体内的蓄积。不吃松花蛋、爆米花、膨化食品等含铅量高的食物。

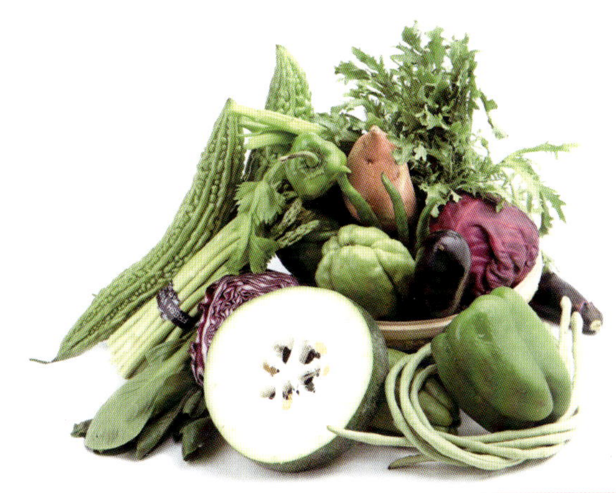

经常接触铅的体力劳动者，应多摄入一些新鲜的蔬菜和水果，能减少铅在体内的蓄积。

体力劳动者食谱推荐

菜名	食物搭配	营养功效
鸡蓉小米羹	鸡胸肉＋小米＋鸡蛋	恢复体力、和胃安眠
紫薯燕麦粥	紫薯＋大米＋燕麦片	促进血液循环、增强体力
辣炒三丁	猪瘦肉＋黄瓜＋红椒	增强体力、缓解疲劳
核桃仁炒韭菜	核桃仁＋韭菜	补充体力、壮阳
青椒炒牛肉	青椒＋牛肉	预防贫血、增强体力
双色馒头	面粉＋巧克力酱	补充能量
香蕉牛奶饮	香蕉＋牛奶	增强体能、补充维生素

脑力劳动者

不吃含铅、含铝食物，不要吃得太甜

必需营养素： 蛋白质✓ 不饱和脂肪酸✓ B 族维生素✓ 维生素 E✓ 卵磷脂✓

饮食要点： 不吃松花蛋、膨化食品等含铅食物✓ 常吃些深海鱼✓ 少吃粉丝、少喝易拉罐饮料等含铝食物✓ 吃得太咸× 吃得太甜× 吃得过饱×

舌尖上的健康经

1.多食能健脑益智的食物，如含不饱和脂肪酸丰富的食物，羊肉、鸡肉、牡蛎、坚果以及海鱼类等属于此类。

2.豆类及豆制品是健脑的首选之一。

3.多食蔬菜和水果。

4.增加单糖较多的食物，如小米、玉米、荔枝、柿子等。

5.少吃油炸、烧烤类食物以及垃圾食品。

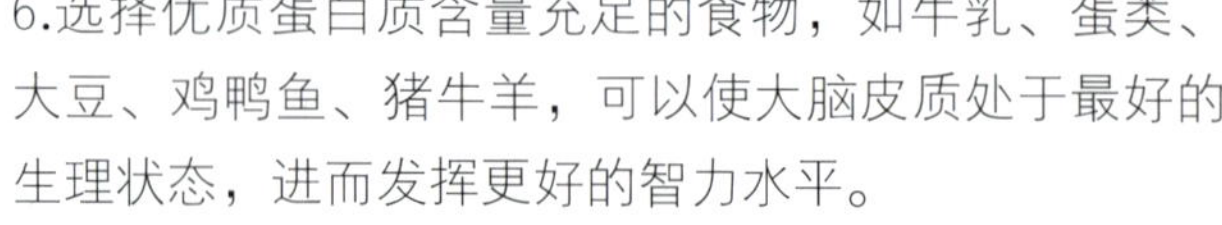

6.选择优质蛋白质含量充足的食物，如牛乳、蛋类、大豆、鸡鸭鱼、猪牛羊，可以使大脑皮质处于最好的生理状态，进而发挥更好的智力水平。

7.脑力劳动者的脑组织能量消耗大，因此要选择提供单糖较多的小米、粳米、玉米、蜂蜜、枣、桂圆、荔枝、柿子等食物。

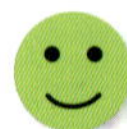

宜吃的明星食物

花生✓	核桃✓	芝麻✓	葵花子✓

这些食物富含维生素E，有保持脑细胞的活力、预防脑疲劳的功效。

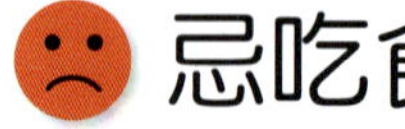

忌吃食物

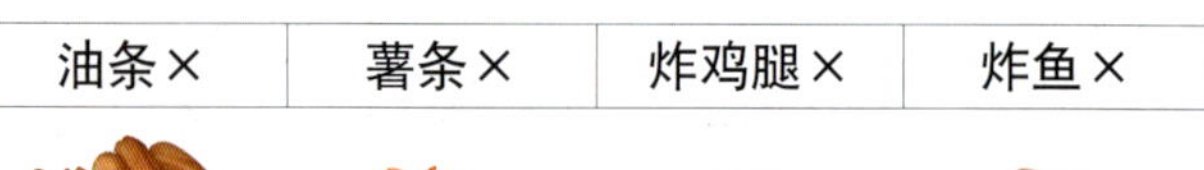

油条×	薯条×	炸鸡腿×	炸鱼×

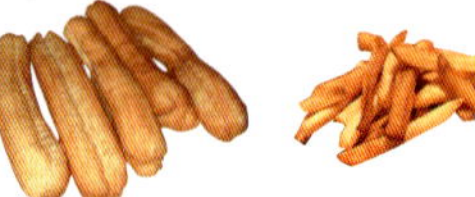

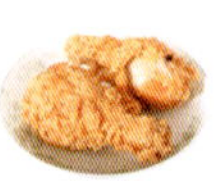

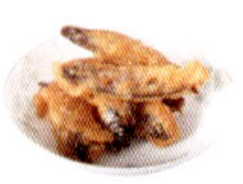

这些油炸食品含有较多的过氧化脂质，可使脑细胞早衰。

脑力劳动者食谱推荐

菜名	食物搭配	营养功效
枸杞黄豆浆	黄豆 + 枸杞	补充营养、明目
豆腐烧虾	豆腐 + 对虾 + 番茄	健脑益智
芥蓝奶汤烩	鲜蘑 + 芥蓝 + 脱脂牛奶 + 红椒	补充蛋白质与钙质
芝麻兔肉	芝麻 + 兔肉	预防脑疲劳
紫菜蛋花汤	干紫菜 + 鸡蛋	集中注意力、缓解紧张

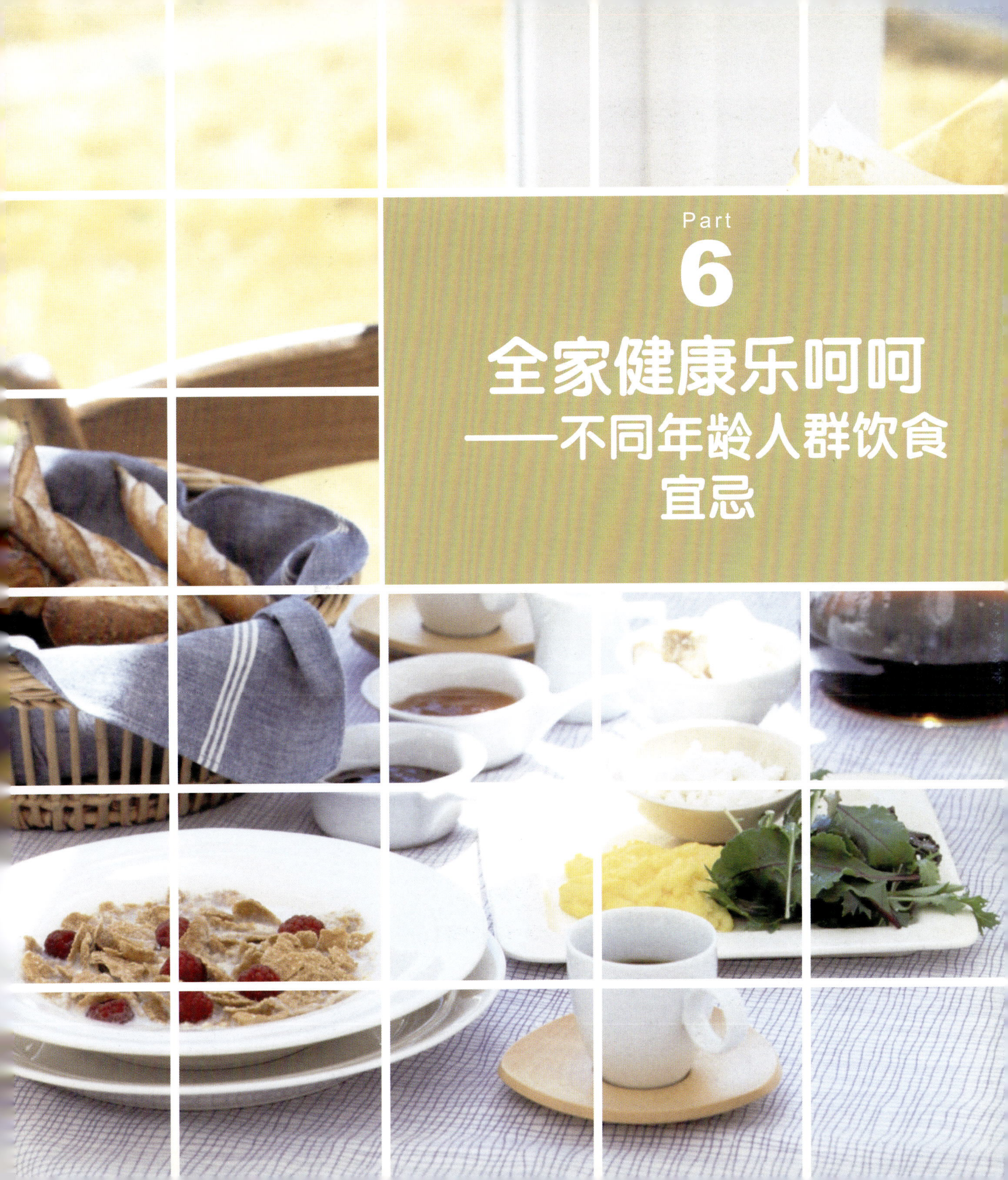

Part

6 全家健康乐呵呵——不同年龄人群饮食宜忌

儿童

谷类为主、肉蛋豆禽为辅

必需营养素： 蛋白质√ 钙√ 锌√ 铁√ 维生素√ 膳食纤维√

饮食要点： 饮食多样√ 谷类为主、肉蛋豆禽为辅√ 多吃蔬果少吃零食√ 多淡食勿过咸√ 忌油炸、寒凉食物√

舌尖上的健康经

1.膳食应该多样化，保证各类营养素的充分补给，防止营养偏失或不良。

2.注意荤素合理搭配。

3.新鲜蔬果应多食，以摄入足够的维生素、矿物质、无机盐及膳食纤维等。

4.选择容易消化的食物，还应考虑食物的色香味，以便提高儿童的食欲。

5.少吃甜食。甜食容易导致牙齿脱钙、软化，从而增加发生龋齿的机会；另外，糖类还会影响食欲。

6.食品应温度适宜、软硬适中，这样有利于儿童消化吸收食物所含的营养物质。

宜吃的明星食物

核桃√	杏仁√	瓜子√	松子√

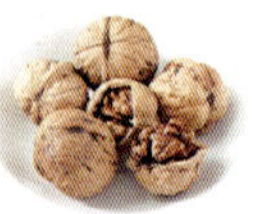
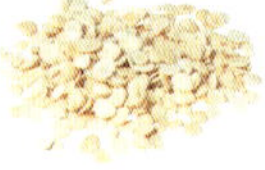
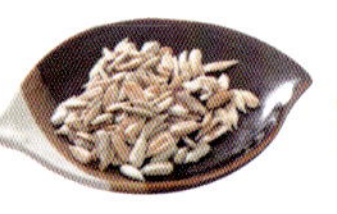
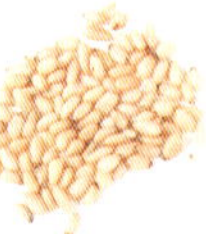

这些坚果中所含的优质脂肪和丰富的维生素对儿童的大脑发育和视力发育都十分有益。

猪肝√	鸡胗√	虾√	牡蛎√

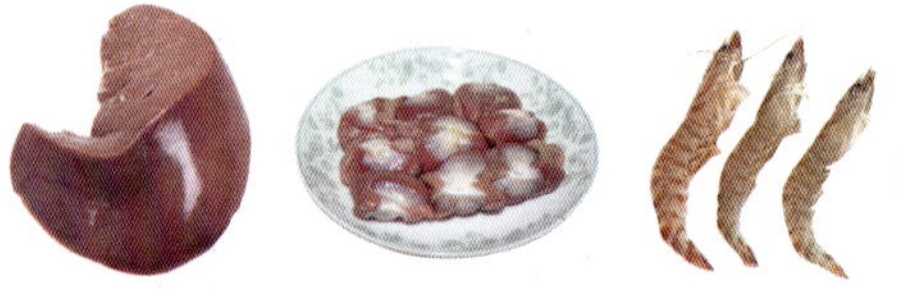

这些食物富含锌，对儿童的骨骼生长和性征发育有益。

忌吃食物

浓茶×	咖啡×	可乐×	汽水×

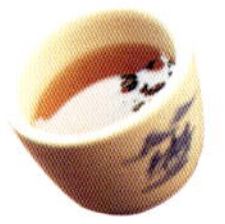
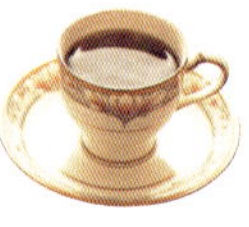
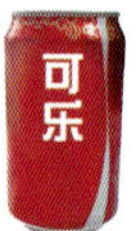

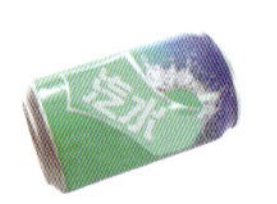

这些饮品含有咖啡因，会消耗儿童体内的钙。

薯片×	虾条×	雪米饼×

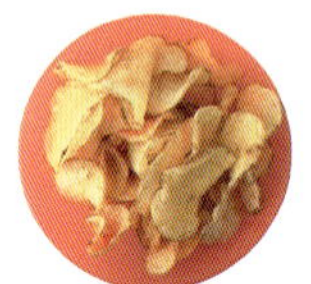
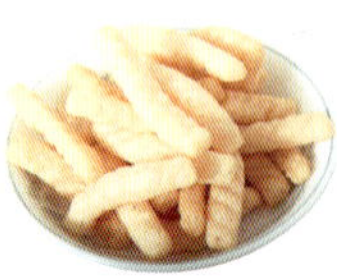
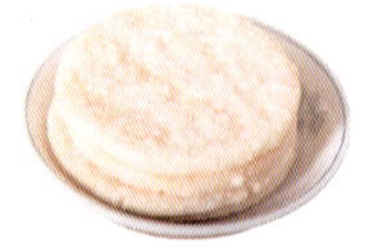

这些食物的铅含量高，对儿童的智力和身体发育有不利影响。

水果罐头×	鱼罐头×	肉罐头×
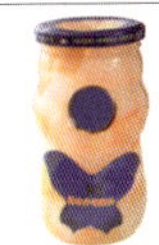	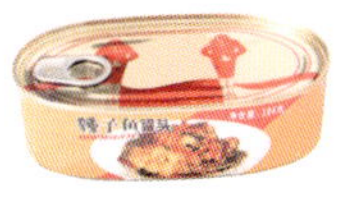	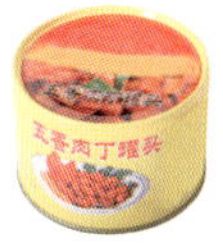

罐头食品中含有色素、香精、甜味剂等添加剂，对儿童健康影响较大。

泡泡糖×	口香糖×
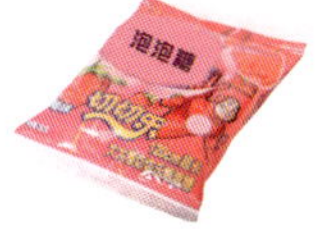	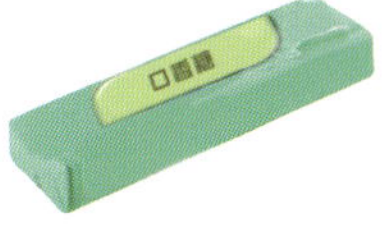

这两种糖含有增塑剂等多种添加剂，在嘴里长时间含着，很容易将其吞咽下去，对儿童健康有不良影响。

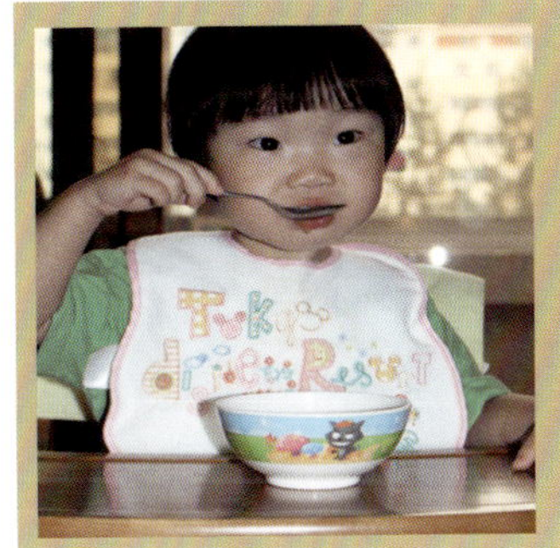

给儿童吃的食物应温度适宜、软硬适中，这样才易被儿童消化吸收。

舌尖深度关注

Q 儿童的吃饭时间为什么不宜超过30分钟?

A 患龋齿的儿童一般都有一个不好的习惯，就是用餐时间长。如果食物在嘴里停留时间超过30分钟，容易造成牙周细菌的滋生，增加患蛀牙龋齿的机会。另外，用餐时间超过30分钟，食物的味道会变差，影响儿童再进食，造成恶性循环，而且食物变凉还会影响消化，久而久之会诱发胃肠疾病等。

Q 如何饮食可预防儿童性早熟?

A 1.不吃加入激素的动物类食品。市场上出售的一些动物类肉制品，很多是使用了催熟激素的饲料喂养。激素会残留在特定部位，比如禽肉中的激素残留主要集中在颈部的腺体中。因此，儿童要少吃鸭脖子或鸡脖子。

2.不吃反季节蔬菜和水果。反季节蔬菜、水果在生长过程中会喷洒大量的催熟激素，长成后会残留激素。

3.不吃补品。冬虫夏草、人参、雪蛤、花粉等补品含有较高的性激素类似物，是诱发性早熟的常见原因。

儿童食谱推荐

菜名	食物搭配	营养功效
豆腐金针菇汤	豆腐＋金针菇	健脑益智
银耳苹果瘦肉粥	银耳＋苹果＋瘦肉＋大米	促进生长发育
黄豆芽炒兔肉丝	兔肉＋黄豆芽	健脑益智，补充营养
牡蛎萝卜丝汤	白萝卜＋牡蛎肉	补铁、补锌
牛奶蒸蛋	鸡蛋＋鲜牛奶＋虾仁	补充钙质、提高免疫力
奶香玉米鸡蛋饼	牛奶＋甜玉米粒＋鸡蛋＋面粉＋炼乳	营养均衡、增强食欲、补充钙质
核仁粥	大米＋小米＋银耳＋核桃仁	益智健脑

青少年

食物荤素搭配、吃好早餐

必需营养素： 蛋白质√ 钙√ 锌√ 铁√ 维生素√ 矿物质√

饮食要点： 饮食多样化√ 粗细粮合理搭配√ 食物荤素搭配√ 多饮水√ 多食水果和蔬菜√ 吃些健脑食物√ 吃好早餐√

舌尖上的健康经

1.饮食多样化，保证所需营养的充分供给。

2.多食五谷杂粮、水果和蔬菜，补充人体所需的维生素、膳食纤维、水分等，还能起到预防肥胖的效果。

3.青少年处于骨骼发育的黄金期，所以钙、铁、锌等必需的元素要充足，多食一些含有这些促进生长发育的食物。

4.少吃甜食，以免影响食欲。

5.忌食脂肪高的食物以及油炸、烧烤类食物，避免引起肥胖。

6.保证鱼、肉、蛋、奶和果蔬的摄入。青春期对蛋白质需求的增加尤为突出，每日达80～90克，其中优质蛋白质应占40％～50％，因此膳食中应该有足够的动物性食物和大豆类食物。

宜吃的明星食物

鸡肝√	猪血√	蛋黄√	黑木耳√

这些食物中含有大量的铁，可预防缺铁性贫血，保证青少年的正常生长发育。

玉米√	菜花√	西蓝花√	红糖√

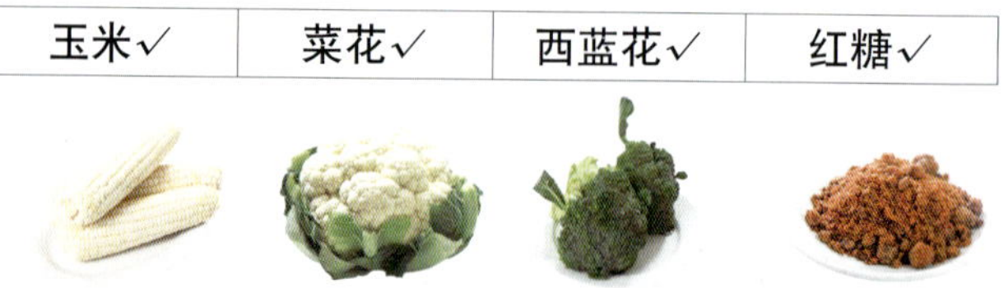

这些食物富含铬，能使眼球渗透压保持平衡，预防近视。

番茄√	生菜√	猕猴桃√	橙子√

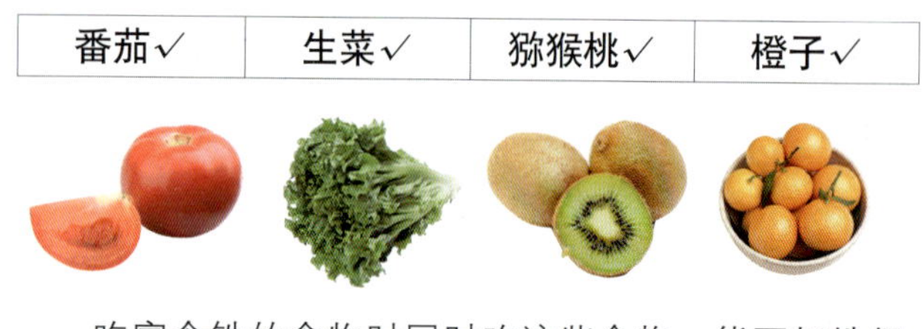

吃富含铁的食物时同时吃这些食物，能更好地促进铁的吸收。

猪蹄√	猪皮√	牛蹄筋√

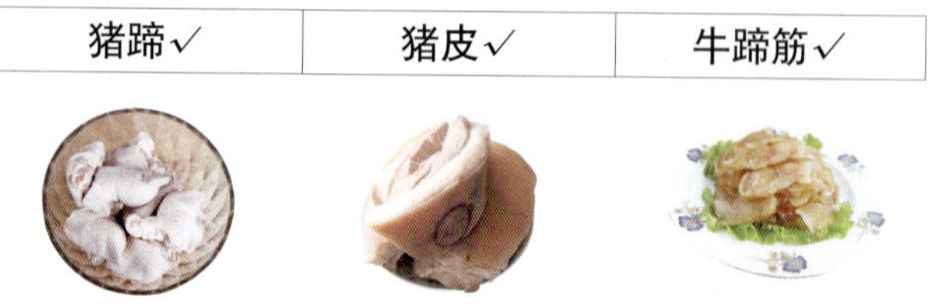

这些食物富含胶原蛋白，能保护变声期男性发音器官的健康。

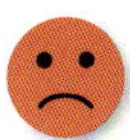 忌吃食物

汉堡×	炸薯条×	炸鸡×	肥肉×
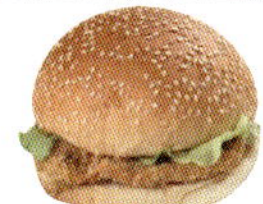	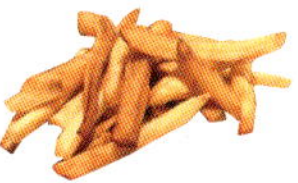	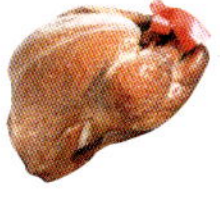	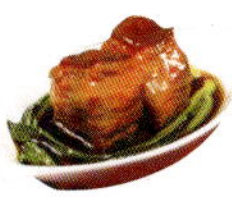

这些食品脂肪含量高、钠含量高，吃多了会导致体重增加，甚至会增加患高血压、糖尿病等慢性疾病的风险。

方便面×	奶油蛋糕×
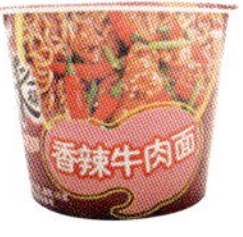	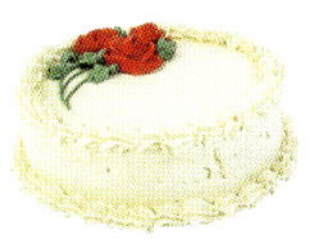

这些食物含反式脂肪酸和食品添加剂，会对青少年中枢神经系统的发育造成不良影响。

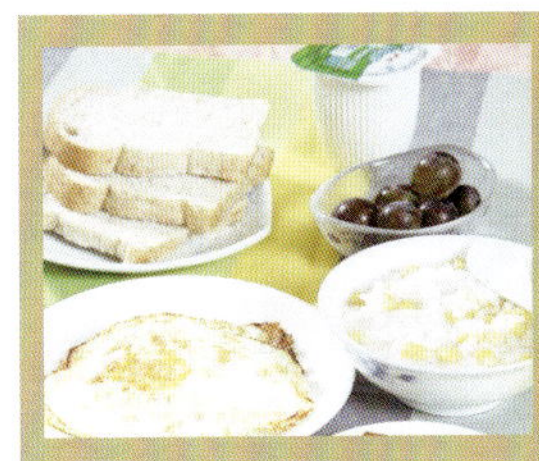

青少年一定要吃好早餐，不吃早餐可能会影响青少年的认知能力和学习成绩。

舌尖深度关注

Q 青少年考试期间应如何饮食？

A 1.要吃好早餐。考试期间，血糖是大脑能直接利用的唯一能量。如果不吃早餐或早餐吃得不好，上午第三、四节课时血糖水平降低，就会产生饥饿感，反应迟钝，影响学习效率。如果孩子早上没来得及吃早餐，可以给孩子带一片面包、一小盒酸奶，上午10点左右吃。食物量不宜多，以免影响午餐进食。

2.主食量要充足，从而保证充足的能量供应，豆类和富含B族维生素的杂粮能促进食欲。

3.摄入充足的优质蛋白质，比如鱼虾、瘦肉、鸡蛋、豆腐、牛奶、豆浆等。

4.每天食用新鲜的蔬菜和水果，其所富含的维生素C可以帮助消化，增进食欲。

5.尽量将食物烹调得色香味俱全，这样更能增进孩子的食欲。

6.不要在街头小摊上买东西吃，不吃或少吃冷饮，尽量喝白开水。吃东西前让孩子洗净双手，避免引起肠道传染病。

7.不可过分相信和依赖健脑食品。孩子只要不挑食、不偏食，所吃的食物就能满足身体和紧张学习时的需要。

青少年食谱推荐

菜名	食物搭配	营养功效
鱼头豆腐汤	鲢鱼头＋豆腐	健脑益智
大骨头炖白菜	猪棒骨＋大白菜	补钙、壮骨、增高
菠菜炒猪肝	菠菜＋猪肝	预防青春期缺铁性贫血
牛肉炖萝卜	牛瘦肉＋白萝卜	增长肌肉、滋补健身
西葫芦鲜虾饺	西葫芦＋鲜虾	促进骨骼生长
西蓝花烧鸡片	西蓝花＋鸡胸肉	增强免疫力
肉末蛋羹	瘦肉末＋鸡蛋	促进生长发育

孕妇

食物种类多样，忌饮浓茶、咖啡

必需营养素： 蛋白质✓ 叶酸✓ 维生素A✓ 碳水化合物✓ 维生素C✓ 钙✓ 铁✓

饮食要点： 食物种类多样✓ 吃些海产品✓ 多喝牛奶✓ 多吃蔬菜水果✓ 禁烟戒酒✓ 减少刺激性食物✓ 忌饮浓茶、咖啡✓

舌尖上的健康经

1.饮食应选择易消化、促进食欲的食物，少食多餐。孕中、孕晚期要合理地补充锌、钙、铁等元素，以及蛋白质、维生素、矿物质等，避免营养不足，影响自身和胎儿的健康。

2.进食不能大补特补，营养过剩。

3.不宜多食糖。糖除了容易引起肥胖以外，还会影响钙质的吸收，不利于婴儿的生长发育。

4.饮食不宜加味精，味精会影响锌的吸收，从而导致胎儿发育不良。

5.不能滥用营养素补充剂，要在医生或专业人士的指导下，合理选择。

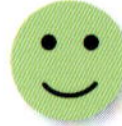

宜吃的明星食物

鸡蛋✓	禽畜肉✓	豆制品✓	牛奶及乳制品✓

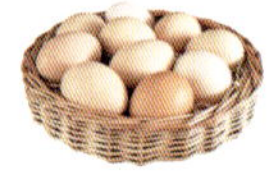

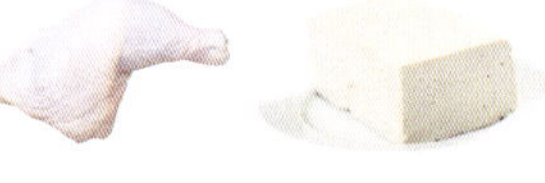

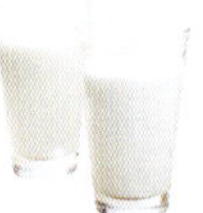

这些食物富含蛋白质，能满足胎儿各个器官生长和分化对蛋白质的需要量。

贝类✓	深海鱼✓

这些食物富含DHA，对胎儿大脑发育和神经细胞有益。

忌吃食物

可乐×	咖啡×

含有咖啡因，会影响胎儿大脑及神经的发育。

山楂×	薏米×

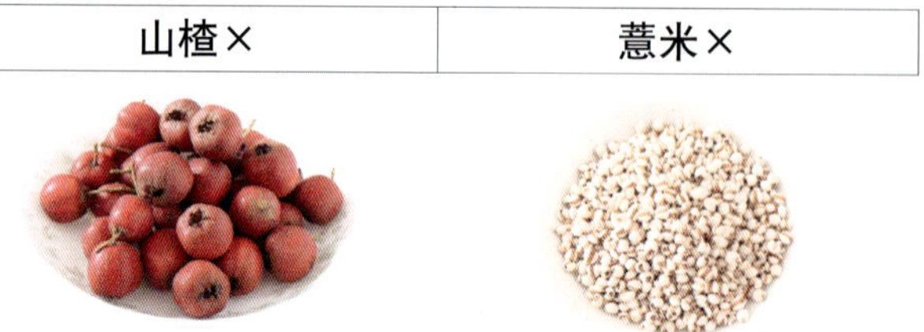

刺激子宫收缩，容易引发流产。

舌尖深度关注

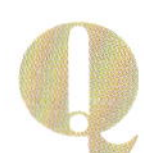

孕期呕吐如何饮食调理？

A 孕妇要少吃含刺激性气味的食物，比如洋葱等，菜饭可放得稍微凉一点，等气味减少了再吃，会缓解呕吐现象、增加食欲。最科学的方法是少食多餐，每天可以吃七八顿饭，但每次都不要吃得太饱。饮食中还应该多加一些豆制品、奶制品之类的食物。

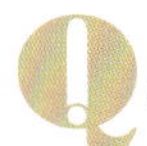

身体肥胖的孕妇应如何饮食？

A 1.控制进食量。米饭、面食等主食的量均不宜超过每天标准的摄入量。动物性食物可多选择脂肪含量相对较低的鸡、鱼、虾、蛋、奶，少选择含脂肪量相对较高的猪、牛、羊肉，并适当增加一些豆类。少吃油炸、坚果等食物。

2.多吃蔬菜水果。但要注意选择含糖分少的水果，既缓解饥饿感，又可增加维生素和矿物质的摄入。

3.不要边看电视边吃东西，这样会在不知不觉中吃下大量的食物，容易造成营养过剩。可选择热量比较低的水果作零食，不要拿饼十、糖果、瓜子、薯片等热量较高的食物当零食。

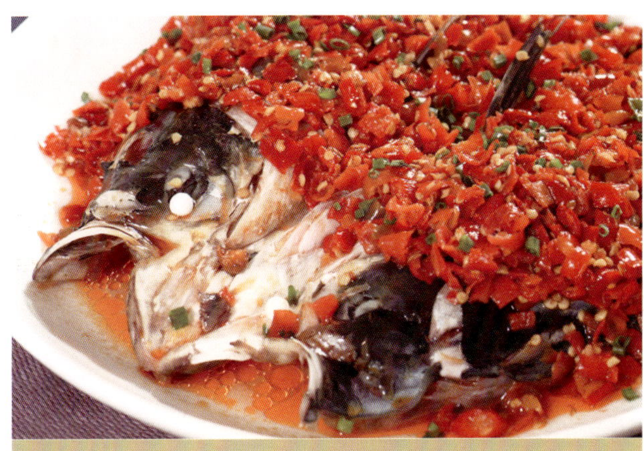

孕妇尽量不吃鱼头或鱼罐头。此类食物中汞的含量较多，易导致汞摄入增多，可能会影响胎儿大脑的发育，出现智力、运动、语言等方面的障碍。

孕妇食谱推荐

菜名	食物搭配	营养功效
核桃明珠	核桃＋鲜虾＋芦笋＋胡萝卜	补血、益气
清炒莴笋丝	莴笋＋红椒	提高食欲、促进排尿
香菇鸡肉粥	香菇＋鸡肉＋大米	温中益气、增强免疫力
芦笋炒鸡柳	芦笋＋鸡胸肉＋番茄	增进食欲、富含维生素
牛奶菠菜粥	菠菜＋牛奶＋大米	健脾胃、促进消化
番茄土豆牛肉汤	番茄＋土豆＋卷心菜＋牛肉汤	滋补养颜
豆腐丸子	豆腐＋肉末＋海米＋海带丝＋五花肉	增强食欲、滋养、补碘

产妇

荤素搭配、食物细软易消化

必需营养素：优质蛋白质✓　钙✓　铁✓　维生素✓　矿物质✓

饮食要点：食物种类多样✓　荤素搭配✓　食物细软易消化✓　不吃腌制食物✓　少吃油炸食品✓　补充水分✓

舌尖上的健康经

1.饮食多样化，补充妊娠及分娩过程中消耗的能量，以及泌乳、哺育婴儿及自身恢复等多方面的营养需求。

2.多食富含优质蛋白质、钙的食物。

3.增加含铁丰富的食物的摄取，预防缺铁性贫血。

4.瓜果蔬菜适量补充，有补血、补铁作用的可适量多食。

5.忌饮咖啡、浓茶，少吃葱、姜、蒜等调味料和腌制食物，避免影响婴儿健康和生长发育。

宜吃的明星食物

小米粥✓	鱼汤✓	骨头汤✓

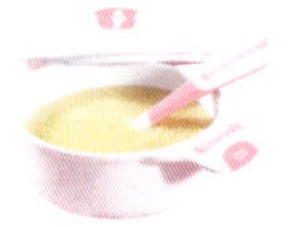
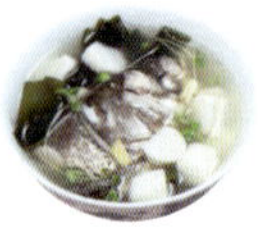
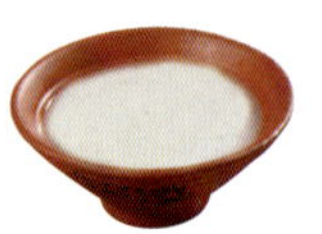

产后食用这些食物能补虚和帮助分泌乳汁。

牛奶✓	豆腐✓	鸡蛋✓

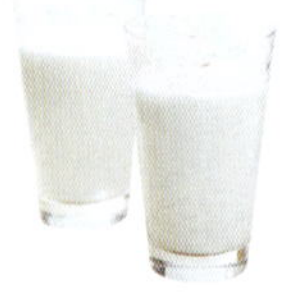
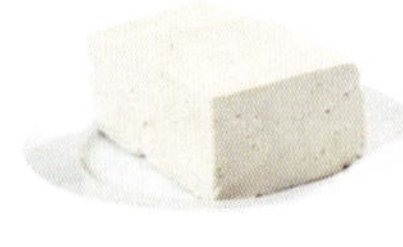
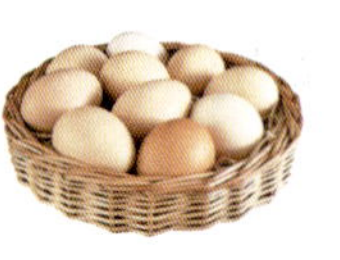

这些食物富含蛋白质，能够为产妇补充营养。

忌吃食物

橘子×	柿子×	梨×

产妇产后气弱体虚，不宜进食这些性寒凉的食物。

咖啡×	可乐×	浓茶×

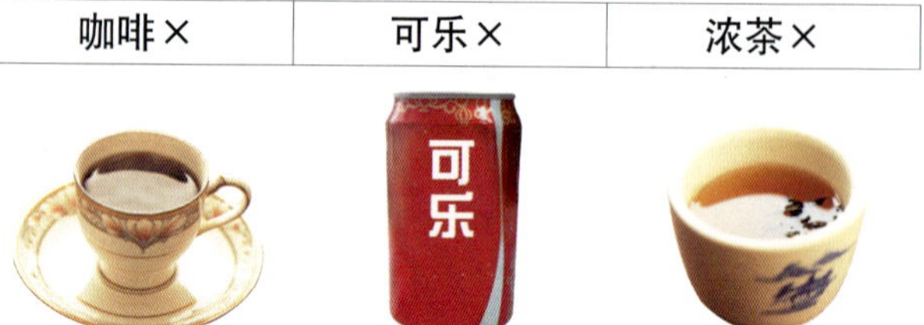

这些饮品含有咖啡因，产妇不能饮用，以免影响婴儿大脑及神经系统发育。

冷饮×	冰激凌×
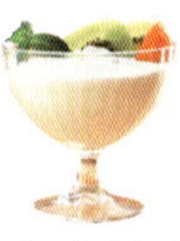	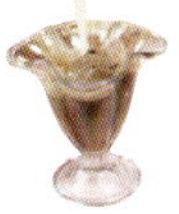

寒凉生冷的食物，不利于产后的气血恢复，甚至影响肠胃，导致消化和吸收功能障碍，产妇应避免这些食物。

辣椒×	浓茶×	咖啡×
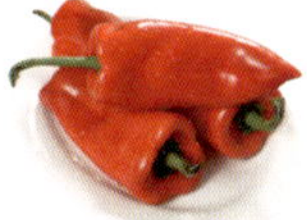	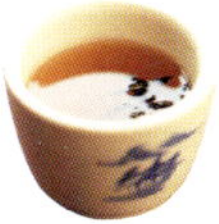	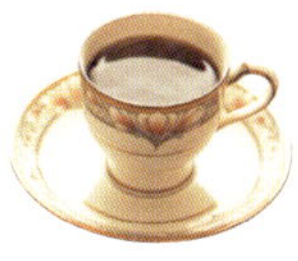

刺激性的食物会影响睡眠及胃肠功能，对产妇甚至婴儿都不利。

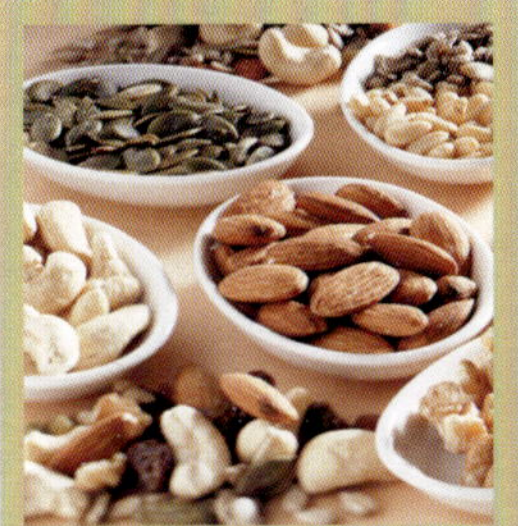

新妈妈在产后由于体力透支，很多人会出现牙齿松动的情况，因此新妈妈不宜吃过硬的食物，否则不但对牙齿不好，而且也不利于消化吸收。

舌尖深度关注

Q 产后第几天喝催乳汤合适？

A 产后如果催乳汤喝得过早会使产妇因乳管堵塞而出现乳房胀痛；喝得过晚，会使产妇因无奶而心情紧张，令泌乳量进一步减少。民间常在分娩后的第三天开始给产妇喝鲤鱼汤、猪蹄汤等催乳汤。顺产产妇第一天不要急于喝汤，人工助产产妇催乳的食物可适当提前吃。另外，喝催乳汤要视产妇的身体状况而定。如果产妇身体健壮、营养好，初乳分泌量较多，可适当推迟喝催乳汤的时间，喝的量也可少一些。

Q 剖宫产后如何饮食？

A 因为手术容易使肠腔内有积气，术后6小时内应当禁食。6小时后可以喝萝卜汤等排气类的汤。一些容易发酵产气多的食物，比如豆浆、淀粉类食物，应该少吃或不吃，以防腹胀更加严重。产后的三到五天内，要注意补充充足的水分。当产妇排气后，饮食可由流质改为半流质，食物宜富有营养且容易消化，可以选择蛋汤、稀粥、面条等，少吃油腻的食物。

产妇食谱推荐

菜名	食物搭配	营养功效
鲢鱼丝瓜汤	鲢鱼＋丝瓜	温补气血、生乳通乳
花生红枣黑米粥	花生＋黑米＋糯米＋枣	滋阴补肾、养气活血
豆腐猪蹄炖香菇	豆腐＋香菇＋丝瓜＋猪前蹄	生乳、预防乳腺炎
空心菜粥	空心菜＋大米	清热、利尿、助产
山楂肉丁	山楂＋猪肉	养血活血、祛瘀止痛
鲫鱼豆腐汤	鲫鱼＋豆腐	补充蛋白质
红豆粥	红小豆＋大米	催乳、利尿、润肠

老年人

软食为主、多素菜少油腻

必需营养素： 蛋白质✓ 钙✓ 磷✓ 铁✓ 维生素A、维生素B_2、维生素E✓

饮食要点： 少吃多餐✓ 软食为主✓ 多素菜少油腻✓ 多淡食勿过咸✓ 食物尽量多样化✓ 饮食要热✓

舌尖上的健康经

1.汤类和粥类是老年人饮食中非常好的滋补食物，能够更好地被消化和吸收。

2.每天少量多次地饮用水或茶水，不少于2 000毫升。

3.少食高盐、高脂肪、高糖的食物。

4.重视微量元素、膳食纤维、维生素的补充，酸碱食物搭配均衡，防止酸碱平衡紊乱，导致疾病发生。

宜吃的明星食物

胡萝卜✓	南瓜✓	圆白菜✓	菜花✓

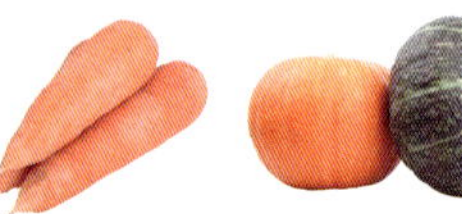
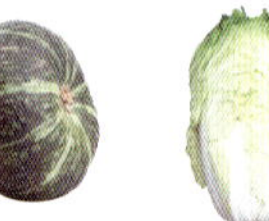
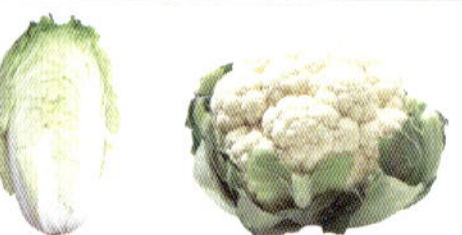

这些食物富含β-胡萝卜素，有增强免疫力,预防癌症的作用。

忌吃食物

咸菜×	腐乳×	腊肉×	咸鱼×

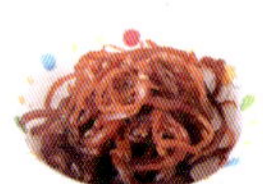
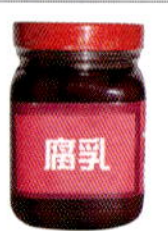

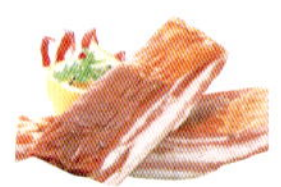
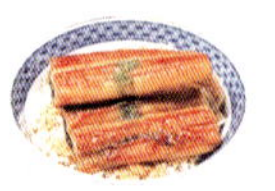

这些食物含盐量较高，会加重心血管和肾脏的负担，对健康十分不利。

老年人食谱推荐

菜名	食物搭配	营养功效
燕麦南瓜粥	燕麦片＋南瓜＋大米	增强免疫力、防癌
椰香花菜	西蓝花＋椰浆＋草菇＋香肠	补脑、壮骨
肉丝金针	猪外脊肉＋金针菇	滋补肝肾、增强记忆
茼蒿豆腐汤	茼蒿＋豆腐＋金针菇	开胃消食、预防便秘
肉末芹菜	芹菜＋牛瘦肉末	降压、利尿
蛤蜊苦瓜汤	苦瓜＋蛤蜊	降血糖、健脑
黑木耳炒黄花菜	黑木耳＋黄花菜	预防动脉硬化

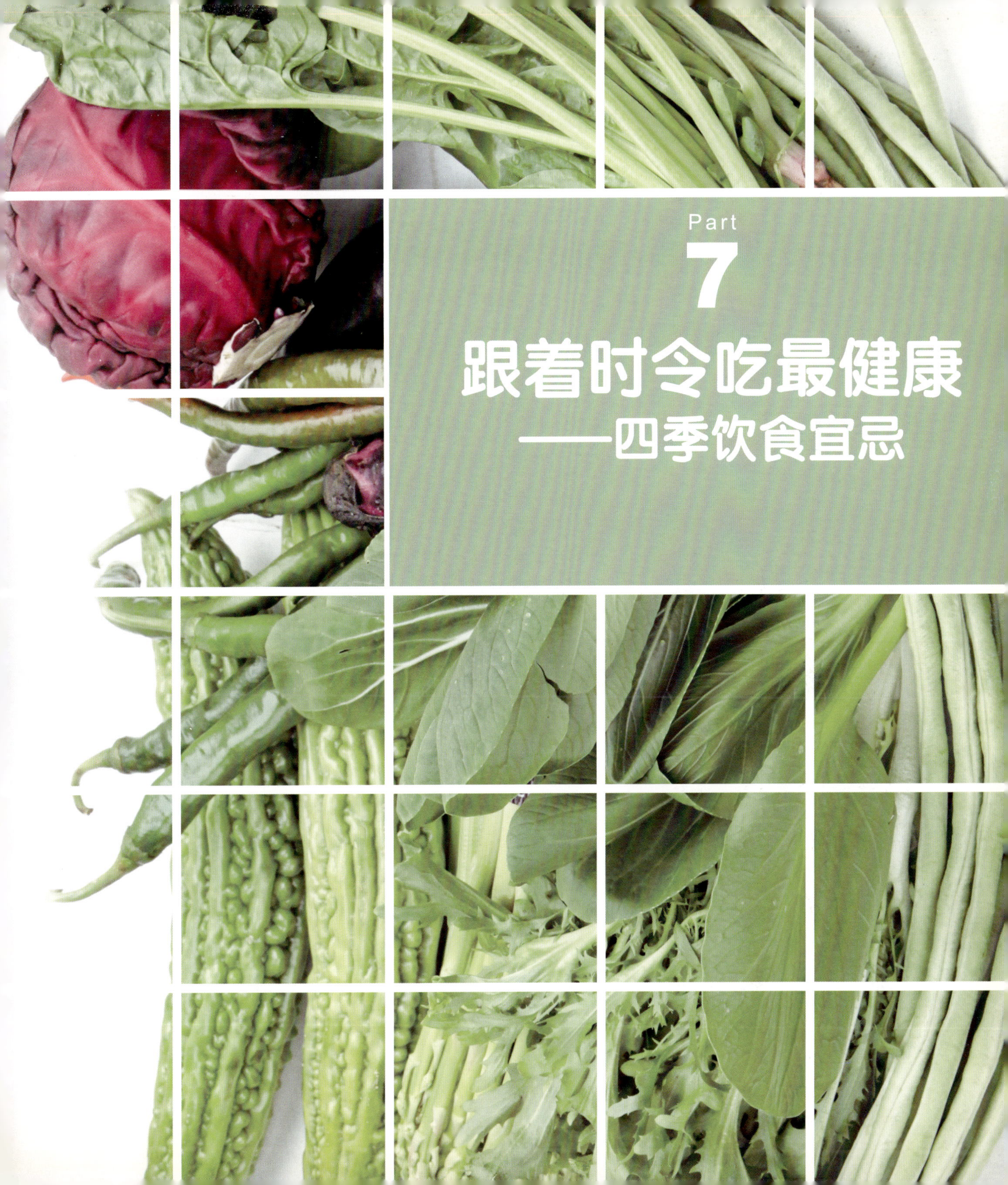

Part 7
跟着时令吃最健康
——四季饮食宜忌

春季

养肝护肝，多吃甜、少吃酸

必需营养素： 碳水化合物√　蛋白质√　维生素√　矿物质√　钙√

饮食要点： 多吃甜√　少吃酸√　饮食清淡√　多喝水√　多吃蔬菜√

养生关键词： 养肝护肝

舌尖上的健康经

1.食物搭配要营养均衡，以清淡为宜，且宜选择辛、甘、温的食物。

2.多食瓜果与蔬菜，以摄入足够的维生素和无机盐，保护上呼吸道黏膜和器官。

3.优质蛋白质不能少。多食鸡蛋、鱼类、豆制品等，增强抵抗力，补充消耗的蛋白质，减少疾病的发生。

4.春季多喝粥，能起到温肾壮阳、益气养血的作用。

5.多甜少酸。脾胃被认为是后天之本，甜味入脾，能补益脾气；酸味会加强肝的功能，使肝气更旺，从而会损害脾胃之气。

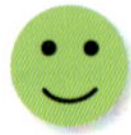

宜吃的明星食物

葱√	姜√	蒜√

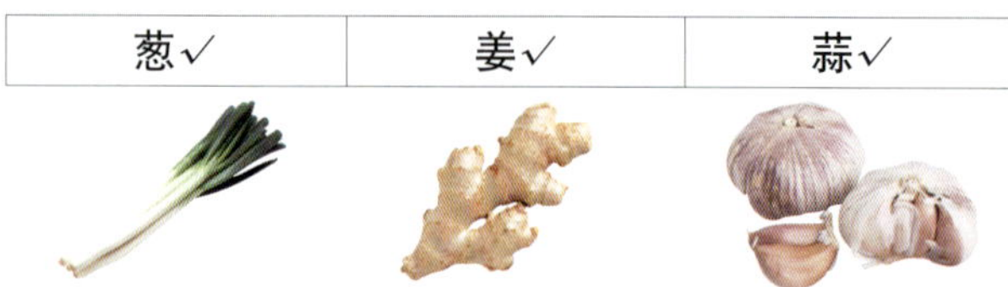

这些食物具有杀菌功效，可预防春季最常见的呼吸道感染性疾病。

酸奶√	蜂蜜√	大枣√

春季是过敏症高发的季节，这些食物具有抗过敏的功效，可预防春季常见的过敏性疾病。

瘦肉√	蛋类√	牛奶√	豆制品√

这些食物味甘性平，且富含蛋白质、维生素和矿物质，可养肝护肝。

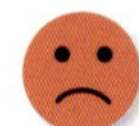

忌吃食物

虾×	螃蟹×

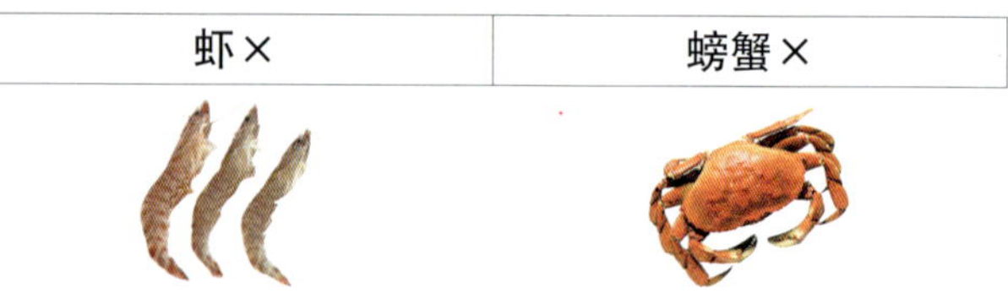

这些食物容易使人过敏，导致出现各种过敏症状。

山楂×	泡菜×	杏×

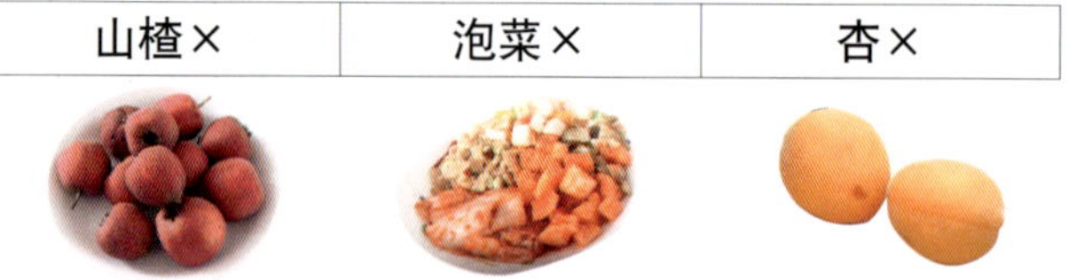

春季应慎吃这些酸味食物，以防肝气过于旺盛，肝旺可伤及脾，影响脾的消化吸收功能。

舌尖深度关注

Q 养肝护肝如何饮食？

A 1.发霉的食物中有种霉菌叫黄曲霉毒素，它是一种剧毒物和强致癌物质。所以坚决不吃霉坏的稻米、面粉、玉米、大豆、花生等。

2.应适量饮酒，以防酒精对肝细胞的破坏，造成肝脏的损伤及慢性肝脏中毒。

3.每餐吃到八分饱。进食过饱常导致消化不良，也加重肝脏负担，暴饮暴食对肝脏、胃肠功能都不利。

4.不宜高糖饮食。高糖饮食会使血糖升高，多余的糖会转变成脂肪而存储在肝脏，形成脂肪肝。

Q 如何饮食解“春困”？

A 1.早餐要摄取较多的热量。早餐的摄入热量最多，中餐次之，晚餐最少。

2.饮食清淡。油腻的菜肴会让人饭后产生疲惫感，血糖降低，情绪低落，工作效率下降。

3.蛋白质摄入量充足。从瘦肉、鸡、鱼和低脂奶制品中摄取的蛋白质，有助于提高人的精力。

4.常吃水果。水果中富含钾，钾的缺乏会使人感到软弱无力，也会影响注意力的集中，橘了、香蕉、苹果均富含钾。

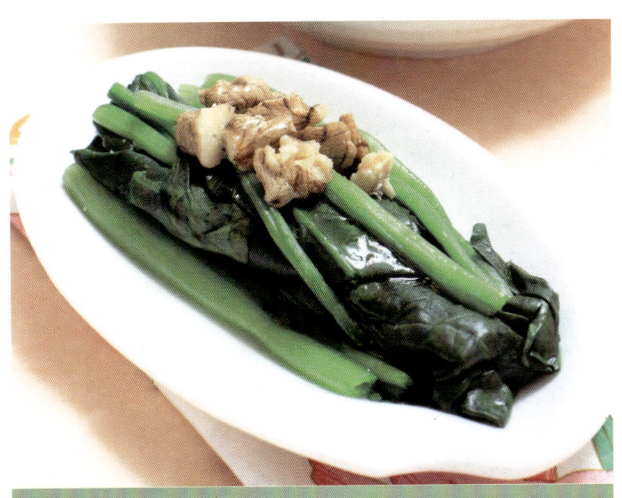

春天里来日渐暖，厚味饮食应转淡，时鲜蔬菜要多食，酒肉辛辣要少吃，健康长寿有保障。

春季食谱推荐

菜名	食物搭配	营养功效
薄荷菠萝	薄荷＋菠萝	去油腻、助消化
南瓜粥	南瓜＋大米＋小米	排毒，促进生长发育
肉丝烧黄花菜	黄花菜＋猪瘦肉丝＋辣椒	健脑，抗衰老
土豆炖排骨	土豆＋排骨＋番茄	和胃调中，健脾利湿
鲜虾粥	鲜虾＋大米	和胃补气，补肾壮阳
木须肉	猪瘦肉＋木耳＋鸡蛋＋蒜薹	排毒，强身健体
鸭肉山药粥	鸭腿＋山药＋大米	滋阴养肺、止咳化痰

夏季

养心健脾、多吃消暑食物

必需营养素：维生素 B_1√ 维生素 B_2√ 维生素 C√ 烟酸√ 钾√

饮食要点：多吃消暑、苦味食物√ 饮食清淡√ 多喝水√ 多吃蔬菜水果√

养生关键词：养心健脾

舌尖上的健康经

1.夏季饮食宜以清淡为主，低脂、低盐、多维生素。

2.多食一些能祛暑清热的食材，多喝水亦有利于毒素的排泄。

3.饮食有规律，有节有度。夏季由于暑热，胃肠功能相对减弱，不能时而暴饮暴食，时而茶不思饭不想，这对胃肠更不利。

4.夏季是养心的最佳时节，可多进食对心脏有滋补作用的食物，如红豆、鸡蛋、洋葱、藕、猪心等。

5.多吃一些健脾利湿的食物，藿香、莲子、佩兰都是不错的选择，防止引起燥热难耐、食欲不振、疲劳乏力等。

6.避免吃肥腻、烧烤、油炸类食物以及腐烂变质的食物。

宜吃的明星食物

草莓√	樱桃√	甜椒√	番茄√

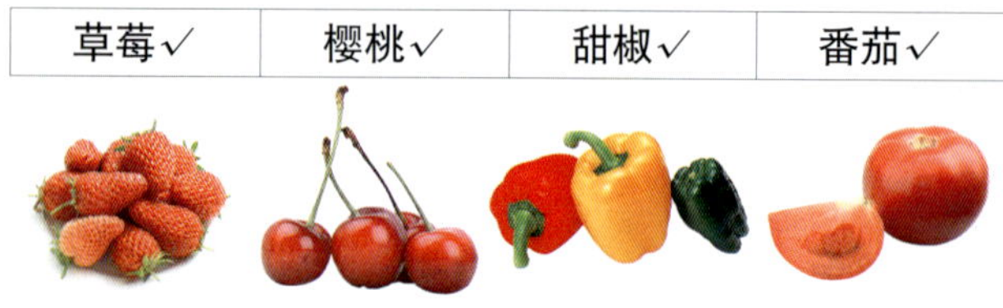

这些食物富含维生素C，能提高耐热能力和抗高温消耗的体力。

绿豆√	莲子√	荷叶√

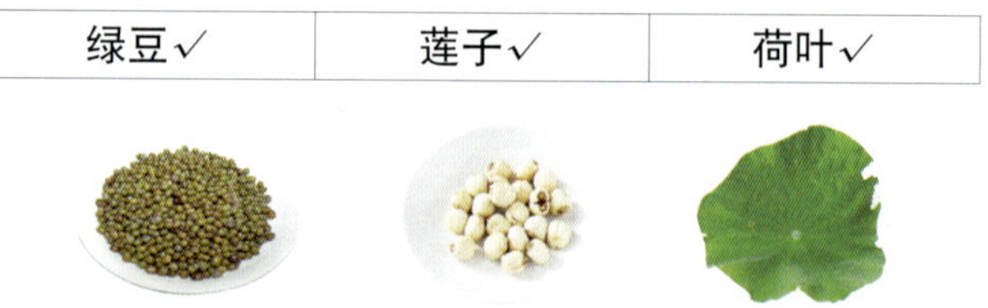

煮粥时加入这些食物，可起到清热、消暑的功效。

大蒜√	醋√	芥末√

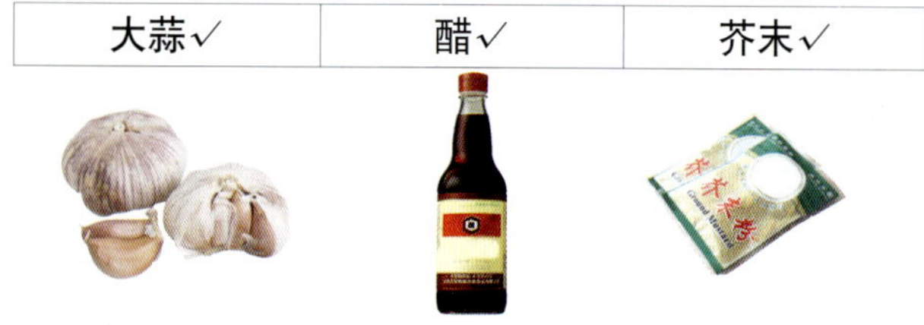

烹调时加入这些食物调味，能杀菌、促进食欲、预防肠道传染病。

紫菜√	香菇√	香蕉√	橙子√

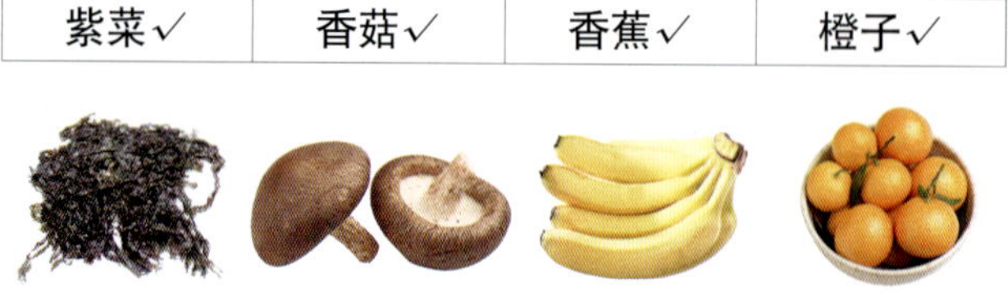

这些食物富含钾，可补充随汗液从体内大量流失的钾。

忌吃食物

肥肉×	猪大肠×	烤鸭×	油炸食物×
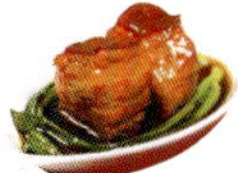	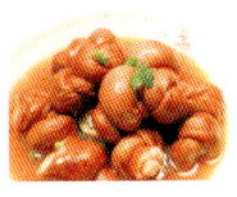	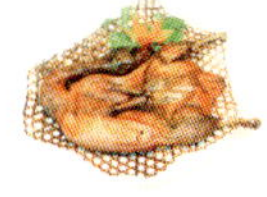	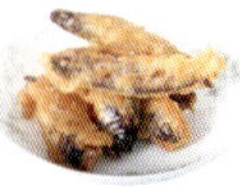

这些食物太过肥腻，不但易使人上火，而且会让人胃口不好。

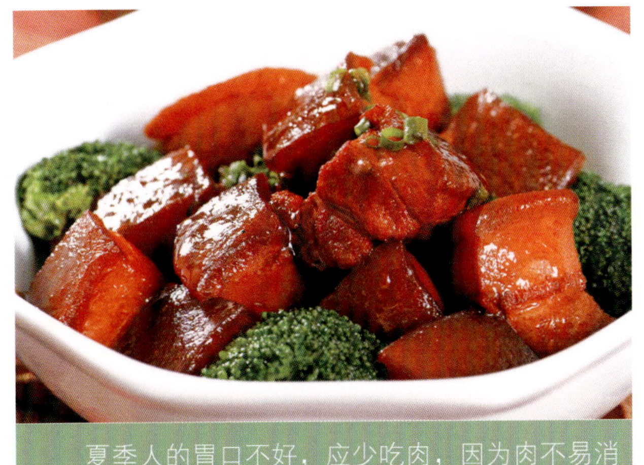

夏季人的胃口不好，应少吃肉，因为肉不易消化，在胃中停留时间长，容易导致腹胀，不思饮食。

舌尖深度关注

Q 夏季烹调有哪些应注意的卫生原则？

A 1.洗切食物。手上如有伤口要戴上胶皮手套。蔬菜要先洗净，冲走有害微生物或农药后再切。切生肉、家禽、鱼类最好用专门的砧板，塑料砧板比木砧板卫生。切过生食的刀一定要先洗净才可切熟食。

2.烹调食物。鸡肉、猪牛羊肉必须完全烹熟后再食用。煮熟的食物要立即进食，以防微生物在室温下大量繁殖。隔夜的饭菜要热透后才可食用。

Q 夏季做凉菜为何不宜用“烹调酱油”？

A 夏季做凉菜不宜用“烹调酱油”，而应选用“餐桌酱油”。烹调酱油，即不直接食用，用于烹调加工如红烧或炒菜的酱油，而餐桌酱油既可直接食用，又可以用于烹调加工。两者的差异在于卫生标准不一样。根据酱油卫生标准《GB2717-2003》中规定，餐桌酱油每毫升检出的菌落总数不能大于3万个，而对烹调酱油的菌落总数，该标准没有强制性标准要求。所以，夏季做凉菜宜用“餐桌酱油”，以免引发胃肠疾病。

夏季食谱推荐

菜名	食物搭配	营养功效
百合莲子瘦肉粥	红枣＋莲子＋百合＋瘦肉＋大米	降压、防癌、强心安神
清炒苦瓜	苦瓜＋红辣椒＋尖椒	消暑解乏，开胃健胃
丝瓜炒蛋	丝瓜＋鸡蛋	凉血解毒、清热利肠
冬瓜鲩鱼汤	鲩鱼＋冬瓜	减肥、润肤、祛风、除热
银耳雪梨水	雪梨＋银耳＋红枣＋枸杞	清热排毒、滋补养颜
南瓜米粉汤	猪肉＋南瓜＋芹菜＋圆白菜＋米粉	益气通便、保健视力
莲藕糙米茶	糙米＋薏米＋莲藕＋牛奶＋蜂蜜	清热安神、消炎抗菌

秋季

滋阴润肺、多喝水、多吃蔬果

必需营养素： 维生素A√ 维生素B_1√ 维生素B_2√ 维生素C√

饮食要点： 多吃酸√ 少吃苦、寒、生、冷食物√ 饮食清淡易消化√ 多喝水√ 多吃蔬果√

养生关键词： 滋阴润肺

舌尖上的健康经

1.食物尽量清淡、质软、易于消化。

2.秋季宜多食一些酸味的食物，可以起到收敛的效果，防燥润肺。

3.注意补充维生素，尤其是维生素A和维生素C与维生素B_1，防止引起“秋乏”和皮肤、口唇部位的干燥。

4.少吃辛辣的食品。刺激性强的食物，如葱、姜、蒜等有发散作用，不适合养肺。

5.秋季干燥，因此要多喝水，淡茶水与白开水最好，蔬果汁也有滋阴润肺的效果。

宜吃的明星食物

生藕√	白萝卜√	莲子√	杏仁√	梨√

秋天气候干燥，易伤肺，这些食物能滋阴润肺，起到保养肺部的作用。

蛋黄√	猪肝√	胡萝卜√	南瓜√

红枣√	银耳√	百合√	山药√

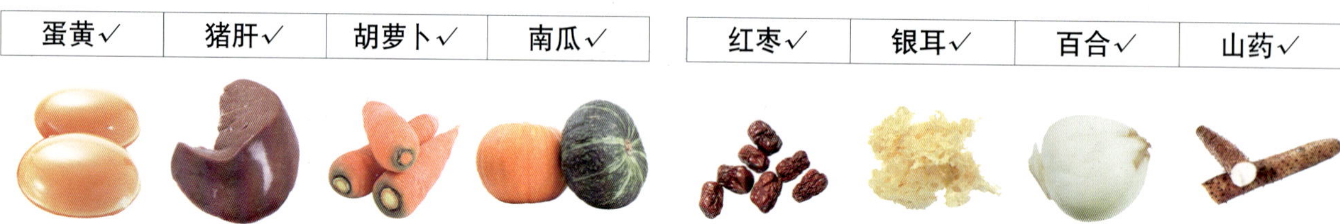

这些食物富含维生素A或胡萝卜素，有润肺、保护呼吸器官、预防哮喘发作的功效。

这四种食物煮汤食用，滋阴润燥、益肺的效果更好。

忌吃食物

酒×	葱×	姜×	蒜×	韭菜×	辣椒×

这些食物食性燥热、味道辛辣，容易加重“秋燥”症状。

舌尖深度关注

如何饮食赶走“秋乏”？

A 1.不要吃得过饱。大量进食后，胃肠为了完成消化吸收任务不得不增加血液供给，大脑的供血就会相应减少，使人感到困倦。

2.不要吃得过于油腻。血液中的血脂偏高，会导致血液的流速下降，供氧功能降低，而心脏也会代偿性地增加收缩力，这时人容易困倦。

3.适量食用海鲜。海鲜含有一种叫谷氨酸钠的物质，谷氨酸钠进入人体后经转化可合成δ-氨基丁酸。这种物质生成过多会对中枢神经系统产生抑制作用，使人昏昏欲睡。因此，海鲜食用不宜过多。

4.运动后不宜过多饮用酸性饮料。运动后身体内会积累较多的乳酸，这时如果饮用过多的酸性饮料，就会使体内酸性代谢产物积聚，使人疲劳感加重。运动后可适量吃些清淡易消化的食物，以蔬菜、水果等碱性食物为最佳。

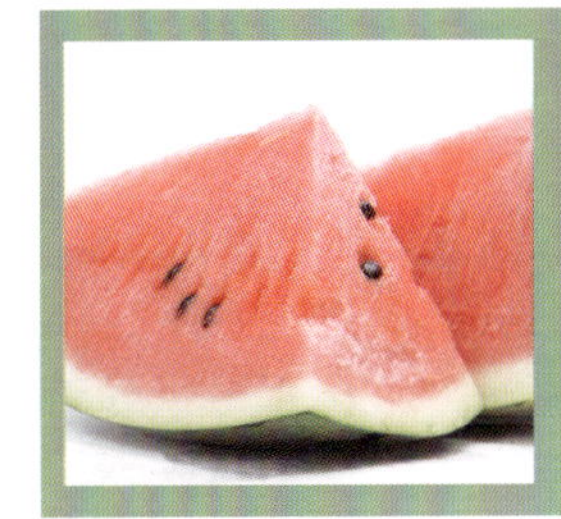

秋天天气转凉，寒凉的食物不易消化，因此要少吃凉性食物，尤其是凉性瓜果，以免损伤脾胃。

秋季食谱推荐

菜名	食物搭配	营养功效
葱油乳鸽	雏鸽＋小葱	气血双补
白菜烧牛腩	白菜＋牛腩＋泡椒	补中益气、化痰熄风
猪肉玉米粥	猪肉＋玉米＋鸡蛋	健脾开胃、益肺宁心
杭菊胡萝卜汤	菊花＋胡萝卜	养血排毒、和胃健脾
木瓜椰汁西米露	木瓜＋西米＋椰汁＋鲜奶	滋补、美容
莲藕胡萝卜汤	鲜藕＋胡萝卜＋花生仁＋香菇	滋阴润肺
山药红枣糖水	山药＋红枣＋银耳＋百合＋白糖	滋阴、润燥、益肺

冬季

养肾防寒、适量进补

必需营养素： 维生素 A√ B 族维生素√ 维生素 C√ 钙√ 铁√ 碘√
饮食要点： 多吃温热食物√ 适量进补√ 多喝水√ 饮食不过于油腻√
养生关键词： 养肾防寒

舌尖上的健康经

1.摄入足够的热量，保证御寒以及各种活动等相适应的能量供给。
2.营养素比例搭配平衡，碳水化合物为主，适当多进食脂肪含量较高的食物。
3.果瓜蔬菜不能少，性凉偏冷的要少食，如西瓜、芥菜等。
4.冬季是进补的好时节，但进食要合理，个人体质、不同地域等因素都要考虑，如北方地区宜进补温热食物，长江以南以平补为主。

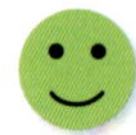

宜吃的明星食物

猕猴桃√	橙子√	番茄√

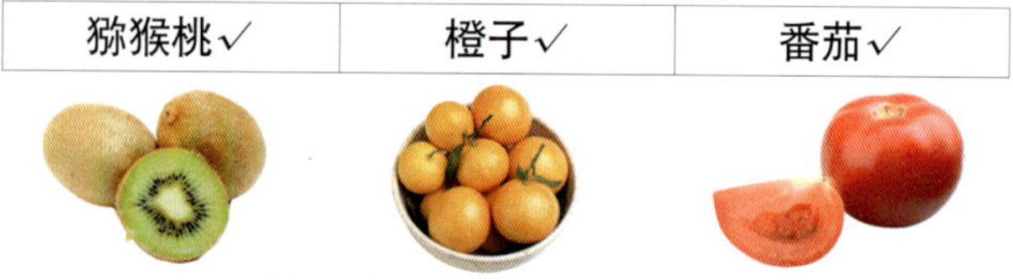

冬季是感冒高发季节，这些食物富含维生素C，能改善体质，增强人体免疫力，预防感冒。

忌吃食物

冷饮×	螃蟹×	鸭肉×	生黄瓜×

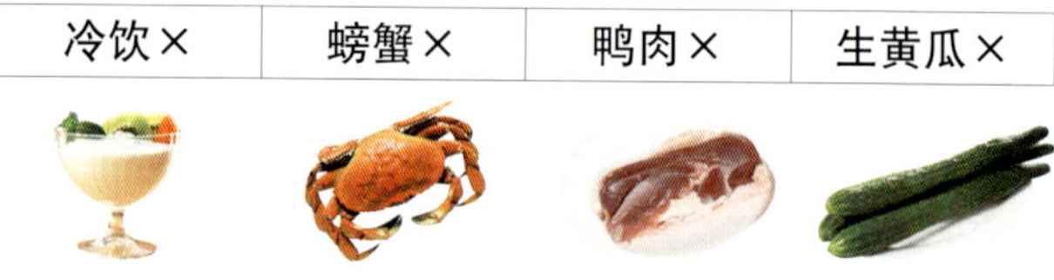

这些食物性寒凉，易损伤人体阳气，进食后增加体内寒气，从而引起手脚冰凉、腹痛等不适。

冬季食谱推荐

菜名	食物搭配	营养功效
山药薏米粥	山药＋薏米＋百合	补肺、健脾、养胃
枸杞红枣乌鸡汤	枸杞＋红枣＋乌鸡	补肾、健脾、御寒
山药羊肉汤	山药＋羊肉	改善怕冷症状
冬笋炒三样	冬笋＋鸡蛋＋胡萝卜	助消化、利排泄
姜汁甜牛奶	鲜牛奶＋生姜汁＋白糖	驱寒和胃，改善手脚凉

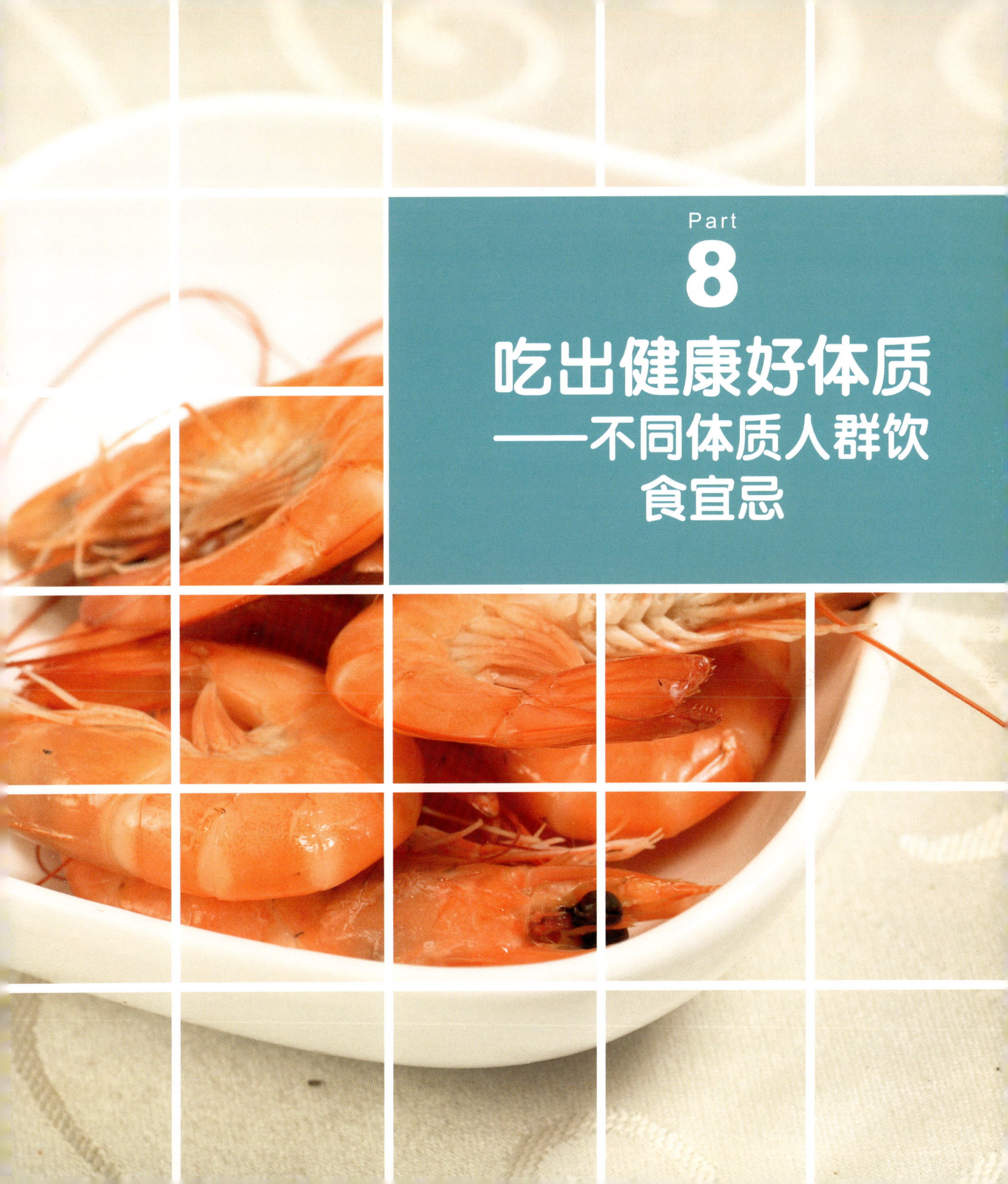

Part

8

吃出健康好体质
——不同体质人群饮食宜忌

阳虚体质

吃温阳散寒的食物、忌吃生冷食物

体质特征：怕冷√　四肢不温√　大便溏薄√　吃凉的会腹泻√

饮食要点：吃能温阳散寒的食物√　宜吃热量较高而富有营养的食物√　忌吃各种冷饮、生冷瓜果√

舌尖上的健康经

1.宜多食性质温热的食物，有助于对机体阳气的调理。忌吃性寒和生冷的食物，如各种冷饮和各种生冷的瓜果。

2.热量高、富有营养的食物可适当多食，补充所需的热量。

3.低盐饮食。阳虚体质的人摄入盐过多容易导致身体不适或疾病的发生，如肿胀、小便不利以及肥胖。

4.喝粥能暖胃补阳，非常适合阳虚体质的人，可适量多食。

5.饮食规律，不偏食，忌暴饮暴食。

宜吃的明星食物

蔬菜	韭菜、辣椒、南瓜、胡萝卜、山药
肉类	羊肉、牛肉、狗肉、鹿肉、鸡肉
水产	虾、黄鳝、海参、鲍鱼、淡菜
水果	荔枝、榴莲、龙眼肉、大枣
干果	板栗、核桃、腰果、松子
调料	生姜、花椒、大蒜、茴香、桂皮、葱
其他	麦芽糖、红茶

忌吃食物

蔬菜	苦瓜、黄瓜、丝瓜、芹菜、竹笋
谷豆类	绿豆、小米、薏米
水产	海带、紫菜、田螺、螃蟹
水果	柑橘、柚子、香蕉、西瓜、火龙果、梨、柿子、枇杷、甘蔗
其他	绿茶

舌尖深度关注

寒凉食物如何烹调能去寒性？

烹调性质寒凉的蔬菜，可以搭配葱、姜、蒜、辣椒等调料中和。经常生吃的果蔬中，有很多是寒性的，如苦瓜、荸荠、百合、柚子、梨等，而葱、姜、蒜、辣椒属热性食物，搭配着寒凉食物一起吃可防止体内寒气加重。如用黄瓜拌凉菜时，加点蒜末调味；吃完柚子后，喝碗红糖姜水，都能减弱寒性。

阳虚体质的老年人如何饮食？

不贪吃生冷的水果。注意营养搭配，适量多吃些具有补益温阳作用的食物，比如泥鳅、鳝鱼、羊肉、羊肾等。

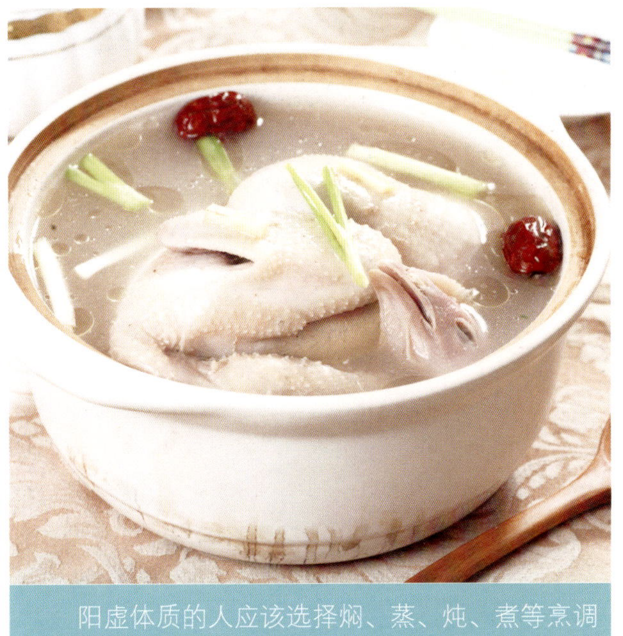

阳虚体质的人应该选择焖、蒸、炖、煮等烹调方法，可平抑食物的寒性。

阳虚体质者食谱推荐

菜名	食物搭配	营养功效
核桃仁炒韭菜	韭菜 + 核桃仁	温脾补胃
荔枝炒牛肉	荔枝 + 青椒 + 牛肉	开胃健脾、提高抵抗力
生姜羊肉汤	生姜 + 羊肉	驱寒补暖、补肾散寒
腰果鸡丁	腰果 + 鸡脯肉	补脾健胃
虾皮萝卜汤	白萝卜 + 虾皮	防虚火
枸杞人参炖鸡腿	枸杞 + 鸡腿 + 人参	温补阳气
番茄红薯汤	番茄 + 红薯 + 杨梅 + 蜂蜜	清心安神，利于肺阴

气虚体质

食物营养丰富、易消化

体质特征： 偏胖√ 比较慵懒√ 语声低怯√ 便秘、尿少√ 容易出汗√

饮食要点： 宜吃营养丰富、易消化的食物√ 宜吃性平味甘或甘温的食物√ 忌吃生冷寒凉的食物√ 忌食油腻辛辣的食物√

舌尖上的健康经

1.饮食宜清淡。以新鲜蔬菜为主，适当吃些豆制品；荤菜量应减少，可食少量猪瘦肉或禽、蛋类食品。

2.多吃补气的食物，小米、糯米、豆腐、红薯都是很好的选择。

3.宜少盐少糖，不宜吃咸鱼、咸肉等重盐食物和糖果等甜食。

4.宜选择容易消化的流质饮食，如菜汤、稀粥、蛋汤、蛋羹、牛奶等。

5.饮食宜少量多餐，不要一次吃得过饱。

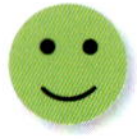

宜吃的明星食物

蔬菜	菜花、胡萝卜、香菇、土豆、白扁豆、南瓜、圆白菜、山药、红薯、莲藕
水果	大枣、葡萄、苹果、桂圆肉、橙子
谷豆类	小米、粳米、糯米、薏米、黄豆制品
肉禽蛋类	牛肉、兔肉、猪肚、鸡肉、羊肉、鹌鹑、鹌鹑蛋
水产	鲢鱼、鲫鱼、鲨鱼、刀鱼、黄鱼、比目鱼、海参、泥鳅、黄鳝
干、坚果	葡萄干、栗子、莲子、白果
其他	麦芽糖、蜂蜜、芡实、人参、党参

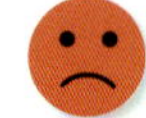

忌吃食物

蔬菜	香菜、生萝卜、大头菜、芥菜、荸荠、苤蓝
水果	山楂、槟榔、柚子
谷豆类	荞麦
调料	大蒜、胡椒
其他	菊花、茶叶

舌尖深度关注

哪些烹调方法适宜气虚体质者？

A 气虚体质的人宜用焖、蒸、炖、煮、熬、煲的方法烹调食物，这些烹调方法能更好地吸收食物中的营养，对补气有益。

手术后气虚如何饮食调理？

A 中医认为，手术会损伤人体的正气，加上术后一段时间难以正常进食，活动受限，容易出现气虚。饮食调养原则是补充蛋白质，适量多吃些新鲜蔬果、牛奶及蛋类，少吃煎炸等油腻食物。

富含蛋白质的食物有：牛奶、畜肉（牛、羊、猪肉）、禽肉（鸡、鸭、鹅、鹌鹑）、蛋（鸡蛋、鸭蛋、鹌鹑蛋）、水产（鱼、虾、蟹）、豆类（黄豆、青豆和黑豆）等，这些食物都是膳食中优质的蛋白质来源。此外，像芝麻、瓜子、核桃、 杏仁、松子等干果类蛋白质的含量也较高。

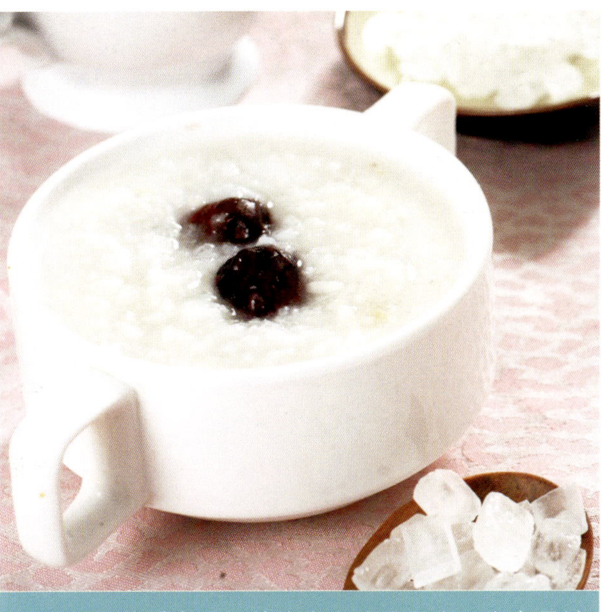

气虚体质者最好的饮食方式是喝粥，粥容易被人体吸收。如果在粥中加适量的红枣、淮山药、白果等，更有益于补充营养。

气虚体质者食谱推荐

菜名	食物搭配	营养功效
人参大枣粥	人参＋大枣＋大米	补中益气
什锦麦胚饼	葡萄干＋龙眼肉＋花生仁＋大枣＋麦胚芽	益气、安神、养血
黄芪鲫鱼汤	黄芪＋鲫鱼＋枳壳	补气、益虚
茯苓蒸红薯	茯苓＋红薯＋米粉＋蜂蜜	补益脾肺、健脾益气
花生南瓜羹	花生＋南瓜	补中益气、润肺止咳
香菇牛肉粥	大米＋香菇＋牛肉	补精养血
乌鸡黄芪大枣汤	乌鸡＋黄芪＋红枣	温中、补血、补气

痰湿体质

吃健脾利湿的食物、适量饮酒

体质特征： 形体肥胖✓ 面部油脂多✓ 四肢浮肿✓ 关节疼痛、肌肤麻木✓

饮食要点： 吃能补气、健脾利湿的食物✓ 少食寒凉、味道酸的食物✓ 忌吃宵夜、不宜饮酒过多✓

舌尖上的健康经

1.饮食宜清淡，少进食肥肉、油腻的食物。

2.饮食要规律，早餐不能缺，宵夜最好不吃。

3.山药、薏米、鲫鱼等能够健脾祛湿，可以适量多食一些。

4.少食酸性的食物，如乌梅、山楂、西瓜等，避免引起口腔发炎、舌苔变厚，从而影响食欲。

5.适量多食香菇、萝卜、番茄等，它们含有对胃肠有补益效果的物质。

6.多吃些能够健脾益肾且偏温性的水果或干果，如火龙果、猕猴桃、木瓜等，都是不错的选择。

宜吃的明星食物

蔬菜	白菜、扁豆、萝卜、洋葱、山药、冬瓜、丝瓜、葫芦、苦瓜、黄瓜、芹菜、韭菜、大蒜、葱、生姜
谷豆类	红小豆、薏米、蚕豆
水果	杏子、荔枝、柠檬、樱桃、杨梅、槟榔、木瓜
肉类	牛肉、羊肉、狗肉、鸡肉
水产	鲢鱼、鳟鱼、带鱼、泥鳅、黄鳝、河虾、海参、鲍鱼、紫菜
干果	白果、栗子

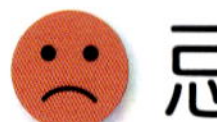

忌吃食物

水果	石榴、大枣、柚子、枇杷、山楂
水产	田螺、螺蛳、蚌、牡蛎、甲鱼
肉类	鸭肉
其他	甜饮料、饴糖、砂糖

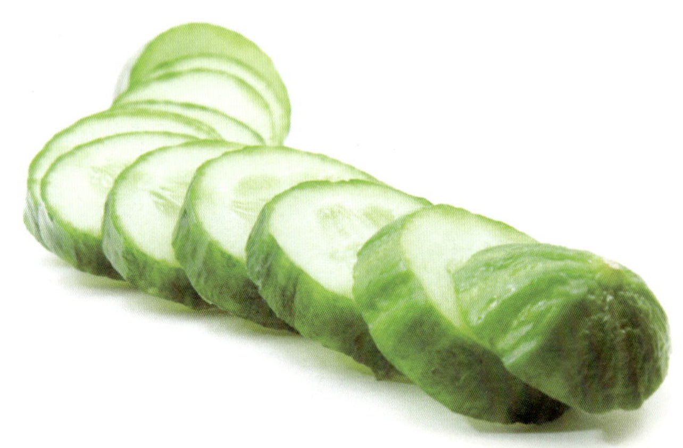

舌尖深度关注

痰湿体质者为何不宜多喝水？

A 痰湿体质的人不适合大量喝水，不然会出现胃胀、食欲不振、腹泻等脾虚水湿内停的症状，严重的还会出现头晕、呕吐、口角流清稀口水等表现。因为水进到痰湿体质者的身体里后，排出的速度比其他体质的人慢，如果喝水很多，不但会加重脾胃和膀胱的负担，还会增重、腹胀。

痰湿体质者食用生姜有哪些讲究？

A 中医认为，生姜能够有效改善痰湿体质，但是食用生姜还是有些讲究的。如果是痰湿体质肥胖又不爱出汗，生姜的用量可多一些，可以用7片姜；如果是痰湿体质但不是很胖，生姜的用量在三四片就可以了。女性痰湿体质者如果同时月经不调，血块多，冲泡或煎煮姜片时就多放点红糖。

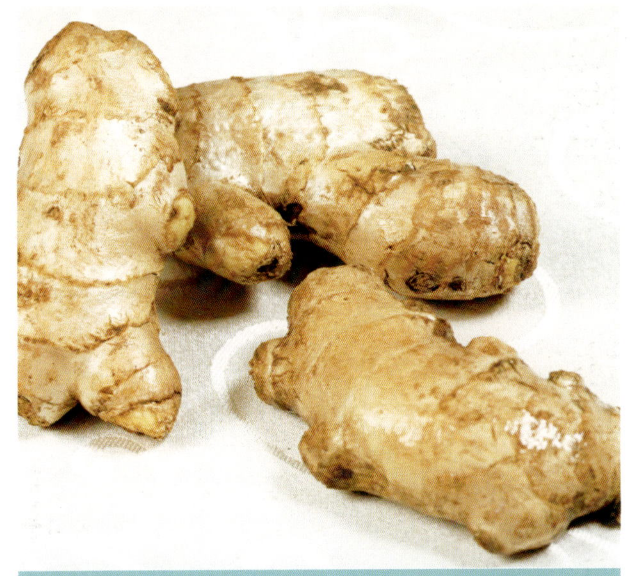

痰湿体质的人吃些生姜能收到非常好的祛湿效果，生姜最好在夏季吃，其他季节最好不吃；早晨起床后吃生姜最好；煲汤时或煮茶时放的姜片不要煮得一点辣味都没有。

痰湿体质者食谱推荐

菜名	食物搭配	营养功效
冬瓜肉丸汤	冬瓜＋五花肉＋鸡蛋	健脾利湿
百合红豆粥	百合＋红豆＋大米	利尿消肿、解毒祛湿
珍珠薏米丸子	猪瘦肉＋薏米	健脾化湿
冬瓜炖排骨	冬瓜＋排骨	利水渗湿、益气补血
桂花板栗羹	板栗＋糖桂花	抗病毒
茯苓香菇笋	玉笋＋香菇＋茯苓粉	补中健脾、利尿除湿
红豆鲤鱼汤	红豆＋鲤鱼＋草果＋陈皮	帮助体内湿气外排

湿热体质

少吃肥腻食物、忌吃辛辣燥热食物

体质特征： 口干、口苦、口臭✓ 头发油腻、皮屑多✓ 汗味大✓ 易发怒✓

饮食要点： 宜吃清热化湿的食物✓ 少食肥腻食物✓ 不宜暴饮暴食✓ 忌吃辛辣燥热的食物✓ 少食甜食、少饮酒✓

舌尖上的健康经

1.饮食应以清淡为主，宜进食清热化湿的食品，莲子、茯苓、蚕豆、鲫鱼、苦瓜等都可。

2.主食应多食富含矿物质、蛋白质以及有机酸和微量元素的食物。

3.宜吃的常见水果有哈密瓜、橙子、梨、枇杷等。

4.多喝苦味的茶饮，苦丁茶是很好的选择，有很好的清热祛火效果。

5.忌食辛辣刺激性的食物，不食大补大热、肥腻的食物，如辣椒、生姜、大蒜等。

6.酒“湿中发热近于相火”，堪称湿热之最，能够积热生湿，湿热体质者最好戒酒。

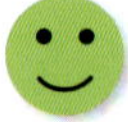

宜吃的明星食物

谷豆类	绿豆、蚕豆、红小豆、薏米
蔬菜	苦瓜、卷心菜、莲藕、空心菜、冬瓜、葫芦、白菜、丝瓜、芹菜、荠菜、芥蓝、黄瓜、竹笋、四季豆、豆芽、山药
肉类	兔肉、鸭肉
水产	鲫鱼、田螺、紫菜、海带
水果	桃、哈密瓜、西瓜、梨、荸荠、木瓜
其他	绿茶、花茶、莲子、当归

忌吃食物

蔬菜	辣椒、大蒜、韭菜、洋葱、生姜、葱
肉类	牛肉、狗肉、肥肉、猪头肉、猪大肠、鸡肉、鹿肉
调料	咖喱、花椒、胡椒、芥末
其他	巧克力、糖块、蜜饯、银耳、燕窝、雪蛤、阿胶

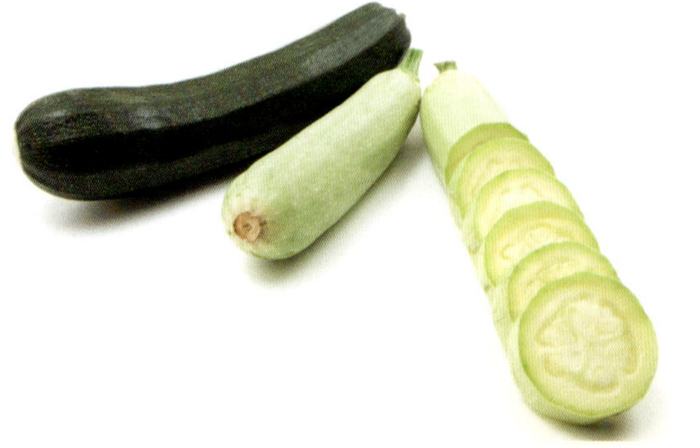

舌尖深度关注

长期大量饮酒的湿热体质者如何饮食调理？

A 中医认为长期大量饮酒者体内容易有湿热，这类体质的人常出现面垢油光，易生痤疮，心烦、口苦、口干，身体有沉重感，小便颜色发黄。此类体质者应尽量戒酒或限酒，少吃肥肉和煎炸食物，适量多吃些新鲜蔬菜和水果。另外，如果想饮酒，宜饮热酒，因为酒是水中火、湿中热，冷酒喝下去，容易寒凝不发，热性不能把湿气散出来，淤积在体内，又成痰湿，缠绵难除。

湿热体质的人不宜进补吗？

A 湿热体质的人不宜进补，不然会浑身燥热，甚至会影响睡眠。应少吃肥腻的食物，如肥猪肉、动物内脏、煎炸刺激的食物等。在秋冬宜进补的季节，非常适合薏米老鸭汤（薏米30克、老鸭250克）或冬瓜薏米猪骨汤（冬瓜250克、薏米30克、猪棒骨250克）。

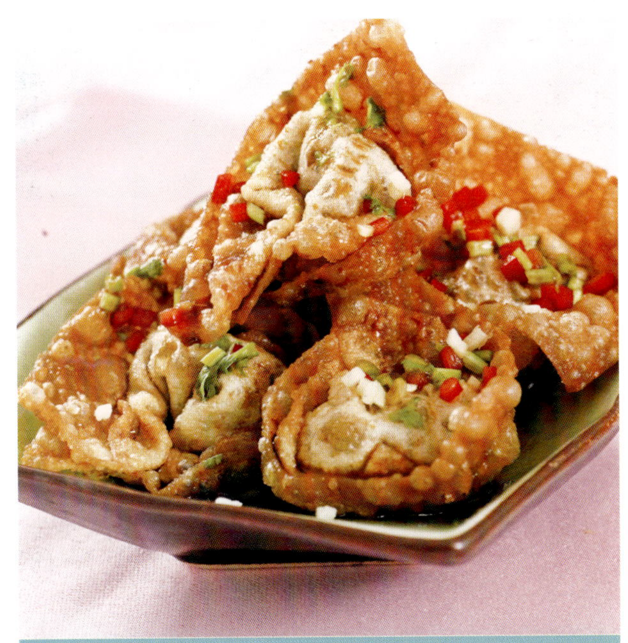

湿热体质的人最忌讳吃油煎、油炸等高温加工烹制的食物，会加重身体的湿热。

湿热体质者食谱推荐

菜名	食物搭配	营养功效
绿豆藕片	绿豆＋藕	清热解毒、明目止渴
健脾祛湿汤	土茯苓＋溪黄草＋猪胰脏＋淮山药	健脾利胃，清热祛湿
绿豆黄瓜粥	绿豆＋黄瓜＋大米	清热祛湿，疏肝利胆
鹌鹑薏米百合汤	鹌鹑＋薏米＋百合	清热化痰、润肺祛湿
水果凉盘	梨＋桃＋菠萝＋西瓜＋晶体木糖醇	利尿、散热、除湿
柠檬苦瓜	柠檬＋苦瓜	清热祛暑、生精止渴
冬瓜排骨红豆汤	冬瓜＋排骨＋红小豆	利尿除湿

阴虚体质

吃些凉性蔬果、慎食辛辣食物

体质特征： 内向√ 心烦气躁√ 胃口好但体形消瘦√ 畏冷怕热√

饮食要点： 慎食辛辣刺激食品√ 宜吃肉质精细的动物性食物√ 宜吃凉性新鲜蔬果√ 吃些银耳等滋阴食物√

舌尖上的健康经

1.阴虚体质的内热是虚热，不能无节制地吃寒凉的食物，以免伤及脾胃。

2.阴虚的人主要在于补阴，银耳、莲子等有滋润效果的食物应该适量多食。

3.酸甘的食物具有化阴清热的效果，应适当进食，如柠檬、苹果、香蕉、甘蔗等。

4.辛辣热性食物，如大蒜、辣椒以及虾、瓜子等食物或者调味品，多食会助燥伤阴，应忌食，秋季尤其应该注意。

5.肉质细腻的动物性食物含有优质的蛋白质，可适量多进食，如兔肉、牡蛎、鲍鱼、海参等。

6.油炸、烧烤类的食物忌食，同时还要戒烟忌酒。

7.宜适当地吃凉性的蔬菜和水果。

宜吃的明星食物

蔬菜	冬瓜、苦瓜、莲藕、竹笋、银耳、蘑菇、丝瓜、菠菜、白菜、山药、黄瓜
肉类	鸭肉、兔肉、猪蹄、鹅肉
水产	甲鱼、龟肉、黑鱼、乌贼、泥鳅、海参、黄鱼
水果	葡萄、柠檬、西瓜、梨、柚子、香蕉、苹果、罗汉果、山竹
谷豆类	小米、小麦、绿豆、玉米、荞麦、黑芝麻
其他	蜂蜜、乳品、百合、西洋参、绿茶、乌龙茶

忌吃食物

肉类	羊肉、狗肉、牛肉
水果	荔枝、桂圆、樱桃、杏
水产	虾仁、海马
干果	核桃
调料	花椒、桂皮、茴香、葱、姜、蒜
其他	红茶、普洱茶

舌尖深度关注

哪些烹调方法适合阴虚体质者？

A 阴虚体质的人宜选择焖、蒸、炖、煮的烹调方法，少放花椒、大料、桂皮等调料，这样吃起来不容易上火。

能滋阴的食物有哪些？

A 阴虚体质者养生重在滋阴降火。那到底哪些食物具有较好的滋阴效果呢？

1.能滋阴的主食及豆类：小麦、黑芝麻、绿豆、豆腐等。

2.滋阴的肉类食物：猪肉、鸭肉、甲鱼、黑鱼、乌贼、螃蟹、海蜇、海参、牡蛎、兔肉、蛤蜊等。

3.能滋阴的蔬菜：黑木耳、银耳、番茄、菠菜、白菜等。

4.能滋阴的水果：梨、葡萄、桃子、甘蔗等。

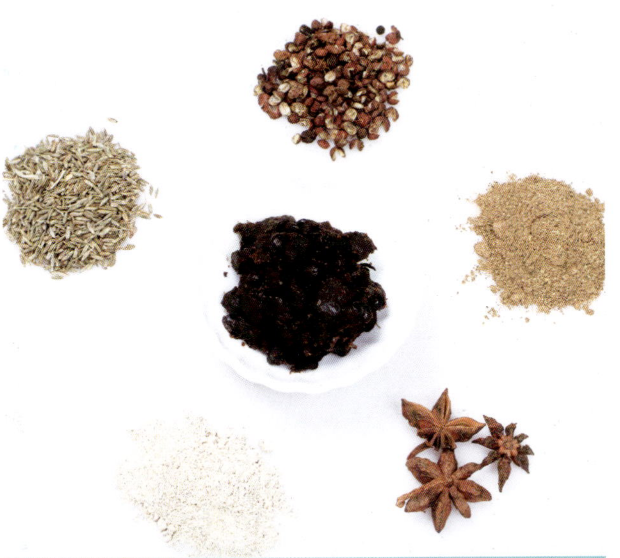

阴虚体质的人调味时少放花椒、大料、桂皮等调料，这样吃起来不容易上火。

阴虚体质者食谱推荐

菜名	食物搭配	营养功效
北杏炖雪梨	北杏＋雪梨	清热生津、化痰止咳
泥鳅牡蛎汤	泥鳅＋牡蛎粉	补气、健脾、敛汗
山药炖兔肉	山药＋兔肉	养阴生津、润肠通便
沙参山药粥	沙参＋莲子＋山药＋葡萄干＋大米	益气养阴、清心安神
莲藕木耳老鸭煲	莲藕＋黑木耳＋老鸭	滋阴清热、凉血止血
双椒炒鸭肉	青椒＋红椒＋鸭肉	滋阴、润燥、养胃
清蒸甲鱼	甲鱼＋猪五花肉＋熟火腿＋香菇	养胃健脾、安神养心

瘀血体质

吃活血化瘀食物、不吃寒凉食物

体质特征： 嘴唇发紫√ 关节肿痛√ 形体消瘦√ 易脱发√ 眼睛混浊

饮食要点： 宜吃活血化瘀的食物√ 少吃盐和味精√ 不宜吃寒凉、冰冻的食物√ 忌吃高脂肪、高胆固醇食物√

舌尖上的健康经

1.饮食宜活血忌寒凉。

2.散结行气的食物可多食，如黄豆、海带、胡萝卜、玫瑰花等。

3.酒应少喝。

4.低盐饮食，少吃味精，可以避免血的黏稠度增加，防止瘀血程度的加重。

5.肥甘油腻的食物容易滋腻，导致气血瘀滞，应忌食。

6.少吃容易导致胀气的食物，像甘薯、蚕豆等。

7.避免吃冷饮，冰激凌、雪糕等会影响气血的正常运行。

8.瘀血体质的人宜常吃些能活血化瘀的食物，如山楂、黑木耳、油菜、莲藕等。

宜吃的明星食物

蔬菜	熟莲藕、黑木耳、竹笋、紫皮茄子、蒜薹、魔芋、胡萝卜、菠菜、豆类、油菜、韭菜、洋葱
水果	山楂、金橘、红枣、桂圆、桃子、苹果、菠萝、草莓、葡萄
肉类	羊肉、牛肉、羊肝、猪蹄
水产	鱼类、螃蟹、海参
干果	花生、榛子、松子、杏仁、核桃仁
调料	葱、蒜、桂皮、生姜、醋、菜籽油
其他	蘑菇、红糖、红葡萄酒、糯米甜酒、牛奶、玫瑰花、茉莉花、红花、当归、川芎、丹参

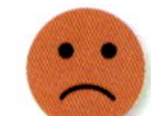

忌吃食物

蔬菜	苦瓜
肉禽蛋	蛋黄、猪头肉
水产	虾
水果	乌梅、柿子、石榴、李子
调料	辣椒、芥末、胡椒
其他	奶酪、饮料、咖啡、浓茶、酒、桃仁、生地、赤芍

舌尖深度关注

Q 瘀血体质者为什么应吃些补气的食物？

A 瘀血体质的人在吃活血化瘀食物的同时，还应吃些补气的食物。中医说气为血之帅，血为气之母。气是血液循环的动力，动力不足必然会造成瘀。常见的补气食物有：糯米、小米、紫米、黑豆、红豆、花生、红薯、山药、菠菜、猪肝、牛肉、乌鸡、鸡蛋、鱿鱼、鳝鱼、虾、海参、黑木耳、海带、香菇、红枣、桂圆、葡萄、核桃仁、枸杞、红糖等。

Q 为什么瘀血体质的人要少喝酒？

A 酒虽然有活血作用，但是伤肝。活血短暂，伤肝永久，要论取舍，少喝为佳。瘀血体质的人可以少量地饮用红葡萄酒、糯米甜酒，既可活血化瘀，对肝脏又构不成严重影响，尤其适合面色口唇晦暗、有黄褐斑的女性。

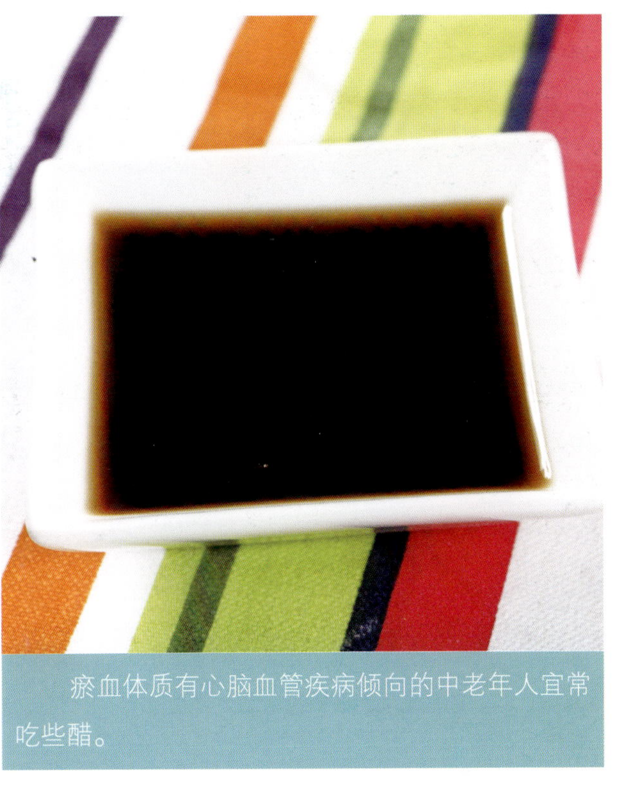

瘀血体质有心脑血管疾病倾向的中老年人宜常吃些醋。

瘀血体质者食谱推荐

菜名	食物搭配	营养功效
糯米甜醋炖猪蹄	糯米＋猪蹄＋鸡蛋	活血化瘀
胡萝卜炒木耳	胡萝卜＋黑木耳	理气、活血、化瘀
山楂红糖汤	山楂＋红糖	活血散瘀
黑豆川芎粥	黑豆＋大米＋川芎	行气止痛、活血化瘀
益母草红枣瘦肉	益母草＋红枣＋猪瘦肉	温经养血
桃仁鳜鱼	桃仁＋鳜鱼＋泽泻	除湿、通窍、活血
薏米山楂粥	薏米＋山楂＋绿豆＋大米	理气活血

气郁体质

吃行气食物、饮食补益肝血

体质特征： 偏瘦√ 面色发黄、无光泽√ 大便干燥√ 心悸、胆怯、健忘√

饮食要点： 吃能行气、消食、醒神的食物√ 宜吃补益肝血的食物，如蛋黄√ 忌吃冰激凌等冰冷的食物√

舌尖上的健康经

1.早餐对于气郁体质的人来说非常重要，因此早餐一定不能不吃。

2.常吃一些具有理气解郁、调理脾胃功能的食物，大麦、蘑菇、豆豉、菊花等均可。

3.具有收敛功能的食物少食，以免妨碍气血的正常运行，杨梅、柠檬、石榴、李子、芋头属于此类食物。

4.生冷、性凉的食物不可食用。

5.适量多进食一些新鲜蔬菜和水果，帮助机体生津润燥、消热通便。

6.平时多喝水、牛奶、淡茶，且宜少量多次。

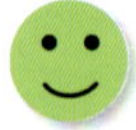

宜吃的明星食物

谷豆类	大麦、荞麦、高粱
蔬菜	刀豆、莲藕、茴香、萝卜、洋葱、韭菜、圆白菜、丝瓜、豆类、蘑菇、佛手瓜
禽畜蛋	牛肉、猪瘦肉、蛋黄
水果	柑橘、桂圆、山楂、红枣、桑葚
其他	陈皮、川芎、香附、白芍、甘草、当归、薄荷、菊花、玫瑰花、茉莉花、葡萄酒、何首乌、枸杞子、阿胶

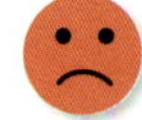

忌吃食物

蔬菜	辣椒、生姜、蒜、葱
肉禽蛋	猪头肉、肥肉、动物内脏（心、肝、肾、肠等）
水果	荔枝、榴莲、石榴、木瓜、樱桃
干果	瓜子、松子仁
调料	花椒、芥末、胡椒
其他	雪糕、冰激凌、冰冻饮料等

舌尖深度关注

气郁体质者夏季如何饮食？

A 立夏后天气逐渐炎热，气郁的人应适量多吃一些能行气的食物，如韭菜、茴香等。还应吃些酸味的食物，可以在炒菜的时候加醋调味。蔬菜最好炒过再吃，以平衡其本身的凉性。由于夏季心气旺，气血应平衡，否则容易上火，宜适当吃些山药、枣、桂圆、枸杞等来滋肝补血。绿色蔬菜是气郁的人一直都要多吃的食物，可以疏肝理气。夏季刚开始的时候，不必吃太多的苦味降火，苦瓜、苦丁茶、莲子心等最好只在舌尖发红有心火的时候适量吃一点。天气较热的时候尽量小口喝温开水，最解渴去热。另外，不宜吃冰冻食物。

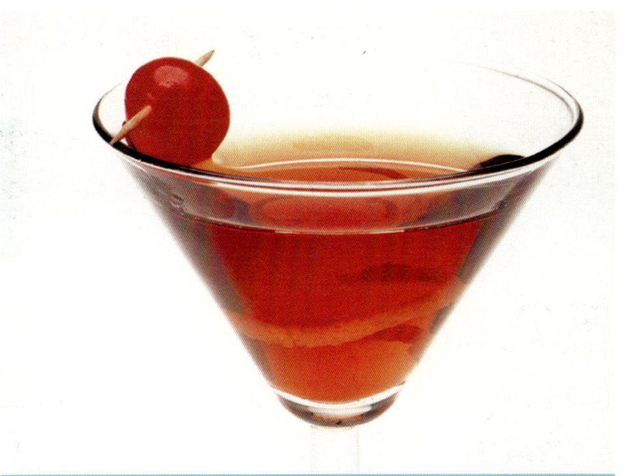

气郁体质的人可少量饮酒，能活动血脉，以葡萄酒为宜。

气郁体质者食谱推荐

菜名	食物搭配	营养功效
菊花鸡肝汤	银耳＋菊花＋茉莉花＋鸡肝	疏肝清热、健脾宁心
甘麦大枣粥	小麦＋甘草＋大枣	益气安神
百合莲子汤	百合＋莲子	安神养心、健脾利胃
肉片佛手	猪肉＋佛手瓜	和胃化痰
山药冬瓜汤	山药＋冬瓜	健脾、益气、利湿
蜜汁糯米藕	老莲藕＋糯米＋蜂蜜＋糖桂花＋番茄酱	疏肝、补肝、理气血
香菇豆腐	香菇＋豆腐＋油菜	理气活血

特禀体质

饮食益气固表、忌吃易过敏食物

体质特征：过敏体质✓　常鼻塞、流鼻涕等✓　容易起荨麻疹✓　易哮喘✓

饮食要点：宜吃口味清淡的食物✓　适量多食益气固表的食物，如山药✓　忌吃海鲜✓　忌食生冷、辛辣、油腻的食物✓

舌尖上的健康经

1.饮食清淡，营养均衡，荤素合理。

2.富含蛋白质、钙质、维生素的食物尽量适当地多食，增加身体抵抗力。

3.忌食辛辣、性凉、油腻的食物。

4.海鲜、牛奶等容易导致过敏的食物要谨慎食用；高糖、高油、高热的食物尽量避免多食，或选择不食。

5.多食些补益脾气的食物，提高免疫力，改善过敏体质。

6.不能常吃过于精制的食物，如精米、精面，要适当增加粗粮，防止营养物质的缺乏。

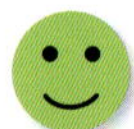

宜吃的明星食物

谷豆类	黑豆、薏米、绿豆
蔬菜	胡萝卜、甜椒、番茄、山药
菌类	金针菇
水果	红枣、苹果
乳制品	酸奶
其他	蜂蜜、乌梅、黄芪

忌吃食物

谷豆类	蚕豆、白扁豆
蔬菜	辣椒、香菜、芹菜、油菜、芥菜、大蒜、韭菜、洋葱
水果	木瓜、芒果、菠萝、无花果、柠檬、香蕉
禽畜蛋	牛肉、肥肉、鹅肉、鸡蛋
水产	鱼、虾、蟹
其他	花生、芝麻、牛奶、酒、浓茶、咖啡

舌尖深度关注

哪些食物最容易引发过敏？

A 1.牛奶。机体对牛奶过敏主要缘于牛奶中的蛋白质，常见的像酪蛋白。一般过敏症状表现为严重的胃痛、腹泻、皮肤麻疹。

2.鸡蛋。鸡蛋引发的过敏一般症状很轻微，但是一点点的鸡蛋蛋白都可能引起过敏。

3.花生等坚果。花生过敏很常见，甚至只是闻到花生的味道都会引起过敏。如果对花生过敏，也应注意尽量不吃杏仁、核桃仁、腰果等坚果。

4.鱼。鱼过敏相对来说比较容易避免。但是如果你在饭馆吃东西，就要确保你的食物不是跟鱼在一个锅里煮的，或不是用炸过鱼的油炒的。

5.贝类。如果对贝类过敏，那么应该避免一切贝类。

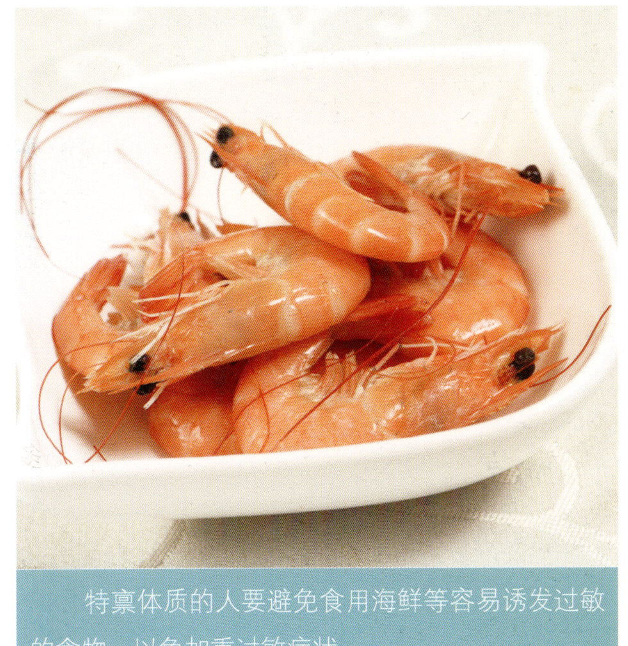

特禀体质的人要避免食用海鲜等容易诱发过敏的食物，以免加重过敏症状。

特禀体质者食谱推荐

菜名	食物搭配	营养功效
葱白红枣鸡肉粥	大米＋红枣＋带骨鸡肉＋葱白	益气固表
土豆胡萝卜汤	土豆＋胡萝卜	预防过敏
双花蓝茶	桂花＋康仙花＋绞股蓝＋黄芪＋枸杞	益胃固本
党参鸡肉	党参＋鸡脯肉＋冬笋＋黄瓜	益气健脾、改善体质
翡翠山药	山药＋芥蓝＋黑木耳＋枸杞	平补气阴、健脾开胃
黄芪蒸鸡	母鸡＋黄芪	益气升阳、养血补虚
山药糯米粥	山药＋糯米	益气固表

凤凰生活精品推荐

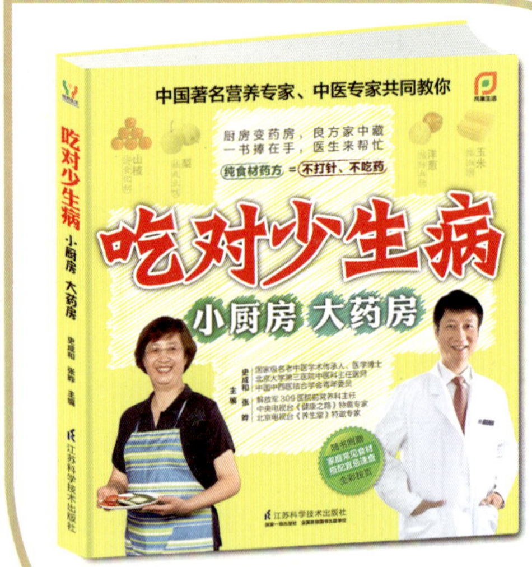

主编：张晔、史成和

定价：35.00 元

精

品

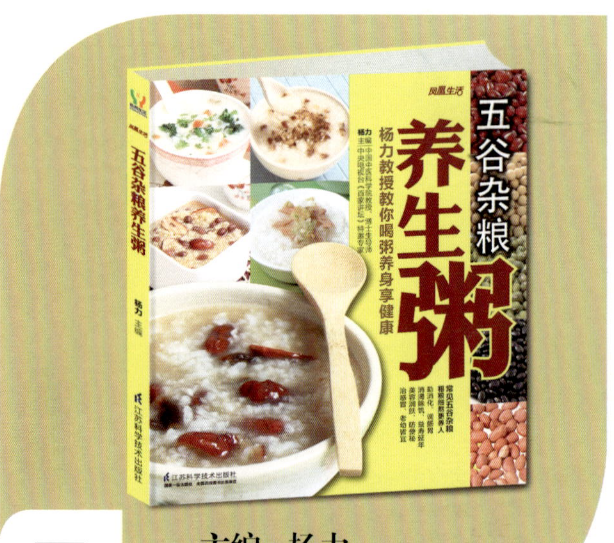

主编：杨力

定价：29.80 元

推

荐

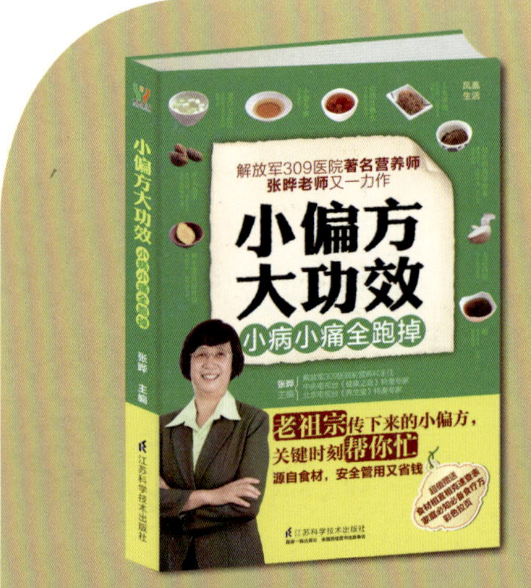

主编：张晔

定价：29.90 元

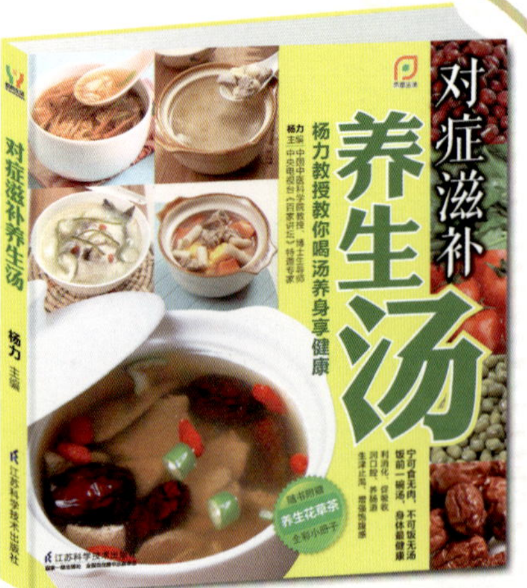

主编：杨力

定价：29.80 元